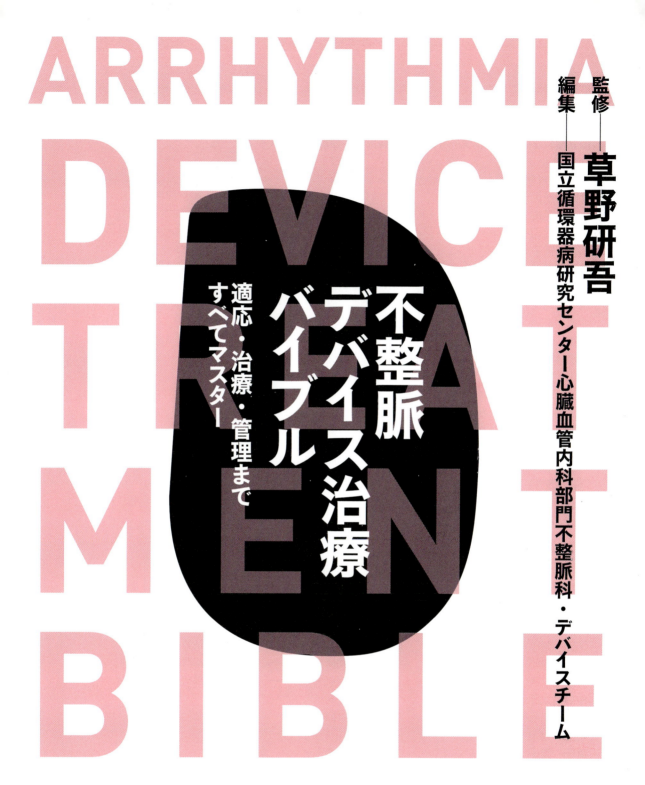

不整脈デバイス治療バイブル

適応・治療・管理まで すべてマスター

監修 草野研吾

編集 国立循環器病研究センター心臓血管内科部門不整脈科・デバイスチーム

ARRHYTHMIA DEVICE TREATMENT BIBLE

Mastering Indication, Application, and Management

Edited by The Device Treatment Team, Division of Arrhythmia, Department of Cardiovascular Medicine, National Cerebral and Cardiovascular Center
Under Supervision by Kengo Kusano

■ 監修

草野　研吾　　くさのけんご　　　　　　国立循環器病研究センター心臓血管内科部長（不整脈科）

■ 編集

国立循環器病研究センター心臓血管内科部門不整脈科・デバイスチーム

■ 執筆（執筆順）

草野　研吾	くさのけんご	国立循環器病研究センター心臓血管内科部長（不整脈科）
小正　晃裕	こまさあきひろ	京都大学医学部附属病院循環器内科
相庭　武司*	あいばたけし	国立循環器病研究センター心臓血管内科部門不整脈科医長
島本　恵子	しまもとけいこ	国立循環器病研究センター心臓血管内科部門不整脈科
中島健三郎	なかじまけんざぶろう	国立循環器病研究センター心臓血管内科部門不整脈科
小川　浩司	おがわこうじ	国立循環器病研究センター臨床工学部
林　　輝行	はやしてるゆき	国立循環器病研究センター臨床工学部臨床工学技士長
中﨑　宏則	なかさきひろのり	国立循環器病研究センター臨床工学部
石橋　耕平*	いしばしこうへい	国立循環器病研究センター心臓血管内科部門不整脈科
守田佳保里	もりたかほり	明石医療センター技術部臨床工学科
長山　友美	ながやまともみ	福岡市民病院循環器内科
中須賀公亮	なかすかこうすけ	名古屋市立大学大学院医学研究科心臓・腎高血圧内科学
川上　大志	かわかみひろし	愛媛大学大学院循環器・呼吸器・腎高血圧内科学講座
里見　和浩	さとみかずひろ	東京医科大学病院不整脈センター センター長
村上　秀崇	むらかみひでたか	東京医科大学八王子医療センター臨床工学部
木村　義隆	きむらよしたか	東北大学循環器内科学
下川　宏明	しもかわひろあき	東北大学循環器内科学教授
永井　啓行	ながいたかゆき	愛媛大学大学院循環器・呼吸器・腎高血圧内科学講座特任講師
岡村　英夫*	おかむらひでお	国立病院機構和歌山病院循環器内科医長
井上　優子	いのうえゆうこ	国立循環器病研究センター心臓血管内科部門不整脈科
舩迫　宴福	ふなさこもりとし	北野病院心臓センター循環器内科副部長（不整脈科）
三嶋　　剛	みしまつよし	国立病院機構大阪医療センター循環器内科
岡松　秀治	おかまつひではる	済生会熊本病院循環器内科
古山准二郎	こやまじゅんじろう	済生会熊本病院循環器内科副部長
丸山　将広	まるやままさひろ	近畿大学医学部内科学講座循環器内科学
栗田　隆志	くりたたかし	近畿大学医学部附属病院心臓血管センター教授
神﨑　秀明	かんざきひであき	国立循環器病研究センター心臓血管内科部門心不全科医長
野田　　崇*	のだたかし	国立循環器病研究センター心臓血管内科部門不整脈科医長
中島育太郎	なかじまいくたろう	聖マリアンナ医科大学病院循環器内科
鎌倉　　令*	かまくらつかさ	国立循環器病研究センター心臓血管内科部門不整脈科
有馬　直美	ありまなおみ	国立循環器病研究センター看護部
幸田　愛子	こうだあいこ	国立循環器病研究センター臨床検査部
村上伊久子	むらかみいくこ	国立循環器病研究センター臨床検査部
繁平　和子	しげひらかずこ	国立循環器病研究センター看護部
和田　　暢*	わだみつる	国立循環器病研究センター心臓血管内科部門不整脈科
片岡　直也	かたおかなおや	国立循環器病研究センター心臓血管内科部門不整脈科
森　　一樹	もりかずき	国立循環器病研究センター心臓血管内科部門不整脈科
柏　　麻美	かしわあさみ	国立循環器病研究センター心臓血管内科部門不整脈科
永瀬　　聡*	ながせさとし	国立循環器病研究センター心臓血管内科部門不整脈科医長

（*編集担当者）

序　文

　ペースメーカ，植込み型除細動器をはじめとする植込み型デバイスによる治療は，年間6万件を超える症例で行われており，どこでも行われる手術になってきています．デバイス機器は年々進歩し，アルゴリズムはどんどん複雑化しており，高度な知識が要求されるようになってきました．それと同時に，ガイドラインも次々と更新され，ハイリスク患者への予防的治療も勧められるようになっています．患者への適切なアドバイスのためにも，より幅広い，かつ最新の知識が必要になっています．また，デバイスを植込んだ後のデバイス管理の面では，遠隔モニタリングが大きな広がりを見せていますが，医師の枠を超えてさまざまな職種（臨床工学技士，看護師，臨床検査技師，医療クラークなど）が関与しなければ，効率的に管理できなくなってきていることも事実です．さらに，植込み後のデバイス感染に対するリード抜去術としてレーザー抜去が一般化した現在，適応と術前後の適切な管理についてもしっかり把握しておく必要があるケースが増えてきています．

　本書は，植込み型デバイスの診療において必要な知識と情報を，可能な限り網羅しました．執筆にあたっては，国立循環器病研究センター不整脈科に勤務している，あるいは勤務していた多くの医師をはじめとした多職種スタッフ，CDR（Cardiac Device Representative：ペースメーカ/ICD関連情報担当者）に協力いただきました．基本的な知識はもちろん，今後登場してくる新しいデバイスについても可能な限り盛り込み，まさに植込み型デバイスに関しては聖書（バイブル）と呼ぶにふさわしい内容を取りそろえました．患者に対する適応，植込み手技のコツ，設定の注意点，上手な管理法など，初心者から上級者，CDRに至るまで幅広い読者の日常診療に役立つ内容になっていることを確信しております．

　本書の刊行にあたり，執筆にご協力いただいた皆様，また，企画から刊行までアドバイスと校正を続けていただいた南江堂の皆様にこの場を借りて心から厚く御礼を申し上げます．

2018年6月

国立循環器病研究センター 心臓血管内科部門不整脈科

草野研吾

目　次

Ⅰ 総論　デバイス治療の過去・現在・未来　　　　　　　　　　　　草野研吾　**1**

Ⅱ ガイドラインに基づいた各デバイスの適応　　　　　　　　　　　　　　　　**9**

1. 徐脈性不整脈：ペースメーカ　　　　　　　　　　　　　小正晃裕・相庭武司　11
2. 致死性心室不整脈(VT，VF)に対する除細動器：ICD/CRT-D/S-ICD
　　　　　　　　　　　　　　　　　　　　　　　　　　　島本恵子・相庭武司　17
3. 心不全：心臓再同期療法(CRT)/両室ペーシング機能付き植込み型除細動器(CRT-D)
　　　　　　　　　　　　　　　　　　　　　　　　　　中島健三郎・相庭武司　25

Ⅲ ペースメーカ，新しいペースメーカシステム　　　　　　　　　　　　　**29**

A. ペースメーカ　　　　　　　　　　　　　　　　　　　　　　　　　　　　　31
1. ペースメーカの原理・構造を知る　　　　　　　　　　　小川浩司・林　輝行　31
2. ペースメーカの機能を知る　　　　　　　　　　　　　　中﨑宏則・林　輝行　38
3. ペースメーカ植込みに関する検査について知る　　　　　　　　　　中島健三郎　46
4. ペースメーカの植込み手技を知る　　　　　　　　　　　　　　　　　石橋耕平　53
5. ペースメーカの術後設定を行う　　　　　　　　　　　守田佳保里・林　輝行　67
6. ペースメーカ植込み患者のフォローアップを行う　　　　　　　　　　長山友美　71
7. ペースメーカ関連のトラブルシューティングを把握する　　　　　　　中須賀公亮　79
8. MRI対応機種について　　　　　　　　　　　　　　　　小川浩司・林　輝行　95
9. 今後の展開　　　　　　　　　　　　　　　　　　　　　　　　　　　石橋耕平　100
B. 新しいペースメーカシステム　　　　　　　　　　　　　　　　　　　　　　101
1. リードレスペースメーカ　　　　　　　　　　　　　　石橋耕平・草野研吾　101
2. His束ペーシングシステム　　　　　　　　　　　　　　石橋耕平・草野研吾　107

Ⅳ 植込み型除細動器（ICD），完全皮下植込み型除細動器（S-ICD）　　**113**

A. ICD　　　　　　　　　　　　　　　　　　　　　　　　　　　　　　　　115
1. ICDの機能を知る　　　　　　　　　　　　　　　　　　　　　　　川上大志　115
2. 基本的なプログラミングについて知る　　　　　　　　　里見和浩・村上秀崇　121
3. ICD植込みに関する検査について知る　　　　　　　　　木村義隆・下川宏明　125
4. ICDの植込み手技を知る　　　　　　　　　　　　　　　　　　　　永井啓行　129
5. ICD植込み患者のフォローアップを行う　　　　　　　　　　　　　岡村英夫　142
B. トラブルシューティング　　　　　　　　　　　　　　　　　　　　　　　　146
1. high DFTへの対応　　　　　　　　　　　　　　　　　　　　　　岡村英夫　146
2. 不適切作動を回避する：プログラミングの工夫　　　　　　　　　　　井上優子　149

3. 上室頻拍と心室不整脈の鑑別：DDD-ICDかVVI-ICDか ················ 舩迫宴福　152
　　4. オーバーセンシングへの対応 ·· 三嶋　剛　155
C. S-ICD ··· 159
　　1. スクリーニングと植込み手技を知る ························· 岡松秀治・古山准二郎　159
　　2. S-ICDの適応を知る：選択すべき症例とは ··························· 丸山将広　164
　　3. 適応拡大，不適切作動を防ぐ ·· 岡村英夫　169
D. 今後の展開 ··· 栗田隆志　172

Ⅴ　心臓再同期療法（CRT）　177

　1. CRTの原理・構造を知る ······························· 神﨑秀明・野田　崇　179
　2. CRTの効果を把握する ·· 野田　崇　185
　3. CRTの植込み手技を知る ·· 中島育太郎　196
　4. CRTの条件設定を行う ················· 野田　崇・神﨑秀明・鎌倉　令・石橋耕平　206
　5. CRT植込み患者のフォローアップを行う ····················· 野田　崇　217
　6. 今後の展開 ·· 野田　崇　227

Ⅵ　遠隔管理　229

　1. 遠隔管理の基本概念を知る ·································· 有馬直美　231
　2. 遠隔管理に関する各メーカーの特徴を知る ·············· 幸田愛子・村上伊久子　236
　3. 遠隔管理の実践方法・円滑に行うコツを知る ·················· 繁平和子　245
　4. 今後の展開 ·· 石橋耕平　251

Ⅶ　リード抜去　253

　1. リード抜去の適応を知る ·································· 和田　暢　255
　2. リード抜去に必要な体制と準備を知る ····················· 和田　暢　258
　3. リード抜去の方法を知る ·································· 和田　暢　261
　4. リード抜去の成績と合併症を知る ························· 和田　暢　269
　5. デバイス感染の管理を知る ···························· 長山友美・和田　暢　272
　6. 今後の展開 ·· 和田　暢　277

Ⅷ　着用型自動除細動器（WCD），植込み型ループレコーダー（ILR）　279

A. 着用型自動除細動器（WCD） ·· 281
　1. WCDの原理・構造を知る ································ 小川浩司・林　輝行　281
　2. WCDの機能を知る ···································· 小川浩司・林　輝行　283
　3. WCDの適応を知る ·· 鎌倉　令　286
　4. WCDの使用法・管理を知る ································· 有馬直美　293
　5. 今後の展開 ·· 鎌倉　令　299
B. 植込み型ループレコーダー（ILR） ··· 301
　1. ILRの原理・構造を知る ································ 小川浩司・林　輝行　301

VI 目次

2. ILRの機能を知る ————————————————————————————— 片岡直也　304

3. ILRの適応を知る ————————————————————————————— 片岡直也　307

4. ILRの植込み手技を知る ——————————————————————————— 鎌倉　令　312

5. 今後の展開 ———————————————————————————————— 鎌倉　令　317

IX　左心耳閉鎖デバイス　319

1. 左心耳の解剖を知る ————————————————————————————— 森　一樹　321

2. 左心耳と脳梗塞との関係を知る ————————————————————————— 柏　麻美　326

3. 左心耳閉鎖デバイスの原理・機能を知る ———————————————————— 永瀬　聡　330

4. 左心耳閉鎖デバイスの有効性と適応を知る ——————————————————— 永瀬　聡　333

5. 左心耳閉鎖デバイスの留置手技と合併症を知る ———————————————— 永瀬　聡　339

6. 今後の展開 ———————————————————————————————— 永瀬　聡　343

索引 —— 345

謹告

　監修者・編集者・著者ならびに出版社は，本書に記載されている内容について最新かつ正確であるように最善の努力をしております．しかし，治療法や医療機器の仕様・性能などは医学の進歩やメーカーの開発により変わる場合があります．治療に際しましては，読者ご自身で十分に注意を払われることを要望いたします．

株式会社　南江堂

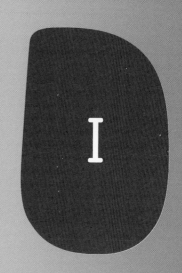

総論
デバイス治療の過去・現在・未来

従来，薬物が中心であった循環器診療は，不整脈発生のメカニズムに関する研究の進歩や，技術の進歩とともに，近年カテーテルアブレーションや植込み型除細動器などの非薬物治療が中心となってきている．極端ないい方かもしれないが，現在の不整脈治療は，まず非薬物治療の可能性を探ることに始まり，加えて薬物治療を付け加えるという選択順になってきているともいえる．

不整脈の非薬物治療の変遷

図1に非薬物治療の変遷を示す[1]．非薬物治療の中でも，デバイス治療に関しては，徐脈性不整脈に対するペースメーカ治療は50年以上の実績があり，その安全性，有効性は完全に確立され，既になくてはならないものとなっている．しかし心室ペーシング率の増加が心機能低下を引き起こす原因となることが報告され，心室ペーシングをできるだけ最小限にするために，各メーカーがさまざまなアルゴリズムの工夫を行っており（Medtronic社：MVP機能，SORIN社：SafeR機能，Abbott社（St. Jude Medical社）：VIP機能，BIOTRONIC社：IRS Plus機能やVp suppression機能，Boston Scientific社：AV Search＋機能など），非常に複雑化していることも事実である．ペースメーカに関しては2017年に登場したリードレスペースメーカは，現場の医療を劇的に変化させつつある．驚くべき小型化に成功しただけでなく，電池寿命が従来のものと遜色ないというデータにより，従来のリードがいかに電池消耗を招いていたかが理解できる．2018年5月時点ではVVIモードのみであるが，今後AAIやDDDな

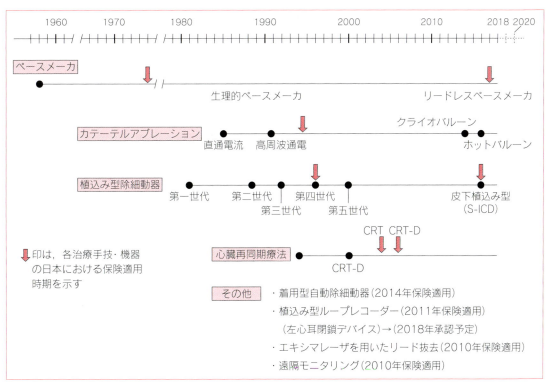

図1　不整脈の非薬物治療の変遷
（日本循環器学会，循環器病の診断と治療に関するガイドライン（2010年度合同研究班報告）：不整脈の非薬物治療ガイドライン（2011年改訂版），p4，改変して作図）

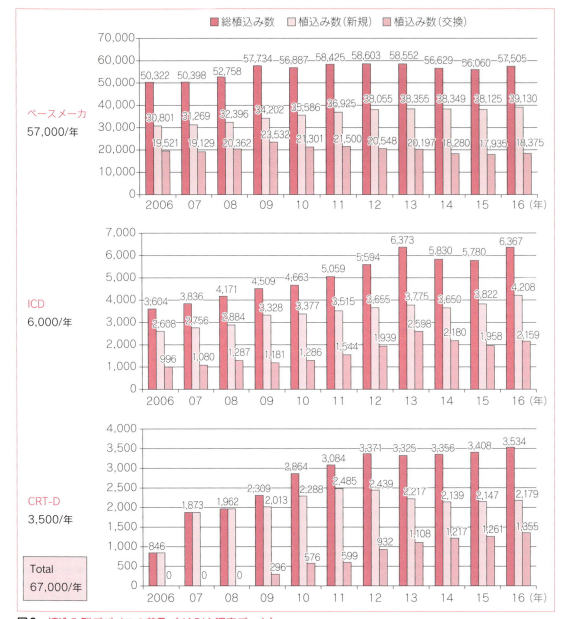

図2 植込み型デバイスの普及（JADIA調査データ）

ど心房留置型のペースメーカへの広がりが期待される．

また，頻脈性不整脈に対する治療として1980年代に開発され1990年代に普及した植込み型除細動器（ICD）は，第二世代までは開胸による心外膜への除細動電極留置が必要であったが，第三世代で心内植込み用のコイル電極が登場し，さらに第四世代で通常のペースメーカと同じく前胸部への皮下植込みが可能となり，

デバイス植込みが容易になってくると爆発的に普及した（図2）．適応に関しては二次予防患者への適応から低心機能例に対する一次予防へと広がりをみせていること，ジェネレータの小型化やショックリードの工夫がなされ，長寿命で効率のよいものとなってきており，ペースメーカと同様に循環器疾患への治療としてなくてはならないものとなっている．その一方で，徐脈性不整脈に対するペースメーカとは異なり，

不適切作動の問題が存在する．これは意識下作動となるため，患者に大きな苦痛を与えるだけでなく，患者の生命予後を悪化させることも報告され，アルゴリズムや設定変更など，まだまだ改善の余地が残っていることも事実である．またRiata®をはじめとするさまざまなショックリードにまつわるトラブルも報告されており，外来でのチェックが大変重要となっている．そうした経静脈リードに関する懸念を払拭してくれたのが，完全皮下植込み型除細動器（S-ICD）である．T波のオーバーセンシングによる不適切作動の問題は残っているが，小児例でのメリットがあること，デバイス感染時の対応が比較的安全であり感染リスクが懸念される症例への植込みができることなど，従来植込み型除細動器が抱えていたさまざまな問題が解決される場合があり，現在一次予防患者に大きく広がってきている．

不整脈だけでなく，心不全に対する治療にもデバイス治療が進出した．1990年代に開発され2000年代に登場した心臓再同期療法（CRT）は，画期的な心不全治療である．左脚ブロックのある低心機能，重度の心不全が本来の適応であり，特に150 msec以上の幅広いQRS波を有する症例では有効性が高いが，問題点としては，20〜30％の症例にnon-responderが存在することである．効果を予測するにあたり，術前のエコー検査が有用であるとする報告があったが，現在はやや否定的であり確立されたものはない．当初は左室心外膜リード留置に難渋するケースがあり，術者に大きな負担となっていたが，リードの進歩や挿入技術の進歩により手技時間は大幅に短縮されている．この治療は，心室間の同期不全だけでなく，房室間の同期を改善させるが，術後の設定変更による最適化（optimization）が大変重要である．最近では，ドプラ心エコーを用いたoptimizationが不要なアルゴリズムを持った機種も登場しており，まだまだ発展が期待されるデバイスである．non-responderに対しては，植込み患者の選定，アルゴリズムの開発，多極リードなどの左室リードの普及など現在さまざまな工夫がなされており，徐々に減少してくるものと期待される．

デバイス全体にわたる機能面での大きな進歩は，MRI対応機種が登場してきていることである．高齢化社会を迎えて，脳神経疾患や整形外科的な疾患を合併している症例が増加していることもあり，現場のニーズは大変高い．部分的な対応からwhole bodyへ，さらに1.5テスラのみの対応から現在一般化してきている3.0テスラへの対応と次々に新しい機種が登場してきていることも最近の大きな話題である．

大規模臨床試験の結果の治療法への影響

こうした不整脈治療，特に頻脈性不整脈への治療変化は，さまざまな大規模臨床試験の結果を受けて生じてきた．ランダム化した盲検前向き介入の大規模臨床試験実施の重要性が叫ばれるようになったのは，頻脈性不整脈に対する薬物治療への疑問を投げかけたCAST（Cardiac Arrhythmia Suppression Trial）の結果が大きい．この試験は不整脈領域だけでなく，その後の医学界における大規模試験の重要性を示した点で大きな影響を及ぼした点でも特筆すべきことである．特に循環器領域でもデバイス治療に関しては数多くの大規模試験に基づいたエビデンスが示された．AVID（The Antiarrhythmics Versus Implantable Defibrillators）試験では，頻脈性不整脈合併の低心機能症例に対して行われ二次予防としての植込み型除細動器の優越性が示され，ここではじめて植込み型除細動器"デバイス"の有用性が確立した．さらに一次予防を目的として行われたMADIT（Multicenter

Automatic Defibrillator Implantation Trial)-Ⅱや SCD-HeFT（Sudden Cardiac Death in Heart Failure Trial）により，重症不整脈合併がない低心機能例に対する植込み型除細動器の有用性が確立（先制治療ともいえよう）し，現在では突然死ハイリスク例に対する植込み型除細動器治療は当然のこととなっている．その後2000年代に入って，心臓再同期療法（CRT-P）の有効性がMIRACLE（Multicenter InSync ICD Randomized Clinical Evaluation）試験やCARE-HF試験により報告され，除細動機能付き心臓再同期療法（CRT-D）は，Contak-CD試験，COMPANION試験などでまず示された．

こうした結果を受けてデバイス治療は不整脈だけでなく，心機能を改善させる心不全治療として定着してきている．こうした一連の研究成果に基づいて，欧米を中心にデバイス植込み適応に関してガイドラインが次々に改訂され，日本でもそれに倣う形で，ガイドラインの改訂が行われてきている．

デバイスの新たな機能

これらのデバイスに，補助的な機能として，さまざまな付加価値をもったものも登場していることも重要である．胸郭インピーダンスを測定し肺うっ血による抵抗値の低下を利用した心不全管理（Medtronic社のOptiVol®やAbbott社のCorVue™など）が可能となり，さらに遠隔モニタリングにより在宅でうっ血性心不全を早期に見つけ出すことが可能となっている．今後，肺動脈圧のモニタリングが可能な機種が登場する予定であり，治療機器としてだけでなく心不全管理のデバイスとしての有用性も高まっている．このように，ここ数年のデバイス治療の発展を振り返ってみても，MRI対応デバイスの登場，着用型除細動器（LifeVest®）の登場，リードレスデバイスの登場など新しい製品の登場だけでなく，除細動器の不適切作動の回避アルゴリズムの開発，胸郭インピーダンス測定による心不全治療の補助など，きめ細かい診療補助目的の発展が行われていることに気づく．

診断機器に特化したデバイスも登場してきている．2011年に保険収載された植込み型ループレコーダー（ILR）は，原因不明の失神に対する補助診断機器として年間700台程度使用されてきたが，2016年に小型化されたものが登場し，さらにESUS（embolic stroke of undetermined source：原因不明の虚血性脳卒中）に対する心房細動の診断目的として保険適用が追加がされたことにより，大幅に使用が増えている．

植込み患者に対する注意事項

社会の変化も重要な点である．最近身体障害者・意見書に関して見直しが行われている．ペースメーカや植込み型除細動器の植込み後は終生1級であった身体障害者認定が，2014年4月1日以後に植込まれた例では，日常生活活動の制限の程度に応じて1級，3級，4級を認定することになっているため，医療側の注意とともに，患者への情報伝達が必要となっている．運転免許に関することも変化し，一次予防目的や失神のない不適切作動では，大幅に運転免許停止期間が短くなってきている（後述）．

患者の生活指導も重要となってきている．植込み後の生活指導に関するガイドラインは，2008年に最初に出され，その後改訂された「ペースメーカ，ICD，CRTを受けた患者の社会復帰・就学・就労に関するガイドライン（2013年改訂版）」があり参考になるが，約5年が経過し

社会環境も大きく変化していることを考えて指導にあたらなければならない．特に日常生活指導で最も問題となる電磁干渉（EMI）に関しては，さまざまなところに危険が潜んでいることを指導すべきである．頻繁にスイッチを入れたり切ったりしなければ家電製品は一般的に使用可能であるが，電気調理器や炊飯器（IH）では植込み本体を近づけない，携帯電話の場合は15cm（以前は22cm）離れることを指導しなくてはならない．近年普及している電気自動車への充電に関しては，急速充電器は使用しないこと，普通充電器の場合は充電中にスタンドやケーブルに密着するような姿勢はとらないことも指導が必要である．自動車に関しては，さらに一般的となっているスマートキーシステムでは車載アンテナから22cm離す指導も必要である．病院ではX線装置でもCTでは本体上に5秒以上の連続照射をしないこと（ICDの場合は照射をしないこと）がペースメーカ協議会から警告されているので，これらの点についての指導も重要で，医療側の適切な対応も必要な場合がある．

また植込み型除細動器の植込み後の運転許可に関しては，2017年9月より運転制限期間の大幅な短縮（適切作動時でも12ヵ月→3ヵ月に，リード交換は30日→7日に）が図られていることも付記する．

植込みに伴う合併症対策など

デバイス植込み数の増加とともに問題となるのがデバイス感染の増加である．本体感染と同時に，長期間体内に留置されるリード遺残は，感染リスクを高めるだけでなく血栓症や血管閉塞リスクを高める．したがって全システム抜去が勧められているが，強く癒着したリード抜去は極めて重篤な合併症を引き起こす懸念があり，適応も含めて安全なリード抜去は重要な臨床的な問題となっている．一方，非感染リードであってもnon-functionalリードによって再挿入するリードに必要な静脈路を確保できない場合がある．あるいはnon-functionalリードの干渉によるノイズ混入や，三尖弁不全に対し，経静脈的抜去か開胸抜去かを悩む症例もある．2010年にエキシマレーザを用いたリード抜去が保険収載され，これまで開胸を要した抜去困難例にも抜去が比較的安全に行われるようになったが，リコールリードなどのnon-functionalリードを残すかどうか，抜去リスクとのジレンマがある．こうした問題も新たに生じてきている．さらにエキシマレーザを用いたリード抜去も重要な発展ポイントである．

不整脈治療とは異なるが，心房細動に合併した全身性塞栓症予防としての左心耳閉鎖デバイスは現場の治療を大きく変える可能性を秘めている．すでに欧米では保険償還されており，日本でも近々登場する予定であるので，現時点での適応や手技に関して概説している．

次章から，国立循環器病研究センター不整脈科が中心となって，これら複雑化したデバイスの適応・治療・管理をできるだけわかりやすく解説している．ガイドラインは2018年3月時点で公表されているものを反映し，また2018年初までの時点で使用されている主要デバイスはほぼ網羅されているので，デバイス治療に携わる先生方の診療の一助となることを願っている．

文献
1）日本循環器学会，循環器病の診断と治療に関するガイドライン（2010年度合同研究班報告）：不整脈の非薬物治療ガイドライン（2011年改訂版），（http://www.j-circ.or.jp/guideline/pdf/JCS2011_okumura_h.pdf，2017年11月閲覧）

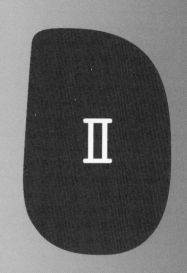

ガイドラインに基づいた各デバイスの適応

1 徐脈性不整脈：ペースメーカ

徐脈性不整脈に対するペースメーカ植込みの適応判定には，自覚症状と徐脈性不整脈との因果関係を確認することが重要となる．徐脈性不整脈に伴う自覚症状としては，一過性脳虚血による眼前暗黒感や失神，ふらつきなどが重要であり，また長時間持続する徐脈では心不全が惹起され，労作時呼吸苦，下腿浮腫などを認めて運動耐用能が低下することもある．こうした症状が徐脈のタイミングに一致して認められる場合には，ペースメーカ植込みにより症状の改善が期待でき，植込みの適応となる．

以下に示す各種徐脈性不整脈におけるペースメーカ植込み適応の推奨度は，主に日本循環器学会のガイドライン[1] に準じており（**表1**），また海外での適応[2]（**表2**）も含め追記事項を記載している．

洞不全症候群

日本循環器学会のガイドラインにおける洞不全症候群に対するペースメーカ適応として，症状のない洞性徐脈にはペースメーカ植込みの適応はない．最も重要となるのは症状と徐脈との関連の有無であり，症状が軽微で失神を認めず，十分な検査を行う時間的余裕のある症例であれば，頻回のHolter心電図や携帯心電計記録により，自覚症状と徐脈性不整脈との因果関係の証明に努めることが望ましい．また，症例によっ

ては植込み型ループレコーダー（implantable loop recorder：ILR）も適応となる．必要に応じて電気生理検査（EPS）による洞結節機能評価を行って適応を決定する．

心房細動・粗動などに合併する徐脈頻脈症候群において，合併する頻脈性不整脈に対する薬物治療により徐脈が悪化する場合にもペースメーカ植込みが考慮されるが，アブレーション治療により頻脈性不整脈が根治可能であれば，薬物治療が不要となる可能性もあるため，徐脈頻脈症候群におけるペースメーカ植込みの際にはアブレーション適応について十分検討する必要がある．

また，ACC/AHA/HRSのガイドラインにおける適応に合致する症例ではペースメーカ植込みが考慮される．

基本的にはClass I およびClass IIaがペースメーカ植込み適応となり，Class IIbでは各症例に応じて検討が必要，Class IIIは基本的に適応とならない．2011年改訂版の日本循環器学会ガイドライン[1] では，洞不全症候群，房室ブロックともClass IIIの項は削除されている．

房室ブロック

未治療の房室ブロック患者の死因としては，低心拍出量に基づく心不全だけではなく，長時間の心静止による突然死や徐脈に起因する心室

12　Ⅱ章　ガイドラインに基づいた各デバイスの適応

表1　日本循環器学会のガイドラインにおけるペースメーカ植込み適応一覧

洞不全症候群

Class Ⅰ	1. 失神，痙攣，眼前暗黒感，めまい，息切れ，易疲労感等の症状あるいは心不全があり，それが洞結節機能低下に基づく徐脈，洞房ブロック，洞停止あるいは運動時の心拍応答不全によることが確認された場合．それが長期間の必要不可欠な薬剤投与による場合を含む．
Class Ⅱa	1. 上記の症状があり，徐脈や心室停止を認めるが，両者の関連が明確でない場合． 2. 徐脈頻脈症候群で，頻脈に対して必要不可欠な薬剤により徐脈をきたす場合．
Class Ⅱb	1. 症状のない洞房ブロックや洞停止．

房室ブロック

Class Ⅰ	1. 徐脈による明らかな臨床症状を有する第2度，高度または第3度房室ブロック． 2. 高度または第3度房室ブロックで以下のいずれかを伴う場合． 　(1) 投与不可欠な薬剤によるもの 　(2) 改善の予測が不可能な術後房室ブロック 　(3) 房室接合部のカテーテルアブレーション後 　(4) 進行性の神経筋疾患に伴う房室ブロック 　(5) 覚醒時に著明な徐脈や長時間の心室停止を示すもの
Class Ⅱa	1. 症状のない持続性の第3度房室ブロック． 2. 症状のない第2度または高度房室ブロックで，以下のいずれかを伴う場合． 　(1) ブロック部位がHis束内またはHis束下のもの 　(2) 徐脈による進行性の心拡大を伴うもの 　(3) 運動または硫酸アトロピン負荷で伝導が不変もしくは悪化するもの 3. 徐脈によると思われる症状があり，他に原因のない第1度房室ブロックで，ブロック部位がHis束内またはHis束下のもの．
Class Ⅱb	1. 至適房室間隔設定により血行動態の改善が期待できる心不全を伴う第1度房室ブロック．

徐脈性心房細動

Class Ⅰ	1. 失神，痙攣，眼前暗黒感，めまい，息切れ，易疲労感等の症状あるいは心不全があり，それが徐脈や心室停止によるものであることが確認された場合．それが長期間の必要不可欠な薬剤投与による場合を含む．
Class Ⅱa	1. 上記の症状があり，徐脈や心室停止を認めるが，両者の関連が明確でない場合．

2枝および3枝ブロック

Class Ⅰ	1. 慢性の2枝または3枝ブロックがあり，第2度Mobitz Ⅱ型，高度もしくは第3度房室ブロックの既往のある場合． 2. 慢性の2枝または3枝ブロックがあり，投与不可欠な薬剤の使用が房室ブロックを誘発する可能性の高い場合． 3. 慢性の2枝または3枝ブロックとWenckebach型第2度房室ブロックを認め，失神発作の原因として高度の房室ブロック発現が疑われる場合．
Class Ⅱa	1. 慢性の2枝または3枝ブロックがあり，失神発作を伴うが原因が明らかでないもの． 2. 慢性の2枝または3枝ブロックがあり，器質的心疾患を有し，電気生理検査によりHis束以下での伝導遅延・途絶が証明された場合．
Class Ⅱb	1. 慢性の2枝または3枝ブロックがあり，電気生理検査でHis束以下での伝導遅延・途絶の所見を認めるが，器質的心疾患のないもの．

小児・先天性心疾患に合併する徐脈性不整脈

Class Ⅰ	1. 症候性徐脈，心機能不全，低心拍出を伴う高度もしくは完全房室ブロック． 2. 年齢に不相応な徐脈に伴う症候性洞機能不全（徐脈の定義は年齢と期待心拍数により異なる）． 3. 術後少なくとも7日経っても回復しない高度もしくは完全房室ブロック． 4. 幅広いQRSの補充収縮，心室期外収縮，心機能不全を伴う先天性完全房室ブロック． 5. 乳児の先天性完全房室ブロックで，心室レートが55/min未満，もしくは先天性心疾患があり心室レートが70/min未満のもの．
Class Ⅱa	1. 先天性心疾患に洞機能不全を合併し，心房内リエントリー頻拍が反復する場合（洞機能不全は抗不整脈薬によるものも含む）． 2. 先天性完全房室ブロックで，1歳を過ぎても平均心拍数が50/min以下のもの，基本周期の2から3倍の心停止を伴うもの，もしくは症候性徐脈を伴うもの． 3. 複雑心奇形に伴う洞徐脈で，安静時心拍数が40/min以下，もしくは3秒以上の心停止を伴うもの． 4. 先天性心疾患に伴う洞徐脈もしくは房室同期不全により血行動態が悪化するもの． 5. 先天性心疾患術後に一過性房室ブロックがあり，脚ブロックを認め，原因不明の失神を伴うもの．

Class IIb	1. 先天性心疾患術後の一過性完全房室ブロックで2枝ブロックを伴うもの. 2. 無症状で，年齢相応の心拍数であり，QRSの延長がなく，心機能の正常な先天性完全房室ブロック.
Class III	1. 無症状の先天性心疾患術後の一過性房室ブロックで，正常房室伝導に戻ったもの. 2. 第1度房室ブロックを伴う，もしくは伴わない先天性心疾患術後の2枝ブロックで，完全房室ブロックの既往がないもの. 3. 無症状のWenckebach型第2度房室ブロック. 4. 無症状の洞徐脈で，RR間隔が3秒未満，かつ最低心拍数が40/min以上のもの.

神経調節性失神

Class I	1. 過敏性頸動脈洞症候群で，心拍抑制による反復する失神発作を認める場合. 2. 反射性失神で，心電図で心拍抑制が記録され，反復する失神発作を認める場合.
Class IIa	1. 反射性失神で，反復する失神発作があり，head-up tilt試験により心拍抑制反応が認められる場合.
Class III	1. head-up tilt試験により心拍抑制反応が認められない過敏性頸動脈洞症候群・反射性失神.

（日本循環器学会，循環器病の診断と治療に関するガイドライン（2010年度合同研究班報告）：不整脈の非薬物治療ガイドライン（2011年改訂版），http://www.j-circ.or.jp/guideline/pdf/JCS2011_okumura_h.pdf，2017年11月閲覧，改変）

不整脈も含まれる.

　房室ブロックに対するペーシングに関するランダム化試験は行われていないが，数々の観察研究からペーシングが失神の再発を抑制し予後を改善することは明らかである.

　高度または完全房室ブロックではペースメーカの適応に関してはほとんど問題とならないが，2度房室ブロックではブロックの部位，程度および症状を考慮して適応を決定する必要があり，最も重要なのはブロックに伴う徐脈に起因する症状の有無である．Mobitz II型2度房室ブロックではしばしば心室内伝導障害を認め，ペースメーカ治療の適応決定は困難ではないが，一方で心室内伝導障害を認めない場合には洞不全症候群と同様に症状との関連を検討する必要がある．電気生理学的検査におけるHis束以下の伝導障害の確認や心房頻回ペーシングへの反応も参考となる．また，症状のない第1度房室ブロックは適応とならない．His束上でも，高度または完全房室ブロックで，手術後やアブレーション後で不可逆的なもの，投与中止ができない薬剤の関与がある場合，著明な徐脈や長時間の心停止（一般的には40/min未満や3秒以上の停止）がある場合にはペースメーカが考慮される．先天性房室ブロックに関しては小児・先天性心疾患を合併する徐脈性不整脈を参考にするが，基礎心疾患がなく，徐脈を助長する薬剤の使用が

なく，QRSの延長がなく，安静時の心室レートが保たれており（一般的には55/min以上），運動にて心拍数が100/min程度まで上昇する場合にはペースメーカ適応としないことが一般的である.

　また，ACC/AHA/HRSのガイドラインでは，ペースメーカ植込み適応に関して細分化されて記載されており，該当する症例では日本のガイドラインも参考に植込みの是非を個々に検討する必要があると考えられる.

　なお，特殊なケースとして，急性心筋梗塞に合併する房室ブロックへのペースメーカ植込み適応についても記載されている．急性心筋梗塞の急性期では一過性の伝導障害を認めやすく，それがその後も持続するかどうかの判断が重要となる.

徐脈性心房細動

　症状のない徐脈性心房細動については基本的にペースメーカ植込みの適応はなく，症状がある場合にはその症状が徐脈や心停止によるものの場合にペースメーカの適応となる．薬剤性によるものの場合は，その薬剤投与が必要不可欠であれば，不可逆的なものを判断し薬剤投与下

14　Ⅱ章　ガイドラインに基づいた各デバイスの適応

表2　ACC/AHA/HRSガイドラインにおけるペースメーカ植込み適応一覧

洞不全症候群	
Class Ⅰ	1. 症状を伴うchronotoropic incompetence（変時性不全）.
Class Ⅱa	1. 徐脈による症状と実際の徐脈との明確な関連は示されていないが，HR＜40bpmを呈する洞機能不全を有する場合. 2. 臨床的に有意な洞機能不全が認められるか，あるいはEPSにて証明されており，他に説明のつかない原因不明の失神を認める場合.
Class Ⅱb	1. はっきりとした症状は認めないが，日中覚醒時の心拍数が常に40bpmを下回っている場合.
房室ブロック	
Class Ⅰ	1. 3度または高度房室ブロックで，徐脈による症状や房室ブロックに伴う心室性不整脈を有する場合. 2. 3度または高度房室ブロックで，症候性徐脈を伴いそれが必要不可欠な薬物療法による場合. 3. 3度または高度房室ブロックで，明らかな症候性徐脈は呈さないが，3秒以上の心停止，40bpm以下の補充調律，房室結節よりも下位からの補充調律などを呈する場合. 4. 3度または高度房室ブロックで，明らかな症候性徐脈は呈さないが，AFと5秒以上の停止を併せ持つ場合. 5. 3度または高度房室ブロックで，房室結節のアブレーション後の場合. 6. 3度または高度房室ブロックで，心臓手術後の房室ブロックが術後に改善が見込めない場合. 7. 3度または高度房室ブロックで，症状にかかわらず筋ジストロフィーやKearns-Sayre症候群などの神経筋疾患に伴う場合. 8. 2度房室ブロックで，ブロックの部位にかかわらず症候性徐脈を呈する場合. 9. 無症状の3度房室ブロックで，日中覚醒時の心拍数は40bpm以上であるが，心肥大やLV dysfunctionを有するか，あるいはブロックの部位が房室結節以下である場合. 10. 運動時の2度または3度房室ブロックで，心筋虚血の関与がない場合.
Class Ⅱa	1. 40bpm以上の補充調律を有し無症状の3度房室ブロックで，心肥大のない成人例の場合. 2. 無症候性の2度房室ブロックで，EPSにてHis束内あるいはHis束以下のブロックが確認された場合. 3. 1度もしくは2度房室ブロックで，ペースメーカ症候群や血行動態の悪化と類似した症状を呈する場合. 4. 無症候性のtype 2の2度房室ブロックで，narrow QRSの場合. ※wide QRSを呈するtype 2の2度房室ブロックの場合は，右脚ブロック単独の合併例を含めてペースメーカ植込みのClass Ⅰ適応となる（詳細は2枝および3枝ブロックを参照）.
Class Ⅱb	1. 症状の有無にかかわらずすべての程度の房室ブロックで，神経筋疾患に合併するもの. 2. 薬剤の使用や薬剤の有害事象によって房室ブロックが惹起された場合で，薬剤の使用終了後にも房室ブロックの再発が予想される場合.
Class Ⅲ	1. 無症状の1度房室ブロック. 2. 無症状のtype 1の2度房室ブロックで，His束よりも上位のブロックであるか，His束内やHis束以下でのブロックであると確認されていない場合. 3. 房室ブロックのうち，その原因が明らかで改善が期待でき，その後の再発が予想されない場合（薬剤性，Lyme病，迷走神経の緊張に伴うもの，SASによる低酸素に伴い無症状のもの）.
急性心筋梗塞に合併する房室ブロック	
Class Ⅰ	1. ST上昇型心筋梗塞後に生じた，His-Purkinje系の傷害に伴う交代性脚ブロックやHis-Purkinje系やそれ以下の傷害で生じた3度房室ブロックが持続する場合. 2. 房室結節よりも下位の傷害で生じた一過性の高度もしくは3度房室ブロック，もしくはそれに関連する脚ブロックを呈する場合（ブロックの部位が明らかでない場合には，EPSによる確認が必要と考えられる）. 3. 症候性の2度もしくは3度房室ブロックが持続する場合.
Class Ⅱa	1. 無症状であっても，房室結節レベルの傷害に起因する2度もしくは3度房室ブロックが持続する場合.
Class Ⅱb	1. 一過性の房室ブロックを認めるが心室内での伝導障害を認めない場合. 2. 左脚前肢ブロックのみを有し，一過性の房室ブロックを呈する場合. 3. 新規の脚ブロックやヘミブロックを呈するが，房室ブロックを有さない場合. 4. 脚ブロックやヘミブロックを有するが無症候性の1度房室ブロックが持続している場合.
徐脈性心房細動	
Class Ⅰ	1. 失神，痙攣，眼前暗黒感，めまい，息切れ，易疲労感の症状あるいは心不全があり，それが徐脈や心室停止によるものであることが確認された場合. それが長期間の必要不可欠な薬剤投与による場合を含む.
Class Ⅱa	1. 上記の症状があり，徐脈や心室停止を認めるが，両者の関連が明確でない場合.
2枝および3枝ブロック	
Class Ⅰ	1. 高度房室ブロックまたは間欠性の3度房室ブロックを呈する場合. 2. type 2の2度房室ブロックを呈する場合. 3. 交代性の脚ブロックを呈する場合.

Class IIa	1.	失神発作があり，原因が房室ブロックによるものであるとは確認されていないが心室不整脈をはじめその他の疑わしい原因がすべて除外された場合.
	2.	無症状であっても，EPSにてHV間隔が100 msec以上を示した場合.
	3.	臨床上は認められていなくても，EPSにてペーシングに起因するHis束以下のブロックが惹起された場合.
Class IIb	1.	症状の有無にかかわらず，すべての2枝ブロックあるいは3枝ブロックで神経筋疾患に合併する場合.
Class III	1.	すべての2枝ブロックまたは3枝ブロックで，房室ブロックや徐脈による症状を有しない場合.
	2.	右脚ブロックもしくは左脚のヘミブロックに1度房室ブロックを合併しており，無症状の場合.
神経調節性失神		
Class I	1.	頸動脈洞の刺激により3秒以上の心停止が惹起され，それによる失神を繰り返す場合.
Class IIa	1.	頸動脈洞の刺激により3秒以上の心停止が惹起されるが，それと失神との因果関係がはっきりとしない場合.
Class IIb	1.	head-up tilt試験時にも再現性をもって認められる徐脈により，有意な失神を繰り返す場合.
Class III	1.	頸動脈洞刺激により過敏性心抑制反応を認めるが，無症状であるか症状があってもはっきりとしない場合.
	2.	迷走神経反射による失神発作を認めるが，その予防行動が有効であったり，望ましい場合.

(Epstein AE, et al：Circulation 117：e350-408, 2008より引用)

でペースメーカ適応を決定する．徐脈と症状の関係が明らかでない場合，著明な徐脈や長時間の心停止（一般的には40/min未満や3秒以上の停止）があればペースメーカが考慮されるが，可能な限り長時間心電図記録などで症状と徐脈との関連を明らかにする必要がある．

なお，ACC/AHA/HRSのガイドラインでは5秒以上の心停止を認める場合，ペースメーカ植込みのClass Iとして記載されている（詳細は房室ブロックの項を参照）．

2枝および3枝ブロック

慢性の2枝，3枝ブロックに関しては，ペースメーカ適応に関しては症状（失神）の有無が重要である．症状がない場合には電気生理学的検査によるHis-Purkinje系の伝導機能評価を参考にする（HV時間＞100 msec，心房ペーシング150/min以下のHis束内，His束下ブロックの出現，I群抗不整脈薬によるHis束内，His束下ブロックの出現）．His束以下での伝導障害の有無によってペースメーカ適応を決定する．

なおACC/AHA/HRSのガイドラインにおいても日本循環器学会とほとんど同様の適応基準となっている．

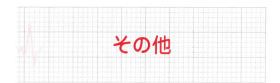
その他

その他のペースメーカ植込み適応としては，小児・青年期などの先天性心構造異常を伴う先天性心疾患に合併した徐脈性不整脈，過敏性頸動脈洞症候群・反射性失神（神経調節性失神）などがある．それぞれの適応について以下に述べる．

小児，青年期，先天性心疾患に合併する徐脈性不整脈

先天性ブロックで，先天性心構造異常を合併しないものは，非先天性ブロックの場合と同様にペースメーカ適応を判断することになるが，小児期に無症状であっても，高率に成人期に失神や突然死を起こすとの報告があり，注意深い観察が必要となる．また，先天性ブロックで，先天性心構造異常を合併しているものは，それ

ぞれの疾患特異性・血行動態を加味し，ペースメーカ植込み適応を決定する必要がある．

　小児例でのペースメーカ植込みにおいて，小児特有の問題として，経静脈リード挿入が困難なことを考慮する必要があること，シャントの存在が奇異性塞栓症を起こす可能性があることが挙げられ，また先天性心疾患術後では至適な心拍数の設定が困難である場合があることが挙げられるので，さまざまな注意が必要となる．

　なお小児・先天性心疾患に合併する徐脈性不整脈に対するペースメーカの日本循環器学会ガイドラインの適応は，ACC/AHA/HRSのガイドラインと概ね同様の適応基準となっている．

過敏性頸動脈洞症候群・反射性失神（神経調節性失神）

　反射性失神（神経調節性失神）に対するペースメーカの効果に関しては，多くの研究がhead-up tilt試験に対する反応で適応を決め，その効果を検討してきた．その結果，心拍抑制型に対してペースメーカは約50%の失神抑制効果があると報告されているが，二重盲検試験ではその効果は17%と低く，有効性は定まっていない．一方，近年になり植込み型ループレコーダー（ILR）による自然発生の心停止を適応基準としたペースメーカの効果はより顕著であることが報告されている．また過敏性頸動脈洞症候群で明らかな心拍抑制反応を認める場合は，ペースメーカにより症状改善が期待される．

　ただし，反射性失神は血圧低下が失神の主因であることが多く，第一の治療法は身体的圧上昇手技であることを理解する必要がある．

文献

1）日本循環器学会，循環器病の診断と治療に関するガイドライン（2010年度合同研究班報告）：不整脈の非薬物治療ガイドライン（2011年改訂版），（http://www.j-circ.or.jp/guideline/pdf/JCS2011_okumura_h.pdf，2017年11月閲覧）
2）Epstein AE, et al：ACC/AHA/HRS 2008 Guidelines for Device-Based Therapy of Cardiac Rhythm Abnormalities：a report of the American College of Cardiology/American Heart Association Task Force on Practice Guidelines（Writing Committee to Revise the ACC/AHA/NASPE 2002 Guideline Update for Implantation of Cardiac Pacemakers and Antiarrhythmia Devices）：developed in collaboration with the American Association for Thoracic Surgery and Society of Thoracic Surgeons. Circulation **117**：e350-408, 2008

2 致死性心室不整脈(VT, VF)に対する除細動器：ICD/CRT-D/S-ICD

ICDによる治療の概要

植込み型除細動器（implantable cardioverter defibrillator：ICD）は，心室頻拍（VT）や心室細動（VF）による心臓突然死の防止という点からこれまで数々の有用性が報告されており，致死性頻脈性不整脈（VT/VF）において不可欠な治療法となっている．本邦では1996年に保険適用となり，当初はVFや心停止（CPA）蘇生後患者に対する二次予防目的に適用された．その後，器質的心疾患を有する低左心機能患者や遺伝性不整脈の患者など，VT/VFの既往がなくても突然死の危険性が高い患者に対する一次予防目的に適応が拡大されてきた（表1，2）[1,2]．

一方で，ICDはVT/VFの発生そのものを予防できるわけではない．またICDは植込み後12年間に20％が不適切作動を経験し，17％でリード不全が起こり，6％でデバイス関連の感染症を生ずると報告されている[3]．したがってICD植込みの適応に際しては，ICDの利点と有害事象のリスク，社会的背景も勘案し症例により個別に判断することが必要である．

最近では経静脈リードを用いない方法として，2016（平成28）年1月には皮下植込み型除細動器：S-ICD（EMBLEM™, Boston Scientific社）が薬事承認を取得し，日本不整脈学会が提示する条件を満たした施設，医師において使用が認められた．S-ICDは心血管内へのリード挿入を免れるため，感染症やリード抜去自体のリスクの減少，静脈血栓閉塞の回避，また耐久性の向上が期待されている．そのため，経静脈的アプローチが困難な患者，若年者で長期的使用が必要な患者等で使用される[4]．一方で心内にリードがないデメリットとして，ペーシング機能は極めて限定的で徐脈などでペーシングが必要な患者や，抗頻拍ペーシング（ATP）が必要な患者には不向きである．長期的な耐久性と安全性のデータはまだなく，経静脈リードと比較する前向き試験は現在進行中である．さらにVT/VFの診断アルゴリズムを体表面電位のみで行うため不適切作動も8.3％と多く，その原因の74％がT波のオーバーセンシングで，18％が上室不整脈に伴うものであった[5]．今後Brugada症候群などへの使用が検討されているが，ST-T波形態が変動しやすい同症候群ではダブルカウントにより不適切作動を起こした報告もあり，今後さらなる例の選別や設定の検討結果からガイドライン内容も変化していくと推測される．

また，2013（平成25）年7月から着用型自動除細動器：WCD（LifeVest®, AsahiKASEI）が，使用可能となった．現在欧州のガイドラインでは，WCDはICDの必要性が判定できない急性期や不整脈イベントリスクの高い期間，ICD植込みや心移植までの一時的な使用が適応として挙げられている（本邦では保険上3ヵ月までの使用に限定される）．

表1　日本循環器学会のガイドラインにおけるICDの適応一覧

① ICDによる二次予防	
Class I	1. 心室細動が臨床的に確認されている場合. 2. 器質的心疾患に伴う持続性心室頻拍を有し，以下の条件を満たすもの. 　（1）心室頻拍中に失神を伴う場合 　（2）頻拍中の血圧が80mmHg以下，あるいは脳虚血症状や胸痛を訴える場合 　（3）多形性心室頻拍 　（4）血行動態の安定している単形性心室頻拍であっても，薬物治療が無効または副作用のため使用できない場合や薬効評価が不可能な場合，あるいはカテーテルアブレーションが無効あるいは不可能な場合
Class IIa	1. 器質的心疾患に伴う持続性心室頻拍がカテーテルアブレーションにより誘発されなくなった場合. 2. 器質的心疾患に伴う持続性心室頻拍を有し，臨床経過や薬効評価にて有効な薬剤が見つかっている場合.
Class IIb	1. 急性の原因（急性虚血，電解質異常，薬剤等）による心室頻拍，心室細動の可能性が高く，十分な治療にもかかわらず再度その原因に曝露されるリスクが高いと考えられる場合.
Class III	1. カテーテルアブレーションや外科的手術により根治可能な原因による心室細動，心室頻拍（WPW症候群における頻脈性心房細動・粗動や特発性持続性心室頻拍）. 2. 12ヵ月以上の余命が期待できない場合. 3. 精神障害等で治療に際して患者の同意や協力が得られない場合. 4. 急性の原因（急性虚血，電解質異常，薬剤等）が明らかな心室頻拍，心室細動で，その原因の除去により心室頻拍，心室細動が予防できると判断される場合. 5. 抗不整脈薬やカテーテルアブレーションでコントロールできない頻回に繰り返す心室頻拍あるいは心室細動. 6. 心移植，心臓再同期療法（CRT），左室補助装置（LVAD）の適応とならないNYHA Class IVの薬物治療抵抗性の重度うっ血性心不全.
② 器質的心疾患を有する患者に対する一次予防	
Class I	1. 冠動脈疾患または拡張型心筋症に基づく慢性心不全で，十分な薬物治療を行ってもNYHA Class IIまたはClass IIIの心不全症状を有し，かつ左室駆出率35%以下で，非持続性心室頻拍を有する場合. 2. NYHA Class Iで冠動脈疾患，拡張型心筋症に基づく左室機能低下（左室駆出率35%以下）と非持続性心室頻拍を有し，電気生理検査によって持続性心室頻拍または心室細動が誘発される場合.
Class IIa	1. 冠動脈疾患または拡張型心筋症に基づく慢性心不全で，十分な薬物治療を行ってもNYHA Class IIまたはClass IIIの心不全症状を有し，左室駆出率35%以下の場合.
Class III	1. 器質的心疾患を伴わない特発性の非持続性心室頻拍.
③ 失神例に対するICD	
Class I	1. 冠動脈疾患または拡張型心筋症に基づく慢性心不全で，十分な薬物治療を行ってもNYHA Class IIまたはClass IIIの心不全症状を有し，かつ左室駆出率35%以下の場合.
Class IIa	1. 冠動脈疾患あるいは拡張型心筋症に伴う中等度の心機能低下（左室駆出率36〜50%かつNYHA Class I）があり，電気生理検査にて心室頻拍または心室細動が誘発される場合.
Class III	1. 心機能低下を認めず，肥大型心筋症，Brugada症候群（薬剤誘発性を含む），早期興奮症候群，QT短縮症候群等の致死的不整脈の原因が否定され，かつ電気生理検査にて心室頻拍または心室細動が誘発されない場合.
④ 肥大型心筋症に対するICD	
Class I	1. 過去に持続性心室頻拍，心室細動，心肺停止の既往を有する場合.
Class IIa	1. 慢性の2枝または3枝ブロックがあり，失神発作を伴うが原因が明らかでないもの. 2. 慢性の2枝または3枝ブロックがあり，器質的心疾患を有し，電気生理検査によりHis束以下での伝導遅延・途絶が証明された場合.
Class IIb	1. 非持続性心室頻拍，突然死の家族歴，失神，左室壁厚30mm以上，運動時の血圧反応異常のいずれかを認める場合.

注）薬物負荷，一肋間上の心電図記録で認めた場合も含む.

（日本循環器学会，循環器病の診断と治療に関するガイドライン（2010年度合同研究班報告）：不整脈の非薬物治療ガイドライン（2011年改訂版），http://www.j-circ.or.jp/guideline/pdf/JCS2011_okumura_h.pdf，2017年11月閲覧，改変）

表2　日本循環器学会のガイドラインにおけるICDの適応（遺伝性不整脈）

① Brugada症候群に対するICD	
Class I	・Brugada型（type 1）心電図に加えて心肺停止蘇生歴あるいは心室細動既往を有する症例
Class IIa	・Brugada型（type 1）心電図で不整脈原性失神あるいは夜間の苦悶様呼吸を有する症例 ・Brugada型（type 1）心電図と原因不明の失神があり，2連発期外刺激以下のプログラム心室刺激で心室細動が誘発される症例
Class IIb	・自然発生type 1心電図で無症候性であっても，考慮すべきその他の臨床所見（年齢，性別，家族歴など），その他の心電図異常所見（QRS棘波，J波など），あるいは*SCN5A*遺伝子変異を有し，2連発期外刺激以下のプログラム心室刺激で心室細動が誘発される症例
Class III	・12ヵ月以上の余命が期待できない場合 ・精神障害などで治療に際して患者の同意や協力が得られない場合

② QT延長症候群に対するICD		
Class I	・心室細動または心停止の既往を有する患者.	
Class IIa	・3項目中2項目以上満たす場合.	1) TdP, 失神の既往 2) 突然死の家族歴 3) β遮断薬に対する治療抵抗性
Class IIb	・3項目中1項目以下.	
Class III	・無症状でβ遮断薬も試されていない患者.	

（日本循環器学会：遺伝性不整脈の診療に関するガイドライン（2017年改訂版），http://www.j-circ.or.jp/guideline/pdf/JCS2017_aonuma_h.pdf，2018年4月閲覧，改変）

疾患別の使用目的

器質的心疾患に伴う持続性VT，VFの二次予防

VF/VTやCPA蘇生後患者では，不整脈の再発による突然死のリスクが高い．欧米での大規模試験のメタアナリシスによると，ICDはamiodaroneを主とする抗不整脈薬治療より，不整脈死を50%，全死亡率を28%低下させるとの有効性が示されており，突然死の二次予防のためにはICD植込みは絶対適応と考えられる[6]．器質的心疾患の原因として虚血性心疾患だけでなく，非虚血性心筋症の患者でもICDにより死亡率低下が報告されている[7,8]．ただし急性虚血（発症48時間以内）や電解質異常，薬剤などの原因が除去可能な場合や，器質的心疾患がなくアブレーション治療など根治可能な場合，必ずしもICDの適応とならない（Class IIb，表1①）．一方で急性虚血でも48時間以降に出現する場合や，アブレーションや薬剤治療でVTがコントロールされた場合でも心筋に不整脈基質があり再発リスクがある場合には植込みが推奨される（Class IIa，表1①）[4]．

器質的心疾患を有する患者への一次予防

日本のICD適応の一次予防に関するガイドラインは米国のSCD-HeFT試験（2005）に基づいている．同試験では虚血，非虚血性の双方の疾患を含む左室駆出率（LVEF）≦35%の，NYHA心機能分類がII/IIIの心不全患者2,521例を対象とし，平均45.5ヵ月の観察期間でICD群ではプラセボ，amiodarone群に比して総死亡率を23%減少させ，特に虚血の患者群で効果はより明確であった[7]．他にもリスク層別化のために多数の試験が行われているが，中でもLVEF率低下と心不全の合併が心臓突然死との関連性が高い．加えて，非持続性心室頻拍の有無や，主に虚血性心疾患の患者において電気生理学的検査（EPS）の有用性も示された[9-11]．

心筋梗塞後のICD植込み時期についての記載はないが，急性期の死亡原因は心筋梗塞の再

発や心破裂などが多く，一方不整脈による突然死は緩徐に増加し，1年経過すると第1位となる[12]．

また非虚血性心筋症（non ischemic cardiomyopathy：NICM）においては，特に新規診断から半年以内では，至適薬剤治療の開始等により心機能改善が得られ，ICD一次予防の適応から外れることもある．現在も遺伝子や画像所見など心機能改善を予測する因子が検討されているが，確実に心機能の推移を予想することは難しい．心機能が改善することで突然死や不整脈出現のリスクは減少するといわれているが，イベントがなくなるわけではない．NICMを対象としたDEFINITE試験のサブ解析では，51％の患者がフォローのLVEFが5％以上改善し，生存率の向上と不整脈イベントの減少が示されたが，LVEF≧35％に回復しても5.7％で心室不整脈を認めた[13]．IMAC-2試験では診断半年以内のNICMを対象としているが，サブ解析で早期のICD植込みは生存率を向上させなかった[14]．以上より米国では，新規に診断したNICMでは，慎重に原因検索と至適薬物治療を行う必要があり，診断3ヵ月以内の一次予防目的ICD植込みは推奨していない．例外として，高リスクと考えられる不整脈に伴うと考えられる失神歴のある人や，ペーシングの必要な患者ではNYHA分類ⅡorⅢでLVEF≦35％であれば早期のICDを，3ヵ月後以降もLVEF≦35％で心機能改善の見込みがないと判断された場合には9ヵ月目以内の早期植込みも検討されるとしている[15]．

ICDは致死性不整脈の停止において有用だが，適切，不適切作動にかかわらず電気的除細動を受けた患者の最終的な死亡率が高いことが報告されている[16]．そのためICD植込み後も不整脈の出現を抑制するため，β遮断薬やamiodaroneによる薬剤加療の継続は必須であり，ICDの作動を可能な限り減少させるよう設定を調整を試みることが必要である．

なお，器質的心疾患に伴うVT/VFへのICDの適応については，今後の新ガイドラインでさらに細かく改訂される予定である．

Brugada症候群へのICD

Brugada症候群は，右脚ブロック様波形と右側胸部誘導のST上昇を特徴とし，心室細動により30～50歳代で突然死をきたす原因疾患として知られている．アジア人の男性に多く，心電図は薬剤負荷や自律神経活性により変動することから，常に特徴的な心電図波形を示しているとは限らず，心電図の顕在化のため薬剤負荷や運動負荷検査が行われる．現在は第2～第4肋間の右側胸部誘導（V1，2）のうち1つ以上の誘導で，Na^+チャネル遮断薬投与の有無にかかわらず0.2mV以上のcoved型ST上昇（type1心電図）を認める場合のみBrugada症候群と診断される．

Brugada症候群における突然死の予防は，現時点ではICD植込みが唯一確実な治療手段である．最近の多施設登録研究では，Brugada症候群でICD植込み後の378人うち，年間適切作動率はVF・心停止既往例で6.9％，失神例で2.0％，無症候例で1.0％であった．最近のメタアナリシスでも不整脈イベントは心停止既往がある場合には年率13.5％と高く，心停止からの生還者や持続性VTを認める場合，二次予防としてICD植込みが強く推奨される[2,4]．したがって，わが国のガイドラインでもBrugada症候群によるVF/心停止蘇生例や自然停止するVF・多形性心室頻拍が確認されている例ではICDはClassⅠ適応である．

問題はこれまでVFの既往のないBrugada症候群に対する一次予防のICD適応である．無症候例では心事故数自体が少なく，さまざまなリスクファクターが報告されているが，いずれ

も予測因子としての有用性は確立していない. その中で現時点では，type1心電図，不整脈原性失神が有用な指標と考えられており，欧米のガイドラインでは自然発生型のtype1心電図と過去の（不整脈によると思われる）失神歴があればClass IIaでICD植込みを推奨している[4,17].

最近発表された本邦の「遺伝性不整脈の診療に関するガイドライン（2017年改訂版）[2]」では，Class I適応は従来より大きな変更はないが，さまざまな本邦のデータ[18-20]に基づきClass II適応は従来に比べて有症候性（不整脈による失神を疑う）である点を重視する一方，突然死の家族歴やEPSの3連発刺激以上のVF誘発はあまり重視しないものへと変更された（**表2①**）.

従来のClass II適応は，Brugada型（type 1）心電図に①失神の既往，②突然死の家族歴，③電気生理検査（EPS）で心室細動が誘発される，3項目中2項目以上を満たせばClass IIa，1項目以下の場合にはClass IIbであったが，新ガイドラインではこの3項目を同等の重みづけではなく，「失神」特に"不整脈によると思われる"失神あるいは"夜間の苦悶様呼吸を有する"場合をClass IIaとし（Minds推奨グレードB），さらに"原因不明"の失神の場合には"2連発期外刺激以下"のプログラム刺激によってVFが誘発された場合を同じくClass IIa（ただしMinds推奨グレードC1）としている. たとえ失神であっても反射性失神（神経調節性失神）についてはBrugada症候群のリスク評価には含めず，またEPSにおいても3連発以上の刺激によるVF誘発は評価の対象外としている点が従来と大きく異なる.

無症候性Brugada型心電図患者に対するICD適応にはより慎重な指針となり，type 1心電図に臨床所見（年齢，性別，家族歴），心電図異常（fragmented QRS，J波など）やSCN5A遺伝子変異を有し，かつ2連発期外刺激以下のプログラム刺激でVFが誘発された場合であって

もClass IIbにとどめている. 新ガイドラインではClass IIbではあるが新しい項目としてfragmented QRSやJ波などの心電図所見やSCN5A遺伝子変異を掲載している点も従来と異なっている. さらにこれまでは記載されていないClass IIIとして，1年以上の余命が期待できない場合や治療に際して患者の同意や協力が得られない場合には禁忌としている.

Brugada症候群におけるICD不適切作動は10年で36%に認め，主な原因はリード不全，上室性頻脈，T波のオーバーセンシングであった. 無症候の患者では致死的イベントの率は低く，低リスクでの植込み患者では特に適切作動よりも不適切作動が問題となる場合もある. また若年者では将来的に複数回の手術を必要とし，運転を含めた社会的制約も無視できない. 近年は遠隔モニタリングの導入により，リード不全などの徴候の発見が早くなり不適切作動は減少傾向となっている. またVF rateを高く設定することで不要な作動を避けるなどの試みが行われている. しかし，初回のイベントで致死的となる可能性もあるため，適応症例は慎重に選択する必要がある.

QT延長症候群

QT延長症候群（long QT syndrome：LQTS）は心電図上のQT時間の延長に伴い，多形性心室頻拍（torsade de pointes：TdP）を起こし，失神や突然死の原因となる疾患である. 約70%の患者で何らかの心筋イオンチャネル遺伝子の変異認め，遺伝子型と臨床の表現型が関連することが知られている[21]. 先天性LQTSは現在15個の関連遺伝子が報告されているが，遺伝子変異が見つかる例のほとんど（90%）がLQT1〜3型である[22].

診断には心電図所見に加えて，家族歴や失神既往などの臨床所見を参考としたSchwartzス

コアが有用である[21]．1991年に発表された
LQTの自然歴では年間死亡率は0.9％，失神は
5％で主に思春期から40歳頃に心事故の危険が
高いが，LQTS患者の予後は遺伝子型さらには
変異部位によって大きく異なる．

LQTSに対する治療はβ遮断薬を中心とした
内服薬，発作の誘因となる行動やQT延長を助
長する薬剤・電解質異常の回避による致死性不
整脈の防止が重要である．症例によりペーシン
グによる徐脈の回避や交感神経節切除術も行わ
れる．ICDの適応はVF・心停止の既往例（TdP
ではない）では心停止後の心事故率は5年で
14％と高く，二次予防にはICD植込みが必須
（Class Ⅰ）である[23]．

一方，一次予防は適切な内服治療下にも，失
神やVT，TdPを繰り返す薬剤抵抗性の症例や，
β遮断薬自体が内服できない高リスク症例では
ICD植込みが推奨となる（Class Ⅱa）．リスク
ファクターとしては，幼年期からの症状出現，
QTcの著明な延長，T-wave alternansなど電気
的不安定性，遺伝子型（同一遺伝子内での変異
の位置，2つ以上の遺伝子変異，LQT8，Jervell
and Lange-Nielsen症候群，LQT2の女性の周
産期など）などがいわれている．電気生理学的
検査の有用性は否定的である．無症候例では基
本的にICDは推奨されず，新ガイドライン[2]
では無症候でβ遮断薬を未導入の先天性LQTS
患者のICD適応はClass Ⅲとされた（表2②）．
また失神・TdPの既往のある例でも，β遮断薬
の内服などの治療が有効と判断されればICD
を使用しない判断もありうる[4]．特に一次予防
でのICD植込みに際しては若年例が多く，身
体的・精神的な合併症のリスクや社会的制約を
個々の症例で十分に考慮したうえで検討が必要
である．また植込み後も自然停止する発作の場
合には，なるべくICDが作動しないよう，VF
ゾーンを引き上げるなどの設定の配慮が求めら
れる．

肥大型心筋症

肥大型心筋症（hypertrophic cardiomyopa-
thy：HCM）は若年者における運動中などの突
然死の原因の1つである．VT/VFの既往がある
例では年率10％程度に致死性不整脈が再発す
るとされており，二次予防には積極的なICD
の適用（Class Ⅰ）が推奨される．一方で全体
的な致死性不整脈の発生率が低いため，無症状
の患者（一次予防）における突然死リスクの層
別化は難しい．

2003年の欧米のガイドラインで，リスクファク
ターとして，NSVT，突然死の家族歴，失神，壁
厚30mm以上，運動時の血圧反応異常を挙げて
おり，本邦のガイドラインにも反映され，これらの
いずれかを認める場合をClass Ⅱaとしている[24,25]．

2011年の米国のガイドラインではNSVT，血
圧反応異常は他のリスクファクターと併存した
場合にのみ有意とするよう変更点はあるが，基
本的に同じ基準を踏襲している[26]．この基準を
用いた場合，英国の後向きコホート研究では，
1,606人のHCM患者でリスクファクターがない
場合，年間心事故発生率は0.45％であった．ま
た個々の陽性的中率は比較的低いが，リスクファ
クターが増えるほど致死性不整脈のイベント発
生は増加し，4つ以上で年率5％と報告された[27]．

2014年の欧州のガイドラインでは，16歳以
上の一次予防の対象となる患者で，5年間の突
然死予測率をWeb上で自動計算できるHCM
Risk-SCD model（www.escardio.org/guide-
lines-surveys/esc-guidelines/Pages/hypertro-
phic-cardiomyopathy.aspx）の使用が提唱され
た．計算リスクが6％以上の症例は高リスクと
してICD植込みが推奨され（Class Ⅱa），4～6％
または4％以下でも濃厚な突然死の家族歴や運
動負荷時の血圧反応異常などの要因があれば
Class ⅡbとしてICD植込みが考慮されてい

る[28]．一方，1,629人のHCM患者で本評価法の有用性を検証した後ろ向き研究では，心停止を起こした37症例中21例（60％），またICDの適切作動した46症例中27例（59％）が低リスクに分類され，リスク層別化の正確性には課題が残る結果であった[29]．HCMにおいても，若年での植込みの必要性から個人の背景と状態に合わせたICD適応検討が求められる．

今後はS-ICDの植込み選択も含め，一次予防に関してはわが国のエビデンスに即した適応基準の作成が待たれる．

文献

1）日本循環器学会，循環器病の診断と治療に関するガイドライン（2010年度合同研究班報告）：不整脈の非薬物治療ガイドライン（2011年改訂版），（http://www.j-circ.or.jp/guideline/pdf/JCS2011_okumura_h.pdf, 2017年11月閲覧）
2）日本循環器学会：遺伝性不整脈の診療に関するガイドライン（2017年改訂版），（http://www.j-circ.or.jp/guideline/pdf/JCS2017_aonuma_h.pdf, 2018年4月閲覧）
3）van der Heijden AC, et al：The clinical course of patients with implantable cardioverter-defibrillators：Extended experience on clinical outcome, device replacements, and device-related complications. Heart Rhythm **12**：1169-1176,2015
4）Priori SG, et al：2015 European Society of Cardiology Guidelines for the management of patients with ventricular arrhythmias and the prevention of sudden cardiac death summarized by co-chairs. Eur Heart J **36**：2757-2759,2015
5）Olde Nordkamp LR, et al：Inappropriate shocks in the subcutaneous ICD：Incidence, predictors and management. Int J Cardiol **195**：126-133,2015
6）Connolly SJ, et al：Meta-analysis of the implantable cardioverter defibrillator secondary prevention trials. AVID, CASH and CIDS studies. Antiarrhythmics vs Implantable Defibrillator study. Cardiac Arrest Study Hamburg . Canadian Implantable Defibrillator Study. Eur Heart J **21**：2071-2078,2000
7）Bardy GH, et al：Amiodarone or an implantable cardioverter-defibrillator for congestive heart failure. N Engl J Med **352**：225-237,2005
8）Kadish A, et al：Prophylactic defibrillator implantation in patients with nonischemic dilated cardiomyopathy. N Engl J Med **350**：2151-2158,2004
9）Moss AJ, et al：Improved survival with an implanted defibrillator in patients with coronary disease at high risk for ventricular arrhythmia. Multicenter Automatic Defibrillator Implantation Trial Investigators. N Engl J Med **335**：1933-1940,1996
10）Moss AJ, et al：Prophylactic implantation of a defibrillator in patients with myocardial infarction and reduced ejection fraction. N Engl J Med **346**：877-883,2002
11）Buxton AE, et al：A randomized study of the prevention of sudden death in patients with coronary artery disease. Multicenter Unsustained Tachycardia Trial Investigators. N Engl J Med **341**：1882-1890,1999
12）Pouleur AC, et al：Pathogenesis of sudden unexpected death in a clinical trial of patients with myocardial infarction and left ventricular dysfunction, heart failure, or both. Circulation **122**：597-602,2010
13）Schliamser JE, et al：Significance of follow-up left ventricular ejection fraction measurements in the Defibrillators in Non-Ischemic Cardiomyopathy Treatment Evaluation trial（DEFINITE）. Heart Rhythm **10**：838-846,2013
14）McNamara DM, et al：Clinical and demographic predictors of outcomes in recent onset dilated cardiomyopathy：results of the IMAC（Intervention in Myocarditis and Acute Cardiomyopathy）-2 study. J Am Coll Cardiol **58**：1112-1118,2011
15）Kusumoto FM, et al：HRS/ACC/AHA expert consensus statement on the use of implantable cardioverter-defibrillator therapy in patients who are not included or not well represented in clinical trials. J Am Coll Cardiol **64**：1143-1177,2014
16）Poole JE, et al：Prognostic importance of defibrillator shocks in patients with heart failure. N Engl J Med **359**：1009-1017,2008
17）Delise P, et al：Risk stratification in individuals with the Brugada type 1 ECG pattern without previous cardiac arrest：usefulness of a combined clinical and electrophysiologic approach. Eur Heart J **32**：169-176,2011
18）Kamakura S, et al：Long-term prognosis of probands with Brugada-pattern ST-elevation in leads V1-V3. Circ Arrhythm Electrophysiol **2**：495-503,2009
19）Takagi M, et al：Long-term prognosis in patients with Brugada syndrome based on Class II indication for implantable cardioverter-defibrillator in the HRS/EHRA/APHRS Expert Consensus Statement：multicenter study in Japan. Heart Rhythm **11**：1716-1720,2014
20）Okamura H, et al：Risk stratification in patients with Brugada syndrome without previous cardiac arrest - prognostic value of combined risk factors. Circulation **79**：310-317,2015
21）Schwartz PJ, et al：Long-QT syndrome：from genetics to management. Circ Arrhythm Electrophysiol **5**：868-877,2012
22）Ackerman MJ, et al：HRS/EHRA expert consensus statement on the state of genetic testing for the channelopathies and cardiomyopathies：this document was developed as a partnership between the Heart Rhythm Society（HRS）and the European Heart Rhythm Association（EHRA）. Europace **13**：1077-1109,2011
23）Moss AJ, et al：Effectiveness and limitations of beta-blocker therapy in congenital long-QT syndrome. Circulation **101**：616-623,2000
24）Maron BJ, et al：American College of Cardiology/European Society of Cardiology clinical expert consensus document on hypertrophic cardiomyopathy. A report of the American College of Cardiol-

ogy Foundation Task Force on Clinical Expert Consensus Documents and the European Society of Cardiology Committee for Practice Guidelines. J Am Coll Cardiol **42**：1687-1713,2003

25）日本循環器学会，循環器病の診断と治療に関する ガイドライン（2011年度合同研究班報告）：肥大型 心筋症の診療に関するガイドライン（2012年改訂 版），(http://www.j-circ.or.jp/guideline/pdf/ JCS2012_doi_h.pdf，2017年11月閲覧)

26）Gersh BJ, et al：2011 ACCF/AHA guideline for the diagnosis and treatment of hypertrophic cardiomy-opathy：executive summary：a report of the American College of Cardiology Foundation/Amer-ican Heart Association Task Force on Practice Guidelines. Circulation **124**：2761-2796,2011

27）O'Mahony C, et al：A validation study of the 2003 American College of Cardiology/European Society of Cardiology and 2011 American College of Cardi-ology Foundation/American Heart Association risk stratification and treatment algorithms for sudden cardiac death in patients with hypertrophic cardio-myopathy. Heart **99**：534-541,2013

28）Nicholls M：The 2014 ESC Guidelines on the Diag-nosis and Management of Hypertrophic Cardiomy-opathy have been published. Eur Heart J **35**：2849-2850,2014

29）Maron BJ, et al：Independent Assessment of the European Society of Cardiology Sudden Death Risk Model for Hypertrophic Cardiomyopathy. Am J Cardiol **116**：757-764,2015

3 心不全：心臓再同期療法（CRT）/両室ペーシング機能付き植込み型除細動器（CRT-D）

心不全は収縮能の低下が主な原因であるが，電気的には心室内伝導障害，心房心室間同期不全，心室内同期不全，心室間同期不全が問題となる．一般的に左脚ブロック型の心電図では心室中隔に比べて左室自由壁への興奮伝播が遅れ，それに伴い収縮の同期性が不均一になる（dys-synchrony）．これらを改善するのが心臓再同期療法（cardiac resynchronization therapy：CRT）である．日本では2006年に保険償還されて以来，低左心機能で心電図上QRS幅が拡大した症例においてはCRTの効果は顕著で心不全に対する有力な治療方法として確立されている．また，除細動機能を搭載したCRT-Dも使用可能となり，循環器関連疾患の2大原因である心不全と心臓突然死に対する治療が設定できるようになった[1]．

日本でのCRT植込みの割合

循環器疾患診療実態調査報告書[2]によるとCRTの植込み件数は2016年度においてCRT-Pは1,333件，CRT-Dは3,440件となっている．ここ5年間の推移ではCRT-Pは横ばい～微増で，CRT-Dは2016年度に大きく増えた（図1）．

CRT（CRT-D）に関する植込み手技やその臨床的な効果については，第V章に詳細に記載されており，本項では割愛する．日本循環器学会の「急性・慢性心不全診療ガイドライン（2017年版）」[3]が2018年3月に公表され，CRT（CRT-D）の適応について大幅な変更となったことから，

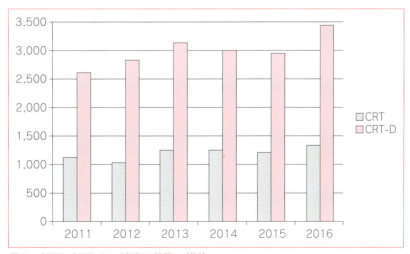

図1　CRT，CRT-Dの植込み件数の推移
（小川久雄ほか：循環器疾患診療実態調査報告書（2016年度），日本循環器学会，2016より改変して引用）

以下ではガイドラインに基づくCRT（CRT-D）の適応について解説する.

心不全へのCRTの適応

CRTは必ずしもすべての心不全例で有効とは限らない. CRTの適応を判断するうえで左室駆出率（LVEF）と心電図上のQRS幅が重要であることに変わりはない. 一般的にはNYHA Ⅲ-Ⅳ, QRS幅≧120 msecの左脚ブロック, LVEF≦35％の心不全患者がCRTのよい適応と考えられている.

一方, 今回改訂されたガイドライン[3] では, NYHA分類ごとにそれらの指標を細分化しCRT（CRT-D）の適応を規定している（**表1〜4**）. また今回のガイドラインでは原則としてCRTについてのみ言及しており, 除細動器（defibrillator）機能付きCRT（CRT-D）の適応については, 各疾患ごとのICD適応基準を参考としていただきたい.

NYHA分類ⅢまたはⅣ患者について（表1）

まず最適な薬物治療が行われているにもかかわらずNYHA分類ⅢまたはⅣであることが大前提である. 前述のようにLVEF≦35％, QRS幅≧120 msecの左脚ブロック, 洞調律の患者はCRTのよい適応（Class Ⅰ）といえる.

さらに①LVEF＜50％であっても, ペースメーカやICDの適応があり, 高頻度に心室ペーシングに依存することが予想される場合, ②LVEF≦35％で, QRS幅≧150 msecの非左脚ブロック, 洞調律の患者, ③LVEF≦35％で, QRS幅≧120 msecの左脚ブロックもしくはQRS幅≧150 msecの非左脚ブロック, かつ心房細動だが高頻度で両室ペーシングができる場合, の3パターンをClass Ⅱaとしている. このうち注意すべきは, 心房細動例に対するCRTの適応は, 洞調律と分けて考える必要性がある点である[1]. すなわち心房細動では房室伝導が亢進して頻脈になると両室ペーシングの頻度が減少し, CRTのメリットが失われることから, 脈拍コントロールがつかない場合は房室結節アブレーションを含めた房室伝導を抑制することが重要である.

一方で, 最適な薬物治療下のNYHA分類ⅢまたはⅣの心不全であり, 洞調律でLVEF≦35％であっても, QRS幅が120〜149 msecまでの非左脚ブロックの場合にはCRTの効果が限定的であり, Class Ⅱbとされた.

表1　日本循環器学会ガイドラインにおける心不全患者に対するCRT適応（NYHA分類Ⅲ/Ⅳ患者）

	Class Ⅰ		Class Ⅱa		Class Ⅱb
薬物治療	最適な薬物治療				
LVEF	LVEF≦35％	LVEF＜50％	LVEF≦35％	LVEF≦35％	LVEF≦35％
QRS	QRS幅≧120 msec, LBBB	ペースメーカまたはICD適応	QRS幅≧150 msec, 非LBBB	QRS幅≧120 msec, LBBBまたはQRS幅≧150 msec, 非LBBB	QRS幅：120〜149 msec, 非LBBB
リズム	洞調律	高頻度に心室ペーシングに依存することが予想される	洞調律	心房細動だが高頻度で心室ペーシングが可能	洞調律

（日本循環器学会：急性・慢性心不全診療ガイドライン（2017年版）, http://www.j-circ.or.jp/guideline/pdf/JCS2017_tsutsui_h.pdf, 2018年4月閲覧, 改変）

3. 心不全：心臓再同期療法（CRT）／両室ペーシング機能付き植込み型除細動器（CRT-D）　27

表2　日本循環器学会ガイドラインにおける心不全患者に対するCRT適応（NYHA分類Ⅱ患者）

	Class Ⅰ	Class Ⅱa		Class Ⅱb
薬物治療	最適な薬物治療			
LVEF	LVEF≦30%	LVEF<50%	LVEF≦30%	LVEF≦30%
QRS	QRS幅≧150 msec, LBBB	ペースメーカまたはICD適応	QRS幅≧150 msec, 非LBBB	QRS幅：120〜149 msec
リズム	洞調律	高頻度に心室ペーシングに依存することが予想される	洞調律	洞調律

（日本循環器学会：急性・慢性心不全診療ガイドライン（2017年版），http://www.j-circ.or.jp/guideline/pdf/JCS2017_tsutsui_h.pdf，2018年4月閲覧，改変）

NYHA分類Ⅱ患者について（表2）

　CRTのランダム化試験では心不全患者のNYHA分類はⅢ-Ⅳを対象としておりNYHA分類Ⅰ-Ⅱの比較的軽症心不全に対するCRTのエビデンスは少ない．そこで従来のガイドラインでは，NYHA分類Ⅱの慢性心不全については，LVEF≦35%で高頻度に心室ペーシングに依存する場合でもClass Ⅱbであった．

　今回の改訂では[3]，軽症心不全患者に対するエビデンスの蓄積により，NYHA分類ⅡでもQRS幅≧150 msecの例では，CRTによる逆リモデリング効果が期待されるとして，以下のように大幅な適応の拡大が行われた．

　NYHA ⅢまたはⅣ同様に最適な薬物治療が前提であるが，Class Ⅰ適応は，LVEF≦30%，QRS幅≧150 msecの左脚ブロック，洞調律とされ，NYHA分類Ⅲ-Ⅳ患者よりもLVEFで5%，QRS幅は30 msecほど条件が厳しくなっている．

　Class Ⅱaについては，①LVEF≦30%，QRS幅≧150 msecの非左脚ブロックかつ洞調律，②LVEF<50%であってもペースメーカやICDの適応があり，高頻度に心室ペーシングに依存することが予想される場合とされている．すなわち心室ペーシング依存となるNYHA分類Ⅱ患者についても従来はEF≦35%の条件が，今改訂によりEF<50%と緩和され，NYHA分類Ⅲ-Ⅳ患者と同一基準となっている．したがっ

て心室ペーシング依存でLVEF<50%，NYHA分類Ⅱ度以上の心不全があればCRTへのupgradeが推奨される．

　一方でNYHA分類ⅢまたはⅣ患者と同様に，最適な薬物治療下のNYHA分類Ⅱであり，洞調律でLVEF≦30%であっても，QRS幅が120〜149 msecの場合は，CRTの効果は限定的と考えられることからClass Ⅱbとされた．

NYHA分類Ⅰ患者について（表3）

　今回初めてNYHA分類Ⅰの患者におけるCRTの適応について記載されており[3]，最適な薬物治療によりNYHA Ⅰだが，LVEF<50%かつペースメーカあるいはICD適応があり，高頻度で心室ペーシングに依存が予想される場合にはClass Ⅱbとなっている．

表3　日本循環器学会ガイドラインにおける心不全患者に対するCRT適応（NYHA分類Ⅰ患者）

	Class Ⅱb
薬物治療	最適な薬物治療
LVEF	LVEF<50%
QRS	ペースメーカまたはICD適応
リズム	高頻度に心室ペーシングに依存することが予想される

（日本循環器学会：急性・慢性心不全診療ガイドライン（2017年版），http://www.j-circ.or.jp/guideline/pdf/JCS2017_tsutsui_h.pdf，2018年4月閲覧，改変）

表4 日本循環器学会ガイドラインにおける心不全患者に対するCRT適応（NYHA分類Ⅰ〜Ⅳ患者）

	Class Ⅲ
その他	慢性疾患による身体機能制限，または余命が1年以上期待できない

（日本循環器学会：急性・慢性心不全診療ガイドライン（2017年版），http://www.j-circ.or.jp/guideline/pdf/JCS2017_tsutsui_h.pdf，2018年4月閲覧，改変）

Class Ⅲ（禁忌）について（表4）

　今までもガイドライン上Class Ⅲは明記されており，心不全（循環器疾患）以外の慢性疾患により身体機能が制限されたり，余命が1年以上期待できない例についてはClass Ⅲとされた．しかしながら，これまでのガイドラインにClass Ⅲとして明記されていた「LVEFは低下しているが無症状で，徐脈に対するペースメーカの適応がない場合」は今回から割愛されている．

新ガイドラインのポイント

　今回公表された日本循環器学会の「急性・慢

性心不全診療ガイドライン（2017年版）」[3]により，心不全患者に対するCRT（CRT-D）の適応はNYHA分類を基軸として，よりLVEF，QRS幅，リズム（洞調律かペーシング依存，心房細動か）によって具体的に細分化された．全体としては比較的軽症の心不全に対しても条件が合致すれば植込みをできるだけ推奨となっており，CRTが有効な症例（＝responder）に対しては早期に治療介入を行う方向性が伺える．

　新しいガイドラインに基づいたCRT治療により，わが国の新たな心不全治療のエビデンスが期待される．

文献
1）日本循環器学会，循環器病の診断と治療に関するガイドライン（2010年度合同研究班報告）：不整脈の非薬物治療ガイドライン（2011年改訂版），p27-29，（http://www.j-circ.or.jp/guideline/pdf/JCS2011_okumura_h.pdf，2017年11月閲覧）
2）小川久雄ほか：循環器疾患診療実態調査報告書（2016年度），日本循環器学会，2016（http://www.j-circ.or.jp/jittai_chosa/jittai_chosa2015web.pdf，2017年11月閲覧）
3）日本循環器学会：急性・慢性心不全診療ガイドライン（2017年版），（http://www.j-circ.or.jp/guideline/pdf/JCS2017_tsutsui_h.pdf，2018年4月閲覧）

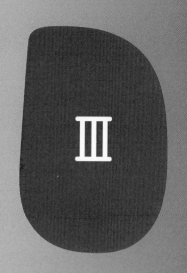

Ⅲ

ペースメーカ, 新しいペースメーカシステム

A ペースメーカ

1 ペースメーカの原理・構造を知る

ペースメーカの構造

本体（ジェネレータ）

ペースメーカは本体（ジェネレータもしくはCan）とリードと呼ばれる導線・電極によって構成されている. 本体はさらに電気刺激を産生する電気回路と電池を含む部分（ケース）とリードと接続するコネクタ部（ヘッダー）に分類される. 本体の素材としては，アレルギー反応が起こりにくいチタンが一般的に使用されており，コネクタ部はエポキシ樹脂が用いられ本体とリードの接続部には血液等が入り込まないよう

にシリコンなどでシーリングされるようになっている.

電池の種類は，以前まではヨウ素リチウム（Li/I$_2$）が主流で使用されていたが，近年のデバイスでは，プログラマーとの通信を無線で行うことや，多岐にわたる搭載機能による電池消耗を考慮して，フッ化黒鉛リチウム銀酸化バナジウム（Li/SCO CFX）や二酸化マンガンリチウム（Li/MnO$_2$）の電池を用いている（**表1**）[1].

デバイスの電池寿命に関してはペースメーカや植込み型除細動器（ICD），心臓再同期療法（CRT）を含め電池の全容量（Ah）と有効電池容量によって決定されるため，各社デバイスの有効電池容量を把握しておくことは，デバイス管理上有用である[2].

表1 各社植込みデバイスの電池

会社名	PM	CRT-P	ICD	CRT-D	ILR
Medtronic	Li/I$_2$ Li/SVO CFx	Li/SVO CFx	Li/SVO	Li/SVO CFx	Li/thionyl chloride Li/CFX
Abbott	Li/I$_2$ Li/SVO CFx	Li/SVO CFx	Li/SVO CFx Li/SVO	Li/SVO CFx Li/SVO	Li/thionyl chloride
Boston Scientific	Li/I$_2$ Li/SVO CFx Li/MnO$_2$	Li/MnO$_2$ Li/SVO CFx	Li/MnO$_2$	Li/MnO$_2$	Li/MnO$_2$
Biotronik	Li/I$_2$ Li/MnO$_2$ Li/SVO CFx	Li/SVO CFx Li/MnO$_2$	Li/SVO CFx Li/MnO$_2$	Li/SVO CFx Li/MnO$_2$	Li/MnO$_2$ Li/CFX
JLL（Sorin）	Li/I$_2$	Li/I$_2$	Li/SVO CFx	Li/SVO CFx	

Li/I$_2$；ヨウ素リチウム，Li/SVO CFx；フッ化黒鉛リチウム銀酸化バナジウム，Li/MnO$_2$；二酸化マンガンリチウム，Li/SVO；リチウム銀酸化バナジウム，Li/CFX；フッ化黒鉛リチウム，Li/thionyl chloride；塩化チオニルリチウム
（Mond HG, et al：PACE **37**：1728-1745, 2014より引用，改変）

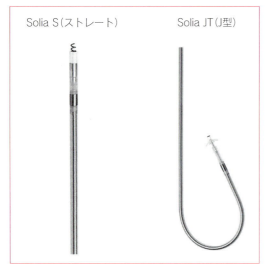

図1　ストレートリード，J型リード
（BIOTRONIK社提供）

リード

　リードは，ペースメーカ本体からの電気刺激を心筋に伝える役割がある．本体との接続部であるコネクタ，コイル状に巻かれた導線，その導線が心筋に留置される電極へとつながっている．また，先端にある導線と生体間を絶縁する部分は，絶縁被覆（insulation）といわれる絶縁体で覆われている．経静脈ペーシングリードのFrサイズは6～7 Frが主流であり，ストレートのタイプと主に心房リードで右心耳に留置するJ型のものがある（図1）．さらにICDリードは，ペーシングの導線だけでなくコイルへとつながる導線も含まれるため，構造が異なり7～9 Frとペーシングリードよりもやや太めになる．

1．材質

　導線の材質は，ニッケル・コバルト合金電極が多く用いられており，電極の材質は，チタン，カーボン，プラチナイリジウムなどが使用されている．先端電極には急性期の刺激閾値上昇を抑えるためにステロイド（リン酸デキサメタゾンナトリウムなど）がコーティングされているものが主流である[3]．

　絶縁被覆の材質は，シリコンとポリウレタンがありそれぞれに長所・短所がある．シリコンは化学的に安定しており柔らかいがコシがなく，物理的強度が弱い．一方，ポリウレタンは固くコシがあり物理的強度は高いが，熱に弱い特徴がある．古いポリウレタンのリードは，ポリウレタン80Aが使用されておりエーテル結合部の酸化により経年劣化を起こすことが判明し，現在ではポリウレタン55Dが使用されている．また，Abbott社はシリコンとポリウレタンを混ぜ合わせたOptim™と呼ばれる材質を採用している．

　通常，デバイス植込みを行った際はリードと本体を接続後，体外に出ている余ったリードは本体の内側に巻かれてポケットに入れられる．ICDリードはペーシングリードよりも太く，ポケット内に巻かれて留置された際に，物理的圧力やストレスがかかりやすい．そのためICDリードは血管内に入る先端部分は柔らかいシリコンが用いられ，体外に出ている本体接続部のターミナル部分は物理的強度に強いポリウレタンを使用しているリードが多い．さらにICDリードは除細動を行うためリードにコイルがある（図2）．旧型のICDリードは，シリコンラバーにコイルが巻きつけられているだけの構造であったためコイルの導線の隙間に線維組織が増殖するためエキシマレーザなどを用いたリード抜去術の際は癒着により難渋するケースがある．しかし，近年のICDリードはコイルの導線間をシリコンで埋めて隙間をなくした構造（silicone backfill）やePTFE（多孔質ポリテトラフルオロエチレン），Gore-Tex®などがコイルに巻かれており生体組織に対する癒着への対策がとられている（図3）[4]．

2．分類，形状など

　リードは，アプローチ部位や電極数，リード先端の形状によって名称が異なる．アプローチ部位による分類では，経静脈的に留置する心内

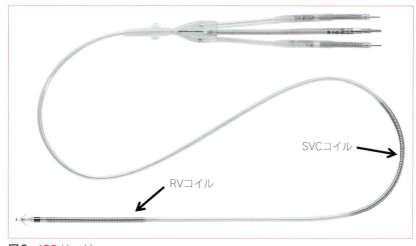

図2　ICDリード
(BIOTRONIK社提供)

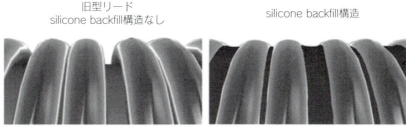

図3　silicone backfill構造
(日本メドトロニック社提供)

膜リード，新生児や小児症例に対しては開胸して留置する心筋（心外膜）リードの2種類がある．

電極数による分類では，単極（unipolar），双極（bipolar），4極（quadripolar）に分類される．主に4極リードは心臓再同期療法（CRT）の左室リードとして使用され，右房や右室リードは，双極リードが主流である（**図4a**）．

また双極リードの中にも内部構造の違いにより導線を外部に陽極（ring），内部に陰極（tip）を配置した同軸（coaxial）構造のものと，陽極と陰極それぞれの導線を交互に巻いて配置する平行巻き構造のものがある（**図4b**）．同軸構造と平行巻き構造を比べると，リード径なども異なり，またエキシマレーザを用いたリード抜去術の際においては平行巻き構造のほうが，陽極，陰極それぞれのコイル状に巻かれた導線が同軸構造に比べ伸びやすく難易度が高い．

リードの先端形状は，心臓に留置する際の固定方法で分類され，スクリューを心筋へ押し込むことで固定するスクリューインリード（screw in lead, active fixation lead），肉柱などにひげ状の突起を引っかけて固定するタインドリード（tined lead, passive fixation lead）に分類される（**図5a**）．

双極リードのコネクタは現在IS-1規格が一般的になっている．現在までに使用されていたコネクタの種類は非常に多く，交換手術の際にはリードの種類を調べてコネクタの規格に準じた本体を用意する必要がある．また，ペースメーカのリードだけでなくICDのショックリードやCRTの際に使用される4極リードはコネクタの形式がDF-1，DF-4，IS-4と形式が異なるため注意が必要となる（**図5b**）．

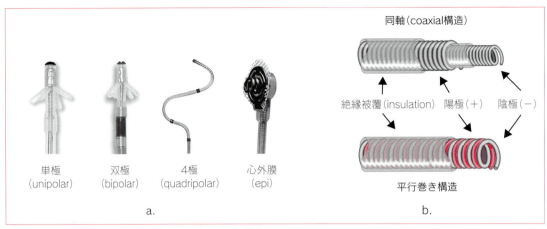

図4 各種リード（a）と双極リードの内部構造（b）
（a：Abbott社提供）

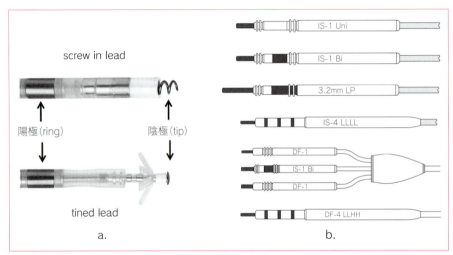

図5 リード先端の形状（a）とリードコネクタ（b）
a：BIOTRONIK社製（Solia S, Solia T）
b：リードコネクタ各種
（a：BIOTRONIK社提供）

ペースメーカの原理

ペーシング

　ペースメーカのペーシング出力は，パルス電圧（V）とパルス幅（msec）で決定される．デバイスの初期設定としてはパルス電圧2.5〜3.5V，パルス幅0.35〜0.5 msecとなっている（図6）．

　心筋を捕捉（capture）できる最低の出力をペーシング閾値といい電圧を徐々に低下させ閾値を測定したものを電圧閾値（図7），パルス幅を低下させ閾値を測定したものをパルス幅閾値という．ペーシング閾値は，刺激出力を低いほうから高いほうに増加させるよりも，高いほうから低いほうへ減少させてきたときのほうが値は低くなる（Wendesky効果）．

　ペーシング閾値のパルス電圧とパルス幅の関

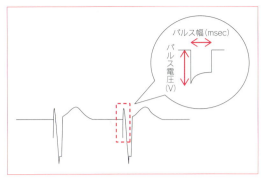

図6 パルス電圧とパルス幅

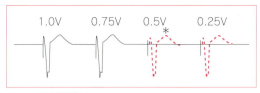

図7 電圧閾値
＊ 出力を徐々に落とし0.5Vで心筋がcaptureされずペーシング不全となっているため閾値はその1つ前の0.75Vとなる．

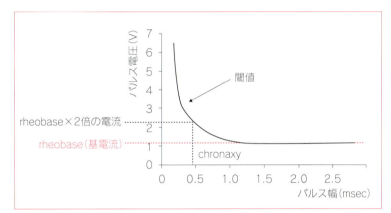

図8 刺激閾値曲線

係をグラフ化したものを刺激閾値曲線といい，閾値に対する両者の関係性を示している（図8）．

刺激閾値曲線でパルス電圧とパルス幅の関係性を見てみると，パルス幅が長ければ長いほど電圧閾値は低くなる．しかし，パルス幅が1.0 msecを超えてくると電圧閾値は一定の値となり，このことをレオベース（rheobase，基電流）という．rheobaseの2倍の電流時の電圧閾値をクロナキシー（chronaxy）といい，chronaxyを求めることによって効率的な出力設定が可能になる．刺激閾値曲線におけるchronaxy時のパルス幅は，0.4～0.5 msecとなっており，ペースメーカの初期パルス幅設定が0.35～0.5 msecとなっているのもchronaxyを考慮して設定されているためである．

また，デバイス本体の出力設定は閾値に対して2倍もしくは3倍のマージンをとって設定する．電池寿命を考えると設定出力は低いことが望ましいが，3.5Vの出力設定にしていてもリード抵抗が500Ωの場合と1,000Ωの場合では消費電流が異なり，結果として電池寿命が異なることを念頭に入れて管理する必要がある．一般のリードインピーダンスは500Ω前後で経過するが，1,000Ωを超えてくるようなハイインピーダンスリードも販売されている．

ペーシングパルスの消費エネルギーは，パルス電圧の2乗，およびパルス幅に比例する．そのためパルス電圧を2倍にすると消費エネルギーは4倍，パルス幅を2倍にすると消費エネルギーは2倍となるため，両者における最適な出力設定を考慮する必要がある．

さらに，電池寿命を考慮するためにペースメーカの倍電圧回路のことも考えなければならない．バッテリー電圧（2.5～2.8V）を超えるような出力を設定した場合，本体は倍電圧回路を用いて5Vなど大きく電圧を上げてから設定

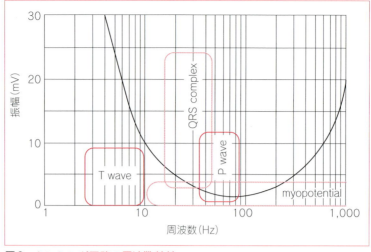

図9 センシング回路の周波数特性
myopotential：筋電位
（豊島 健：心臓ペーシング 4：276-287, 1988 より引用）

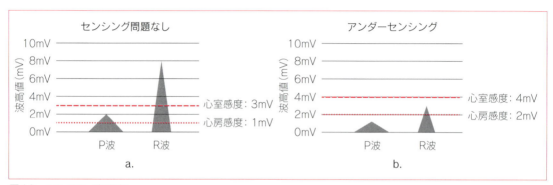

図10 センシング設定
a：固定（fixed），b：アンダーセンシング

出力を放出している．そのため出力は，2.5V以下の設定が望ましいとされている理由の1つは，倍電圧回路を使用することにより，多くの電流を消費することが挙げられる．

センシング

ペースメーカのセンシング回路はバンドパスフィルタが組み込まれていて，このフィルターを通過した電位がデバイス設定感度以上であれば自己心拍として検出される仕組みとなっている．自己の心房波（P波）や心室波（R波）の周波数成分は10～100Hzに分布しているため，周波数帯を考慮したフィルタが使用されている（図9）．

感度の設定は，植込み時にリードを心内へ留置した際の心内波高値を考慮して，心房・心室とも設定する必要がある．基本的に，心房は0.5mV，心室は2.0mV付近が使用され，設定感度の2倍以上マージンが取れることが望ましい．感度設定を誤るとアンダーセンシングによりspike on Tから致死性不整脈を誘発してしまう可能性もあるため注意が必要である（図10）．

センシングの方式は，古いデバイスでは，設定感度のまま固定（fixed）される方式が用いられてきた．しかし，デバイス本体の電池がICD，CRT-Dなどのhigh voltage deviceの電池が採用され始めてから，センシング方式も，

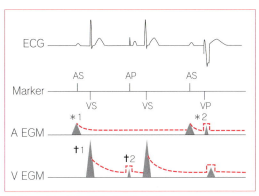

図11 センシング方式（Auto）
＊1 ASイベントの後に，徐々に感度を鋭くしていく．
＊2 もしASイベントの後にVPが入った際はVペーシングのスパイクをセンシングしてしまわないように感度を一時的に鈍くする．
†1 VSイベントの後に，徐々に感度を鋭くしていく．
†2 もしVSイベント後にAPが入った際は，感度を一時的に鈍くする．

ICDのように設定感度まで徐々に感度が鋭くなる（Auto）方式（図11）と固定のものを操作者が選択できるようになっている．

ワンポイントアドバイス

・デバイス植込み・交換手術時や外来管理時には，デバイスの材質・電池寿命を理解したうえで管理することが重要となる．
・ペーシングやセンシングの原理を理解し，適切なデバイス設定に変更し管理することが望ましい．

文献
1) Mond HG, et al：The cardiac implantable electronic device power source：evolution and revolution. PACE 37：1728-1745, 2014
2) Christopher R, et al：Ampere hour（Ah）as a predictor of CRT ICD pulse generator battery longevity. a multi-center study. J Cardiac Fail 20：Issue 8, S37, 2014
3) Stamoto NJ, et al：The safety and efficacy of chronic ventricular pacing at 1.6 volts using a steroid eluting lead. PACE 15：248-251,1992
4) Haqqani HM, et al：The implantable cardioverter-defibrillator lead：principles, progress, and promises. PACE 32：1336-1353, 2009
5) 豊島 健：心臓ペースメーカーの電磁障害. 心臓ペーシング 4：276-287, 1988

A ペースメーカ

2 ペースメーカの機能を知る

　ペースメーカや植込み型除細動器（ICD），両心室ペースメーカ（CRT）などの心臓植込み型電気デバイス（cardiac implantable electronic devices：CIEDs）には，ペーシングやセンシング機能だけでなく，現在ではQOLの向上や予後の改善を目的とした多くの補助機能が搭載されている．デバイス製造各社ごとにアルゴリズムが異なるため，デバイスに携わる医療従事者には多くの知識が求められる．ペースメーカの機能について以下に解説する．

動作モードについて

　ペースメーカを使用するうえで最初に設定する動作モードは，NBGコード（NASPE/BPEG Generic pacemaker code）によって定められている．NBGコードは5文字のアルファベットで構成されているが，よく目にする表記は1文字目から3文字目である．4文字目はrate response機能を表しており，5文字目は抗頻拍機能・マルチサイトペーシング機能を表している．4文字目は，現在では「R」の文字のみ使用されている．5文字目は，抗頻拍機能は使用頻度が少なくなったためマルチサイトペーシングを表していることが多いが，表記されないことが多い（**表1**）．

　なお，シングルチャンバー型ペースメーカとデュアルチャンバー型ペースメーカでは設定可能な動作モードが異なる（**表2**）．

　その他にも自動出力調節する機能やリード極性切り替え機能など多くの機能がある．

AAI（R）⇔ DDD（R）モード

　DANISH study[1] やMOST study[2] の結果から右室ペーシング率が増加すると心エコー上の

表1　NBGコード

1文字目	2文字目	3文字目	4文字目	5文字目
ペーシング部位	センシング部位	センシングイベント後の動作	その他機能（rate response）	抗頻拍機能マルチサイトペーシング
A：Atrium	A：Atrium	I：Inhibited	R：Rate modulation	P：Pacing A：Atrium
V：Ventricle	V：Ventricle	T：Triggered	C：Communicating	S：Shock V：Ventricle
D：Dual	D：Dual	D：Dual	M：Multi programmable	D：Dual
O：None	O：None	O：None	P：Programmable	O：None
			O：None	

2. ペースメーカの機能を知る　39

表2　動作モードのまとめ

	動作モード
シングルチャンバー	AAI, VVI, AAIR, VVIR AAT, VVT AOO, VOO, AOOR, VOOR OAO, OVO
デュアルチャンバー	DDD, DDI, VDD, DDDR, DDIR AAI, VVI, DVI, ADI, VDI, AAIR, VVIR, DVIR, ADIR, VDIR AAT, VVT AOO, VOO, DOO, AOOR, VOOR, DOOR OAO, OVO, ODO

表3　各社のAAI（R）⇔DDD（R）モードのまとめ

会社名	機能名	モード	自己伝導なし	自己伝導あり	back up pacing の有無
Medtronic	MVP	AAI（R）⇕DDD（R）	・2/4イベント内に伝導なし	・1サイクルAAIなりAV伝導を確認	○ 1サイクル抜ける
BIOTRONIK	Vp suppression	ADI（R）⇕DDD（R）	・設定した（1/8 – 4/8）サイクル内にVsなし ・2サイクル連続Vsなし ・2秒間Vsなし	・8サイクル内に連続6サイクルVsあり	×
Boston Scientific	RYTHMIQ	AAI（R）⇕DDD（R）	・3/11イベント内に伝導なし	・AV search＋が最低25サイクル連続し，最後の10サイクル内にVpが2サイクル未満	○
SORIN	Safe R	AAI（R）⇕DDD（R）	・設定したポーズ時間（2, 3, 4秒） ・2サイクル連続Vsなし ・3/12イベント内でVsなし ・連続7サイクル設定したPR時間以上のイベント[*1]（200 msec – 450 msec）	・12サイクル連続R波をAV delay内でセンシング ・R波センシングがなくても，DDDで100サイクルごとにAAIへ切り替わりVsになる場合[*2]	×

＊1　心房ペーシング時は設定値に100 msecが加えられる．
＊2　1時間のDDD動作率が50％を超えるとDDD動作をさらに詳しく解析し，一定の条件を満たすと翌朝8時までDDDを維持する．

左房径が拡大，左室駆出率（left ventricle ejection fraction：LVEF）が低下する．また，心房細動の発生や心不全のリスクが増加するとの報告もある．不必要なペーシングを防止することは電池消耗の防止にもつながる．

　現在のデュアルチャンバー型ペースメーカにはAAI，VVI，DDDモード以外に不必要な右心室ペーシングを回避し，可能な限り自己房室伝導を優先させるために新しい動作モードとしてAAI（R）⇔DDD（R）モードがある．この機能がない機種には類似機能としてAV delayを自動的に延長する機能が搭載されている．

　AAI（R）⇔DDD（R）モードは各社によって名称が異なり，MVP（managed ventricular pacing），Vp suppression，SafeR，RYTHMIQと表記されている．

　切り替わる基準も各社で異なり，3度房室ブロック，2度房室ブロック，1度房室ブロック，心室ポーズで分類された基準となる（**表3**）．

原理

1．3度房室ブロック

　Medtronic社のMVPモードは，AAI（R）を

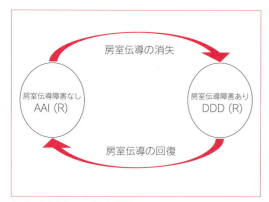

図1　MVPモードの動作

基本としたモードであり房室ブロックが認められる場合にDDD（R）モードに切り替わるように設計されている（図1）．

房室伝導障害がない場合は，AAI（R）でペーシングが行われ房室伝導がモニタリングされる．

次に房室伝導の消失と認識されDDD（R）に切り替わる基準は直近4つのA-Aインターバル中の2つで心室イベントが脱落した場合である．脱落が確認されると2心拍に1回心室イベントに対するバックアップペーシングを行う．そのため，必ず1心拍分は脈が消失することを覚えておく必要がある（図2a）．

DDD（R）モードに切り替わった後，1分後にAAI（R）モードに戻るタイミングを探すため，定期的に房室伝導のチェックをする．チェック中は1心拍にわたってAAI（R）モードに切り替わり，A-Aインターバルに心室センシングイベントが得られると伝導チェックは成功と認識されAAI（R）モードが維持される．伝導チェック失敗の場合は，DDD（R）モードに戻りチェックする時間は倍（2, 4…分後，最長16時間まで）になる（図2b）．

2．2度房室ブロック

SORIN社のSafeRでは，連続する直近12サイクル中3サイクルにおいて心室波が欠如すると，Ⅱ度房室ブロックが発生したと判断しモードが切り替わる（図2c）．

3．1度房室ブロック

SafeRは設定したlong PRを超える長い房室伝導時間が連続すると，1度房室ブロックが発生したと判断し7サイクル目に切り替わる．

long PRは200 msecから450 msecの間で設定可能で，心房ペーシング時には設定値に100 msecが加えられる（図2d）．

4．心室ポーズ

SafeRでは設定したポーズ時間（2秒，3秒または4秒）に達し，心室ポーズが発生すると切り替わる（図2e）．

類似機能

Abbott社製ペースメーカには，AAI（R）⇔DDD（R）モードがないので，類似機能としてVIP™（ventricular intrinsic preference：心室自己心拍優先機能）が搭載されている．VIP™は，AV delayを自動的に延長し，房室伝導時間を測定後AV delayを自動調節する機能である（表4）．

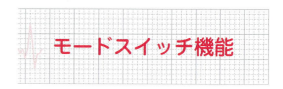

モードスイッチ機能

デュアルチャンバー型ペースメーカは，房室同期を保つことで生理的ペーシングを行ってい

表4　VIP™機能

機能名	VIP™
開始基準	自己心室波（R波）を1回感知
終了基準	サーチサイクル数内でR波を感知しない
VIP™延長	房室伝導時間を確認するためAV delayを延長する時間 設定値：50〜200 msec
サーチ間隔	自己心拍を感知する時間 設定値：30秒〜30分
サーチサイクル数	AV delayを延長する回数 設定：1〜3回

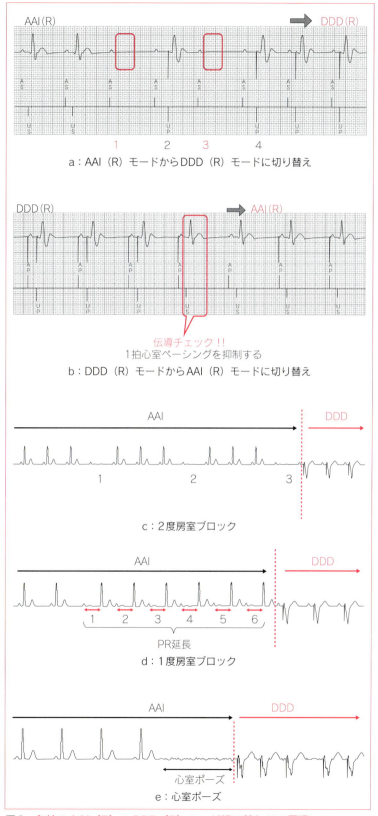

図2 各社のAAI（R）⇔DDD（R）モード切り替わりの原理

るが，心房細動など上室不整脈が発生した場合，病的心房波（f波）に同期して心室ペーシングが行われ，設定している最大トラッキングレートまで上昇し高いレートでペーシングが行われる．これにより，患者は急激なレート上昇に伴う動悸を自覚することが多い．この症状を予防するためにモードスイッチ機能がある．

心房不整脈を検出すると文字通りモードを切り替えることで心房同期モード（DDD，VDD）から心房非同期モード（DDI，VDI）になる．そのため，病的心房波に対して同期することなく心室ペーシングすることができる．心房不整脈停止後は心房同期モードに復帰する．注意として，DDIもしくはVDIモードでは設定された下限レートでペーシングが行われるが，労作時には心室レートが上昇しないため必要に応じてrate response機能（DDIRまたはVDIRモード）を考慮する．現在使用されているペースメーカにはすべてモードスイッチ機能が搭載されている．名称は各社で異なり，FMS（follback mode switching），Mode Switch，ATR（atrial tachy response）Mode Switch，Mode Switching，AMS（auto mode switch）と表記される（**表5**）．

原理

Boston Scientific社製は，ATR Mode Switchと表記されている．

1．心房不整脈の検出

心房不整脈の検出を開始するためにATR trigger rateがあり，心房イベントがtrigger rateを超えると検出カウンタ数が増加し，trigger rateより下がるとカウンタ数が減少する．検出カウンタ（entry count）が満たされ，さらにtrigger rate以上の状態を決められた時間持続する（ATR Duration）ことでモードスイッチする．

ATR Durationを設けることで，短い非持続性心房不整脈に対するモードスイッチを防止している．

2．モード切り替え

ATR Durationが満たされると設定した心房非同期モード（Follback Mode）にスイッチする．非同期モードに切り替わると急激にレートが下がるため，設定したレートまで徐々に下げるFallbak Timeが設けられている．

3．心房不整脈停止

どの時点においても心房イベントがtrigger rateを下回り，終了カウンタ（exit count）が満たされると自動的に設定された同期モードに切り替わる．

---

rate response機能

洞不全症候群の場合や心室ペーシングを設定した場合は，活動時に心拍数を調整することができない．そこで，QOLを向上する1つの手段としてrate response機能がある．rate response機能を動作させるために，体動・加速度センサー，分時換気量センサー，CLSセンサーがある．

原理

1．体動・加速度センサー

ペースメーカ本体に搭載されている加速度計で身体活動を検出する．

2．分時換気量センサー

分時換気量は，胸郭インピーダンスの測定により求めている．

3．CLSセンサー

CLSは，closed loop stimulationセンサーと呼ばれており，心室イベント後に微弱な電流を流して心内インピーダンスを測定する．

表5 各社のモードスイッチ機能のまとめ

	機能名	心房不整脈検出	モード切り替え	心房不整脈終了
Medtronic	Mode Switch	・最新12 P-Pインターバルの中央値をとり，中央値が検出レートを超え，かつAT/AFエビデンスカウンターが3以上で作動する． ・中央値は，最新12 P-Pインターバルの短いほうから7番目の値となる．	・DDI（R）の心房非同期モードに切り替わり，1心拍ごとに40 msec延長させてセンサーレートとなる．	・5発の洞調律． ・AT/AFエビデンスカウンターが27未満，またはP-P中央値が3分間ゾーン外で戻る．
BIOTRONIK	Mode Switching	・最新8個のP-Pインターバルで検出レートを超えたインターバルが開始基準の個数を検出すると作動する．	・DDI（R）の心房非同期モードに切り替わり，AV delayは100 msecの固定となる．	・最新8個のP-Pインターバルで検出レートを下回るインターバルが終了基準の個数を検出すると戻る．
Abbott	AMS	・FARIが心房頻拍検出レートを超えるとAMSが作動する． ・FARIは，P-Pインターバルごとに計算している移動平均で，現在のP-PインターバルとそのときのFARIを比較する． ・FARI値＞P-Pインターバル＝FARI－39 msec ・FARI値＜P-Pインターバル＝FARI＋23 msec	・AMSが作動するとDDI（R）またはVVI（R）の心房非同期モードに切り替わる．	・FARIが最大トラッキングレート（またはセンサー指示レート）よりも遅くなるとAMSモードから基本モードへ戻る．
Boston Scientific	ATR Mode Switch	・心房イベントがATR開始レートを超えてATR検出カウンタ数が増加し，設定された開始カウント数を満たすと作動する．	・DDI（R）またはVVI（R）の心房非同期モードに切り替わる． ・Fallbak Timeにより徐々に設定レートになる．	・心房イベントがATR開始レートを下回り終了カウント数を満たすと戻る．
SORIN	FMS	・1つ目は，WARAD内で心房イベントを32心拍中28心拍で作動する． ・2つ目は，WARAD内で心房センシングが連続する32心拍において18心拍以上28心拍未満の場合，追加で32心拍モニタリングし，18心拍以上で作動する．	・DDI（R）モードへスイッチすると設定した基本レートかセンサーレートになるまで12サイクルごとにAV delayを30 msec延長して心室レートを下げる．	・最新12心拍の中で最も速かった心房レートが107 bpmまたは最大レートの低いほうを下回り，かつ最新8心拍の平均心室レートが107 bpmまたは最大レートの低いほうを下回った場合に戻る．

AMS：auto mode switch，ATR：atrial tachy response，FMS：follback mode switching
FARI：filtered atrial rate interval

自動出力調整機能

　ペーシング出力は，心臓を興奮させるために必要な最小刺激の強さである閾値を測定し，閾値に対して2倍以上の安全域をとり電圧（V）とパルス幅（msec）を設定する．

　通常ペーシング出力の調整は植込み時や外来時に行うが，デバイス本体が自動で閾値測定し出力を調整する自動出力調整機能が搭載されたデバイスが普及している．この機能により，ペーシング出力を抑えることにより電池消耗の防止[3]や急激な閾値上昇によるペーシング不全[4]に対しても対応できるようになっている．

原理

　自動出力調整機能の原理として，ペーシング

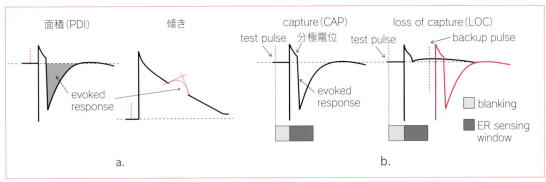

図3 evoked response 検出原理（a）と分極電位との鑑別アルゴリズム（b）

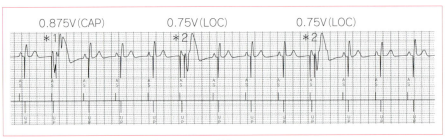

図4 自動閾値測定中のECG（Medtronic社）
＊1 test pulseで捕捉しているがback up pulseとfusionしている．
＊2 test pulseはLOCとなりback up pulseにより捕捉している．

が心筋を捕捉したかを判断するため，心筋が収縮する際に発生する小さな電気シグナルであるevoked response（ER）を検出する方法が用いられている．しかし，心房に関しては心房筋のERは心室筋に比べると小さく検出できない可能性を考慮し，ERではなく房室伝導を利用したものや自己のP波の有無（心房センスのマーカー：AS）を原理とし捕捉を確認する機種もある．

　ER検出時の問題点としては，ペーシングパルスが出力されると電極周囲のイオン移動により分極電圧が発生してしまう．そのためblankingを用いてERとの鑑別が必要になる．ER検出には，ペース後脱分極面積（paced depolarization integral：PDI）や波形，ER電位の高さ，傾きを用いて捕捉しているかを判断している（図3）．

　ERに影響を与える因子としては，分極電圧やtip電極の形状，tip-ring間距離などのリード構造または留置期間などがER検出に影響する．

設定の流れ

1．プログラマーで自動出力調整機能をONにプログラム
①閾値測定時間（例：AM1：00）や測定間隔（8時間ごと，24時間ごとなど）を設定する．
②閾値に対する安全域を設定する（閾値に対して＋1.0Vや閾値の2倍など）．
2．自動閾値テスト
①心房であればレートを上昇させ，心室であればAV delayを短くし完全にペーシングリズムとする（自己レートが早い場合やfusion beatではERが適切に検出できないため自動閾値測定が適切に行われない場合がある）[3,4]．
②ERの検出を元に，閾値を測定する．
③閾値テスト時のLOCの際は，バックアップペーシング（高出力：5V/0.5 msecなど）を入れる（図4）．

表6 各社リード極性切り替えのまとめ

会社名	機能名	設定	下限・上限 インピーダンス（Ω）	測定間隔
Medtronic	Lead Monitor	Monitor Only or Adaptive	下限：≦200 上限：2,000〜4,000	ペーシング時 (bipolar)
BIOTRONIK	Enable Lead Check	On/Off	下限：≦100 上限：>2,500	30秒に1回
Abbott	リードモニタリング	モニタor極性切り替え	下限：100〜500 上限：750〜2,000	23時間に1回
Boston Scientific	Lead Safety Switch	On/Off	下限：≦200 上限：>2,000	21時間に1回
SORIN	Lead Polarity Switch	On/Off	下限：≦200 上限：>3,000	6時間に1回

3. 自動出力調整

①設定した安全域を加えた出力へ調整する.

リード極性切り替え機能

　ペースメーカは動作中にリードインピーダンスを監視し，リードのショートや断線により，リードインピーダンスが許容される範囲より低値あるいは高値を示した場合にペーシングおよびセンシングのリード極性をbipolar（双極）からunipolar（単極）へ切り替える機能である（**表6**）.

文献
1）Andersen HR, et al：Long-term follow-up of patients from a randomized trial of atrial versus ventricular pacing for sick sinus syndrome. Lancet **350**：1210-1216, 1997
2）Sweeney MO, et al：Adverse effect of ventricular pacing on heart failure and atrial fibrillation among patients with normal baseline QRS duration in a clinical trial of pacemaker therapy for sinus node dysfunction. Circulation **107**：2932-2937, 2003
3）Brockes C, et al：Impact of automatic adjustment of stimulation outputs on pacemaker longevity in a new dual-chamber pacing system. J Interv Card Electrophysiol **8**：Issue 1, 45-48, 2003
4）Mauro B, et al：Long-Term RV Threshold Behavior by Automate Measurements：Safety is the Standpoint of Pacemaker Longevity! PACE **34**：89-95, 2011

A ペースメーカ

3 ペースメーカ植込みに関する検査について知る

電気生理学的検査（EPS）を含む諸検査は，ペースメーカ治療に関してさまざまな情報をもたらす．本項ではペースメーカ適応の疾患について解説する．

房室ブロック

1．概念
房室結節，His束，His-Purkinje系のいずれかが伝導遅延や途絶している状態を房室ブロック（atrioventricular block：AV block）という．

2．分類
a．程度による分類
程度により，1度房室ブロック，2度房室ブロック（Wenckebach型，Mobitz II型），2：1房室ブロック，高度房室ブロック，3度（完全）房室ブロックに分類される．

b．部位による分類
EPSのHis束電位図でブロック部位がわかる．房室結節内に見られるAHブロック，His束内にブロックが限局するBHブロック，His束遠位に見られるHVブロックがある．

3．心電図によるブロック部位の推定[1]
AHブロックがペースメーカ適応になることはまれで，BH・HVブロックがペースメーカ適応となりやすいため，ブロック部位の診断は重要である．ブロック部位の診断にはEPSが必要だが，完全房室ブロックを認めた際は，補充調律数やQRS幅から心電図でもブロック部位の推定ができることがある．BHブロックは40bpm前後でHVブロックの補充収縮は30bpm以下が多い．HVブロックはwide QRSとなるが，AH・BHブロックは原則narrow QRSを呈する．その他，高齢者の進行性Wenckebach型2度房室ブロックはBHブロックの可能性があるため注意する．

4．房室伝導機能評価とEPS[2]
ブロック部位の診断，不応期測定，下位中枢の安定性評価および潜在性ブロックの誘発目的でEPSを行う．

a．His束電位図
His束電位図で各部位の伝導時間測定と伝導遅延・途絶部位診断を行う．AH間隔・His束電位の幅・HV間隔や途絶部位の測定でAH・BH・HVのいずれかの障害部位や障害の程度が診断できる．

b．漸増性心房ペーシング法（HRA burst pacing）
順行性の房室伝導能の評価に用いる．110ペーシング/min（ppm）以下の刺激頻度でAHのWenchebach型ブロックを認めた際は伝導異常と判断する．また，刺激頻度にかかわらず2度以上のHVブロックを呈したり，150ppm以下の刺激頻度でHVブロックを認めた際は伝導異常と判断する．

c．漸増性心室ペーシング法（RV burst pacing）
室房伝導の有無の確認目的に行う．室房伝導

表1　His-Purkinje系予備能の評価

方法	正常	異常
HV間隔	＜55 msec	＞55 msec
心房ペーシング	BBHなし もしくはBBH＞150ppm	BBH＜150ppm
プログラム刺激	His-Purkinje系の有効不応期≦450 msec	His-Purkinje系の有効不応期＞450 msec
薬剤負荷（procainamide等）	HV間隔の15～20％増加	HV間隔が2倍以上もしくは＞100 msec 2度，3度BBH

BBH（block below His bundle）：His束以下のブロック.
（Josephson ME：Clinical Cardiac Electrophysiology Techniques and Interpretations (5th Ed), Lippincott Williams & Wilkins, p140, 2015より引用）

は後述のペースメーカ起因性頻拍の原因になりうるため評価を要する.

d．薬物負荷試験

潜在性房室ブロックなど通常の検査では診断できない場合などに薬剤誘発試験を行う. 高度な房室ブロックが誘発されることがあるため，心室ペーシング電極をあらかじめ留置しておく.

伝導障害が顕在化しているときにatropine sulfateで伝導改善が得られない場合，房室結節以下の刺激伝導系に器質的障害が及んでいることが示唆される.

Ｉa群薬はHis-Purkinje系に直接作用し，His束以下の潜在性伝導障害を顕在化させるため，器質的障害を評価できる.

1）Ｉa群薬の評価方法

薬剤投与で2倍以上のHV時間延長，HV時間＞100 msec，2度以上のBHブロックのいずれかが誘発されればHis-Purkinje系の器質的伝導障害が示唆される（**表1**）[3]. 静注後に前記の所見を認めない場合でも，150ppm未満のHRA burst pacingでBH・HVブロックが誘発された場合も同様に判断される.

2）各Ｉa群薬の使用量

・cibenzoline：1.4mg/kg

・disopyramide：1.0mg/kg

・procainamide：10mg/kg

5．房室ブロックの基礎心疾患と諸検査

特発性や加齢性が多いが基礎心疾患を認める

表2　房室ブロックの原因

1. 先天性ブロック
   　心内膜症欠損，修正大血管転位など
2. 後天性ブロック
   ・特発性：Lev病，Lenegre病
   ・二次性：虚血性心疾患，心筋症，心筋炎（リウマチ熱，ジフテリア，ウイルスなど），薬剤性（ジギタリス，抗不整脈薬，β遮断薬，Ca拮抗薬など），膠原病（SLE，皮膚筋炎など），腫瘍（中皮腫，横紋筋腫など），外傷
   ・機能的ブロック：迷走神経過緊張

（Podrid PJ（ed）：Cardiac Arrhythmia, Williams & Wilkins, p1038-1050, 1995より引用）

こともある. 房室ブロックを契機に診断に至ることもあり，常に基礎心疾患を意識する（**表2**）[4].

a．虚血性心疾患[1]

心筋虚血で房室ブロックが起こりうるため，虚血の除外は必要である. 心筋シンチグラムやMDCT，必要に応じ冠動脈造影を行う.

b．心筋炎

心筋炎に伴い一過性あるいは永続性の房室ブロックを呈することがある. ほとんどの症例で心電図のST変化を認める. 冠動脈造影で虚血性心疾患を除外し診断が確定したら，しばらくの間経過観察する.

c．心サルコイドーシス

60歳以下の原因不明の房室ブロックの34％が未診断の心サルコイドーシスだったとする報告[5]もあり，まれな疾患ではない. ステロイドで房室ブロックが改善する例もあり，疑い例には心筋生検を含む精査を行う.

d．先天性房室ブロック[1]

死産を除くと1/22000の頻度で発生する．在胎16週より診断可能で，構造的心疾患を有する場合もある．構造的心疾患合併例は多くは胎生期に死亡し，出生例の30%程度である．修正大血管転位が最も多い．

構造的心疾患非合併例は，母親のSS-A/RoまたはSS-B/La抗体との関連が疑われている．これらはIgGで胎盤通過性を有し，16～23週で移行するとされ，Sjögren症候群の発症にかかわらず75%の母親が抗SS-A抗体を有するとされる．抗体を有する母親の子供の発症リスクは16%程度である．

e．筋ジストロフィー（Laminopathy, Emery-Dreifuss 型筋ジストロフィー，筋強直性ジストロフィー等）

まれな疾患として，本項の筋ジストロフィーやAnderson-Fabry病も念頭におく必要がある．

筋ジストロフィーは骨格筋の壊死・再生を主病変とするヘテロな遺伝性筋疾患群であるが，心筋症や心伝導障害をきたす病型がある．特にlaminopathyはLMNA mutationにより家族性房室ブロックや急速に進行する左室収縮障害を呈する予後不良の疾患である．50歳未満で心室不整脈や突然死を認める例があり，ESCガイドライン（2013）ではペースメーカ適応となった場合は一次予防的に植込型除細動器植込みが推奨されている．まれながら見逃すと致命的となりうるため，家族歴などの詳細な病歴聴取は必須である．

f．Anderson-Fabry病[6]

まれな疾患だが，左室肥大例の3%はこの疾患との報告もあり[7]，心肥大を伴う房室ブロック例では鑑別を要する．X連鎖劣性遺伝のため，男性の診断は容易であり，αガラクトシダーゼ（α-Gal A）の活性低下を示す（正常の10%以下の活性）．女性例ではα-Gal Aの測定は信頼できないため，分子遺伝学的検査で診断する．

洞不全症候群（SSS）

1．概念

洞結節の自動能や洞房伝導能の障害による徐脈により臨床症状（失神，眼前暗黒感，呼吸困難感等）を呈するものを洞不全症候群（sick sinus syndrome：SSS）[2]という．

2．分類

Rubenstein分類で3群に分けられる．

- Ⅰ群：原因不明の持続性洞徐脈（50bpm以下）
- Ⅱ群：洞停止あるいは洞房ブロック
- Ⅲ群：徐脈頻脈症候群

3．SSSのEPS[2]

臨床症状の原因としてSSSが疑われるが証明できていない場合，EPSの適応となる．

a．洞結節回復時間（sinus node recovery time：SNRT）

高位右房から洞調律よりも速い刺激頻度（10ppm速い刺激頻度から開始，20ppmずつ200ppmまで増加させる）で30秒間ペーシングして洞結節の自動能を抑制し（overdrive suppression test），最終刺激の心房波から刺激後最初の洞結節性心房波までの時間を測定する．全測定中の最高値をその症例のSNRTとする．基本洞周期（sinus cycle length：SCL）によって影響されるが，正常値は1,500 msec未満である．

b．修正洞結節回復時間（corrected sinus node recovery time：CSNRT）

SCLによる影響を除去するための計測法であり（CSNRT＝SNRT－SCL），正常値は550 msec未満である．

c．洞房伝導時間（sinoatrial conduction time：SACT）

持続性洞徐脈ではSACTの延長はほぼ認めない．洞房ブロック・徐脈頻脈症候群では78%

にSACTの延長を認める．Narula法とStrauss法があり両者のSACTはほぼ一致する．

1）心房連続刺激法（Narula法）

SCLより10ppm速い刺激頻度で8拍ペーシングしSCLを持続的にリセットすると，ペーシング停止後の回復洞周期（最終刺激の心房波から刺激後最初の洞結節性心房波までの時間）は，逆行性の洞房伝導時間・SCL・順行性洞房伝導時間の合計になる．この合計からSCLを減じた時間が，往復のSACTとなる．

2）心房早期刺激法（Strauss法）

SCLより十分に早期の刺激頻度で1拍刺激を加えると，洞結節が自発興奮する前に逆行性に洞結節を脱分極させられるため，SCLをリセットできる．刺激の心房波から刺激後最初の洞結節性心房波までの時間は，逆行性洞房伝導時間・SCL・順行性洞房伝導時間の合計になる．この合計からSCLを減じた時間が，往復のSACTとなる．

3）SACT直接測定法

洞結節電位のupstrokeの立ち上がりから，P波の開始点までの時間を指す．正常洞結節機能例では46～116 msec，洞不全症候群では110～126 msec以上である．直接法によるSACTは，Strauss法・Narula法と良好に相関する．

d．薬理学的自律神経遮断法

atropine sulfate 0.04mg/kgとpropranolol 0.2mg/kgを静注すると，薬理学的に自律神経が遮断できるため，自律神経の影響を除去した洞結節固有の機能評価ができる．

e．洞結節電位直接記録法（sinus node electrogram：SNE）

電極を上大静脈と右房の接合部後方に置いて，感度を上げてフィルターを直流レベルから50Hzにセットする．洞結節電位は，P波に先行する緩徐な電位として記録される．

表3　洞不全症候群の原因

- ・洞結節の線維化
- ・薬剤もしくは中毒：β遮断薬，非ジヒドロピリジン系，ジゴキシン，抗不整脈薬，donepezilなどのアセチルコリンエステラーゼ阻害薬，自律神経に影響を及ぼす薬剤（methyldopa, cimetidine, リチウム製剤, ivabradine）等
- ・家族性洞不全症候群：*SCN5A*や*HCN4*の変異など
- ・その他：虚血性心疾患，浸潤性疾患（心アミロイドーシス，心サルコイドーシス，強皮症，ヘモクロマトーシス等），炎症性疾患（リウマチ熱，心膜炎，ジフテリア，Chagas病等），感染症（レプトスピラ症，旋毛虫症等），甲状腺機能低下症，低体温

f．洞結節不応期（sinus node refractoriness）

洞結節不応期は正常例では250～380 msec であり，洞不全症候群では500～550 msecと有意に長いが，臨床的意義については不明である．

4．洞不全症候群の基礎心疾患

洞徐脈の成因は多元的であるが，常に基礎心疾患を疑うことが大切である（**表3**）．

徐脈性心房細動

1．概念

一般的な心房細動と同様に不規則な心室応答を示し，心停止や著明な徐脈を呈した心房細動をいう．

2．徐脈性心房細動に必要な検査

症状と徐脈ないし心停止との一致の確認が重要であり，Holter心電図やモニター心電図等の非侵襲的な検査を行う．

2枝（束）および3枝（束）ブロック

1．概念

複数の脚枝障害は高度な房室ブロックへ進展

する可能性があり，脚枝を右脚，左脚前枝，左脚後枝の3枝に分けた束枝ブロックの概念が提唱されている．単枝障害が問題となる可能性は基本的にないが，複数枝の障害は高度な房室ブロックへ移行する可能性が高い．

2．分類

・2枝（束）ブロック：3本中2本の伝導障害．
・3枝（束）ブロック：3枝ブロックもしくは2枝ブロックに1度か2度の房室ブロックを伴ったもの．同一心電図上で両方の脚ブロック波形が見られる場合も交代性脚ブロックとして完全房室ブロックに準じて3枝ブロックとみなす．

3．心電図における2枝および3枝ブロック[8]

2枝・3枝ブロックは心電図で**表4**のように診断される．

4．2枝および3枝ブロックにおけるEPS

脚枝ブロックへのリスク評価目的にEPSを行う．以下の場合にリスクありと判断される[2]．

① 洞調律時のHis束電位図のHV間隔が55 msec以上

② 心房連続刺激（burst pacing）にて150ppm以下の刺激頻度で生じるHVブロック

③ 心房早期刺激（paired pacing）にてHis-Purkinje系の有効不応期が450 msec以上

④ procainamide負荷（300～1,000mg静注）によるHV間隔の2倍以上か，100 msec以上延長（正常ならHV間隔延長は20％以下），または2～3度のBH・HVブロックの出現

5．2枝・3枝ブロックの基礎心疾患

前述の房室ブロックと同様の基礎心疾患が鑑別に挙がるため，必要に応じて精査を行う．

神経調節性失神

神経調節性失神[2]は，自律神経反射が密接に関与しており，広義には血管迷走神経性失神，頸動脈洞症候群，状況失神を含む．

血管迷走神経性失神

1．概念

さまざまな要因で交感神経抑制による血管拡

表4　2枝・3枝ブロックの診断基準

(1) 完全右脚ブロック
　1．QRS幅が，最も広い誘導で0.12秒以上
　2．V1のQRSがrsR′型（ときにRsr′やRr′型），陰性T波
　3．I・V56のQRSの終末部に幅広いS波およびaVRのlateR
(2) 完全左脚ブロック
　1．QRS幅が，最も広い誘導で0.12秒以上
　2．I・V56のQRSの幅広いnotchまたはslurのあるR波
　3．I・V56のQRSにおけるq波の欠如
　4．V1かV2のQRSの終わりに幅広いS波
(3) 左脚前枝ブロック
　1．QRS幅が，最も広い誘導で0.12秒未満
　2．QRS軸は－45°以上左方
　3．I，aVLでqR（またはR）
　4．II，III，aVFでrS
(4) 左脚後枝ブロック
　1．QRS幅が，最も広い誘導で0.12秒未満
　2．臨床的に右室肥大，肺気腫，広範囲側壁梗塞や垂直心がなく，QRS軸が＋110°以上右方
　3．I，aVL誘導でrS
　4．III，aVFでqR

（日本循環器学会，循環器病の診断と治療に関するガイドライン（2010年度合同研究班報告）：臨床心臓電気生理検査に関するガイドライン（2011年改訂版），p14，http://www.j-circ.or.jp/guideline/pdf/JCS2011_ogawa_h.pdf，2017年11月閲覧，改変）

張と迷走神経緊張による徐脈が引き起こす失神をいう.

2. 分類

> ・心抑制型：一過性徐脈による失神
> ・血管抑制型：徐脈を伴わない，一過性血圧低下による失神
> ・混合型：徐脈と血圧低下を伴う失神

3. head-up tilt試験

統一されたプロトコールはないため，国立循環器病研究センターの方法を記載する.

①ルートを確保する.

②仰臥位の患者に対し心電図モニター・自動血圧計を装着し，胸部・腰部・膝をバンドで固定する.

③安静仰臥位で10～20分経過観察し，その間1分ごとに脈拍・血圧を測定する.

④ベッドを70°に挙上し，20～30分の間1分ごとに血圧・脈拍を測定する．検査陰性ならisoprenaline（ISP）負荷かnitroglycerin（NTG）負荷に移る.

⑤-1（ISP負荷の場合）：ベッドを水平に戻し，ISP負荷を開始，20～30分間1分ごとに血圧・脈拍を測定する．isoprenaline 200µg/50mLを15mL/hr（1µg/min）で開始し，4分後の心拍数が，安静時より20％増加していない場合30mL/hrとし血圧・脈拍が安定するまで経過観察し，その後ベッドを挙上し前述と同様の測定を開始する.

⑤-2（NTG負荷の場合）：ベッドを挙上した状態で，NTGのスプレーを1 pushする．15分の間1分ごとに脈拍・血圧を測定する.

4. 検査陽性基準

> ・血圧低下：収縮期血圧が60mmHg未満，あるいは150mmHg以上の収縮期血圧が40％以下に低下
> ・心停止：4秒以上の心停止
> ・徐脈：40bpm以下の心拍数

失神・顔面蒼白・多量の発汗・悪心・嘔吐等の症状を伴う前記所見を認めた場合，神経調節性失神と診断する.

頸動脈洞症候群

1. 概念

頸動脈洞圧迫による圧受容器を感知した神経線維から迷走神経心臓枝に刺激が伝わると洞機能・房室伝導能が抑制され起こる失神をいう.

2. 分類

頸動脈洞マッサージ（carotid sinus massage：CSM）で下記に診断分類される.

> ・心抑制型：CSMで3秒以上の心停止を示し失神するが，収縮期血圧の低下は50mmHg以内.
> ・血管抑制型：CSMで3秒以上の心停止は示さないが，50mmHg以上の収縮期血圧低下を認め失神する.
> ・混合型：心抑制型と血管抑制型の特徴を有する.

頸動脈洞症候群の心停止は，洞停止や洞房ブロックだけではなく房室ブロックを生じ，心電図でnon-conducted PAC（心室伝導のない心房期外収縮）を認めることがある．反復性失神を呈し，CSMで心抑制型の反応を示す場合にはペースメーカ治療が推奨される．一方，CSMで心抑制型の反応を示すが症状がない場合にはペースメーカ治療の適応とはしない.

3. 頸動脈洞症候群におけるEPS

心抑制型による房室ブロックは潜在性AHブロックのことがあり，伝導抑制部位評価目的のEPSは有用である.

状況失神

1. 概念

特定の状況や日常動作（排尿，排便，嚥下，咳嗽，息こらえ，嘔吐等）で，急激な迷走神経

活動の亢進・交感神経活動低下・前負荷減少が惹起され，徐脈・心停止・血圧低下をきたして起こる失神をいう．

2．診断

失神の原因となる基礎疾患を除外した後に，病歴聴取により失神時の状況把握し診断する．疑われるものの診断が確定しないときは誘発試験を行うが，発作時の状況を再現しても誘発されることは少ない．ただし，嚥下性失神は誘因物質の嚥下や食道バルーン拡張で徐脈性不整脈が再現性に誘発されることが多く，著しい徐脈・心停止を呈すればペースメーカ適応とする．

文献

1）石川利之：ペースメーカ植込み疾患と適応．心臓ペーシングのすべて（第2版），中外医学社，p71-106, 2012

2）日本循環器学会，循環器病の診断と治療に関するガイドライン（2010年度合同研究班報告）：臨床心臓電気生理検査に関するガイドライン（2011年版改訂版），（http://www.j-circ.or.jp/guideline/pdf/JCS2011_ogawa_h.pdf, 2017年11月閲覧）

3）Josephson ME：Clinical Cardiac Electrophysiology Techniques and Interpretations（5th Ed），Lippincott Williams & Wilkins, p140, 2015

4）Kocovic DZ, et al：Atrioventricular nodal block. Cardiac Arrhythmia, Podrid PJ（ed），Williams & Wilkins, p1038-1050,1995

5）Pablo B, et al：Atrioventricular block as the initial manifestation of cardiac sarcoidosis in middle aged adults. J Cardiovasc Electrophysiol **25**：875-881, 2014

6）厚生労働省難治性疾患等政策研究事業　ライソゾーム病に関する調査研究（http://www.japan-lsd-mhlw.jp/lsd_doctors/fabry.html, 2017年11月閲覧）

7）Shoichiro N, et al：An atypicall variant of Fabry's disease in men with left ventricular hypertrophy, N Engl J Med **333**：288-293, 1995

8）Willems JL, et al：Criteria for intraventricular conduction disturbances and preexcitation. J Am Coll Cardiol **5**：1261-1275, 1985

A	ペースメーカ

4 ペースメーカの植込み手技を知る

デバイスの植込み手技や周術期管理は施設ごとにさまざまであるが，基本は同じである．本項では，国立循環器病研究センターにおけるペースメーカ植込み術に関して記載する．なお，当院では，高齢，心臓術後，抗血栓療法継続が必要な症例が多いため，出血の少ない手技を重視しており，手技工程が通常より多い可能性があることを付記する．

新規植込み手技の実際

手術を行う場所の選択

各環境の特徴は以下のとおりである．

- 手術室：陽圧換気の空調など清潔環境は整っているが，透視装置の精度が低い．
- カテーテル室：透視装置の精度が高いが，清潔環境は手術室に劣る．
- ハイブリッド手術室：清潔環境が整っており，透視装置の精度も高い．

当院ではすべてのデバイス手術を手術室で行っているが，過去の報告よりカテーテル室でも問題ないと考えている．

リードの留置部位の選択

1．心房の留置部位

心耳は留置が容易でリードの位置移動が起こ

りにくい．心房中隔への留置は困難でリードの位置移動が起こりやすい．低位中隔は心房変性が進んでも最後まで電位が残るとされている．その他Bachmann束ペーシングなど有用性が期待されている．

2．心室の留置部位

心尖部は留置が容易でリードの位置移動が起こりにくい．心室中隔への留置は困難で，「中隔と思っていたら自由壁に留置」が起こりうる．リードの位置移動が起こりやすい．証明はされていないが右脚に近いため有用性が期待されている．

当院では心房は心耳，心室は心尖部に留置している．開心術後等の心膜・胸膜の癒着例や心筋の変性が進行して留置できない場合は，他を選択する．心房中隔なら低位中隔を選択する．

リードの選択

スクリューインリードは置きたい場所に留置でき，リードの位置移動が起こりにくい．一方で心臓穿孔のリスクが高く，リード抜去はしやすい．

タインドリードは留置できる場所が限られる（心房は心耳，心室は心尖部のみ）．リードの位置移動が起こりやすい．心臓穿孔のリスクは少ないが，リード抜去はしにくい．

当院では心房はタインド，心室はスクリューインリードを使用している．心房は薄い組織のため心臓穿孔のリスクを回避し，心室は厚い組

織のためリード固定を優先している．開心術後例は，心膜・胸膜の癒着により心臓穿孔のリスクが少なく右心耳留置もやや困難なため，心房にスクリューインリードを使う．反対に，80歳以上の高齢者ややせ型の高齢女性は心臓穿孔のリスクが高いため，心室にタインドリードを使っている．

血管走行の確認

1．静脈造影

血管の走行・閉塞のみならず，血管の太さ，静脈弁の位置，肋骨・鎖骨との位置関係も把握できる．腎不全患者に施行しにくい．

2．ガイドワイヤー留置

大腿動脈にシースを留置し，逆行性にガイドワイヤーを鎖骨下静脈まで進めると血管走行を確認できる．血管径はわからないが，穿刺時の指標にもなる．

3．手術前の穿刺

術前に静脈穿刺すると血管走行の確認に加えアプローチに使用できる．皮膚からの長い穿刺長のため，肥満例は困難なことがある．

当院では血管の走行異常（PLSVC等）や閉塞があるとアプローチできないため，術直前に静脈造影を行う．

アプローチ部位の選択

1．左右の選択

日本人は右利きが多いため，リードの負担が少ない左側が基本である．右心拡大が著明な症例は長い心室リードを特別に用意する必要があるので注意する．左側植込みが推奨されるICDを将来入れる可能性があれば右側が望ましい．

2．第1・2肋骨の選択（胸郭外穿刺部位）

a．第1肋骨

穿刺部位が鎖骨に近すぎると肋鎖靱帯を貫通しリード損傷の原因となる．静脈スパズムや血腫を起こすとアプローチ困難になる．胸郭に近いため血管の位置は術中に移動しにくい．

b．第2肋骨

静脈スパズムや血腫を起こしても第1肋骨アプローチに切り替えられる．近くを走行する胸肩峰動脈（**図3①**参照）の穿刺に注意が必要である．スリーブの固定位置が外側になり，しばしば難渋する．胸郭から離れるため血管の位置が術中に移動していることがあり，追加静脈造影を要することがある．

当院ではアプローチ部位は左の第2肋骨を第一選択としている．透析例ではシャントの対側を選択する．

皮膚切開

皮膚トラブルを避けるべく鎖骨と上腕関節から一定の距離を空ける．鎖骨の1-2横指下側，上腕関節部の2-3横指内側で，3横指程度（約5cm）切開する．

Langer割線に沿う切開（**図1a**）は傷が目立たない．下内側から上外側に斜め切開することが多いが，真横もある．

穿刺する静脈に沿う切開（**図1b**）は広範囲に静脈アプローチできるようになる．外側に偏った切開なので首回りの広い服でも傷が隠れるが，Langer割線と垂直なため傷は目立つかもしれない．

当院では，穿刺する静脈に沿う切開を行う．広範囲な穿刺アプローチのメリットが高い．目立つ傷や創部痛が多い印象はない．

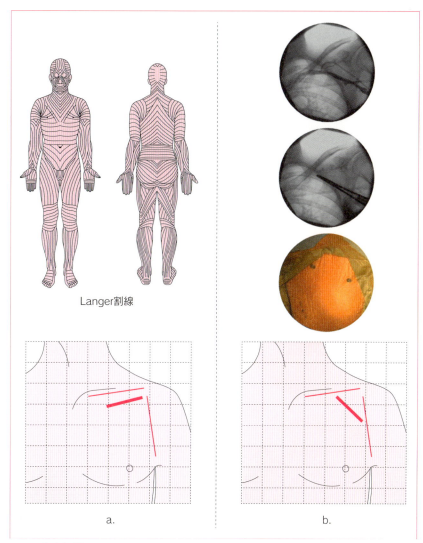

図1 皮膚切開
a：Langer割線に沿う切開
b：静脈に沿う切開

ポケット作製

作製部位が皮下の場合（図2），脂肪層（脂肪層は免疫細胞が豊富で感染の防御壁になる）内に作製するため，皮膚からの距離が短く，皮膚壊死や感染を起こしやすい．デバイス固定が脂肪層になるため，位置移動しやすい．

大胸筋膜下の場合（図2），脂肪層と大胸筋層の間にある大胸筋膜に作製するため，剥離が容易であり，脂肪層の下に作製するため感染に強い．

大胸筋内の場合，大胸筋膜下よりさらに感染に強いが，出血しやすい．

> **ワンポイントアドバイス**
> 局所麻酔のコツ：ポケット作製時の痛みは静脈スパズムを惹起しうるため，十分に麻酔を行う．麻酔液が十分な組織は湿潤なため，組織が乾燥してきたら麻酔を追加する．

当院では，大胸筋膜下に作製しており，大胸筋内は外科に依頼している．大胸筋膜までは出血点の確認が容易なため，電気メスを使用して

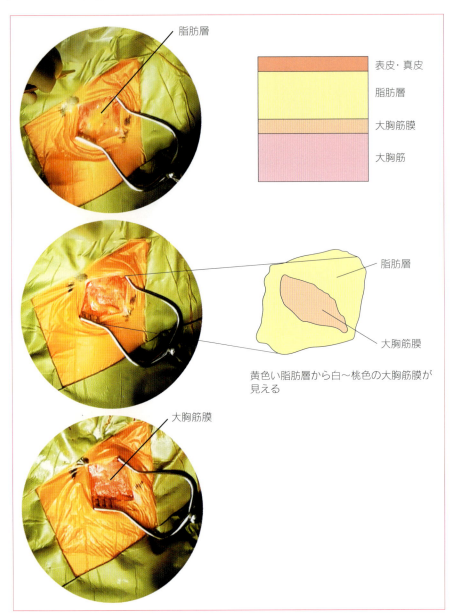

図2 ポケット作製部位

いる．過度の焼灼は創傷治癒を遅らせるため，動脈性出血は止血するが，静脈性出血は自然に止まるため適度にとどめる．大胸筋膜の剥離は容易なため，用手的に行うと出血しにくい．ポケット奥の出血は止血困難であり，電気メスは極力使用しない．用手剥離前に大胸筋膜に鎮痛を兼ねて麻酔するとさらに膜が剥離しやすい．3横指3関節分の大きさに作製する．

胸郭外穿刺

鎖骨下静脈穿刺は，肋鎖靱帯を貫通しリード損傷の原因になること，気胸のリスクがあることより推奨されない．カットダウンは習熟に時間を要するため，当院では胸郭外穿刺を行っている（図3）．

当院では，穿刺前に再度静脈造影を行う．4Frシースを使用し，第2肋骨の外側から血管

4. ペースメーカの植込み手技を知る 57

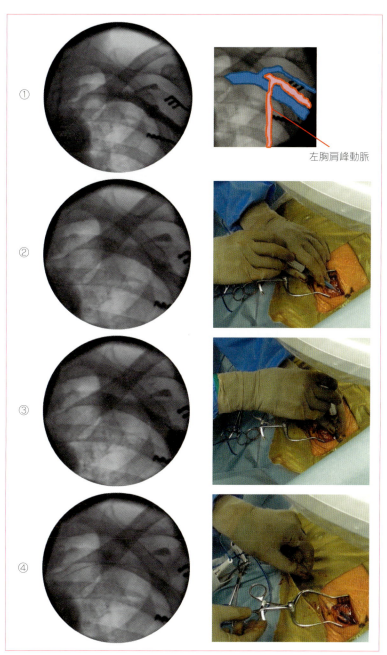

左胸肩峰動脈

図3 胸部外穿刺

に沿うように血管にアプローチする．肺気腫はしばしば胸郭外まで肺が膨張しているので，細いシステムがより安全であると考えている．ただし，リード用のシースに交換する必要があるためコストがかかる．

穿刺部が腫脹してきたら胸肩峰動脈穿刺を疑うよう注意しておく（**図3**①）．肋骨外縁までは針を寝かせて進め（**図3**②），その後針を立てて肋骨にあたるまで進める．その際，気胸を予防するために肋骨中央より内側に針先がいかないように注意する（**図3**③）．2本穿刺し，外側を右室リード，内側を右房リード用に使用する．スリーブ固定を考慮し，穿刺部の間隔は0.5cm以上とる．

シース留置

1. 肋鎖靱帯を意識する
第1肋骨アプローチ時に強い抵抗を感じた際は，肋鎖靱帯貫通の可能性があるため再穿刺を考慮する．

2. 静脈の蛇行を意識する
左右腕頭静脈合流部の蛇行が強いと，同部位にワイヤーが引っかかり右房側に進まないことがある．患者に深呼吸を促すと，血管の牽引と血流増加により通過可能となることが多いが，その後リード操作が困難でロングシースを要することが多い．80歳以上の超高齢者・高齢女性・動脈硬化の強い症例は大動脈による圧排，開心術後・リード追加術の症例は癒着により，蛇行が強いことが多い．

右室リード留置

1. 右房のリード操作開始位置
右房上部から開始すると右室へ挿入しやすいが，三尖弁腱索を引っかけることが多いため，右室挿入後にPVCが目立つときは右房からやり直す．右房下部から開始すると三尖弁腱索に引っかけることは少ないが，Chiari網を有する患者にタインドリードを使用すると引っかかる．

2. 左側アプローチ時の留置法
　a．肺動脈に上げて右室へ落とす
U字状に形成したスタイレットを使用する（図4）．スタイレットを入れると，大きな円を描くようにリードが右室を経て自然に肺動脈に跳ね上がる．その後ストレートのスタイレットに交換して右室に引き落とすと容易に心尖部付近へ留置できる．その際スタイレットの先が三尖弁より右室側にある状態で右室リードを引いてくると，リードが右房に跳ね落ちることはない．右房拡大例はストレートのスタイレットに

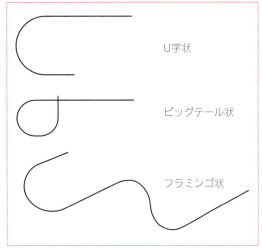

図4　スタイレットの形状

交換する際に容易にリードが右房に跳ね落ちるため，この方法は不向きである．心室中隔に留置するときは中隔向きに形成したスタイレットを使用し肺動脈から引き落とす．

　b．直接心尖部へ進める（図5①）
小さくピッグテール状に形成したスタイレットを使用する（図4）．スタイレットを途中まで入れると，小さな円を描くようにリードが自然に右室へ跳ね上がる．スタイレットをさらに奥に入れるとリード先端が上向き，スタイレットを引くと下向きになるため，微調節しながら心尖部まで進める．心臓の形により難渋することがときどきある．開心術後（特に三尖弁術後）例では，U字状ではなくピッグテール状のスタイレットのほうが容易に三尖弁を越せる．右房拡大例に対する操作も容易である．心室中隔に留置したいときはスタイレット先端を中隔向きに形成するとよい．

3. 右側アプローチ時の留置法（図5②）
フラミンゴ状に形成したスタイレットを使用する（図4）．スタイレットを入れるとリード先端は後壁側に向くが，時計回りに回転させるとリードが中隔を経て右室へ入る．スタイレットを固定してリード押すと，容易に心尖部へ進む．必要に応じストレート・中隔用のスタイレッ

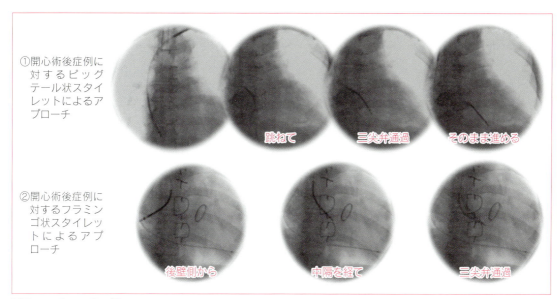

図5　アプローチの例
画像を見やすくするためICD症例で提示している．

トへ入れ替える．S字状に形成したスタイレットを使用する方法もある．

4．スクリューイン時の注意点

心臓穿孔を予防するためにリード先端を中隔に向ける．必ず左斜位（LAO 50°以上が推奨）で確認する．確認していてもリード先端が自由壁を向いていることがあり，強く押してスクリューインすると心臓穿孔を起こすため，軽くあたるぐらいで行う．たわみ等によりリード内にトルクがとどまるため，適時軽く叩きトルクを解除する．一気に回すとスクリューが飛び出るため，その反発力でリード先端が組織から浮く可能性があるので注意する．スクリューインは12回程度回すと完了することが多いが，2回程度余分に回す．心臓穿孔を起こすため，過度には回さない．

5．たわみをつける

立位や深呼吸による心臓の下方移動および立位時の重力によるジェネレータの下方移動によりリードは牽引されるため，リードに適度なたわみをつける必要がある．第2肋骨アプローチは第1肋骨アプローチより牽引されるため，大きくたわみをつける．女性・肥満・るいそう・筋疾患患者など支持組織が脆弱な患者も通常よりたわみを大きくする．過度のたわみはリード位置移動・期外収縮・心臓穿孔のリスクとなるため注意を要する．

6．当院の右室リード留置法

心尖部の少し手前の中隔をねらって留置している．ピッグテール状スタイレットを使用し右房下部から操作を開始する．心尖部手前で腱索に引っかかったら諦めて，U字状スタイレットで肺動脈に上げてストレートスタイレットで心尖部に引き落とす．しばしば心尖部の奥（左室の下側）へリードが迷入するが，再度ピッグテール状スタイレットへ入れ替えると適切な位置に留置できる．

なお，ピッグテール状スタイレットで心尖部アプローチした際はそのままスクリューインしているが，トルクがストレートスタイレットより強いことに留意されたい．

右房リード留置

右・左側アプローチで特にリード操作に差はない．

1．右心耳アプローチ

a．基本操作

タインド・スクリューインリードともにU字の状態が基本となる．右房上部からそのまま押すと，リードがストレートからU字状に変わりながら右心耳に入ることが多いが，最初のアプローチで入らないときは難渋する．右房上部は下部と違い内腔が狭いため，リードを自由に操作できない．右房下部は内腔が広く，リードを自由に操作できる．下部でリード先端を右心耳に向けてリードを引き上げると自然に入る．右心耳にリードが入ると，心耳の拍動で車のワイパーのような動きをする（心房細動例や開心術後心膜癒着例は動かない）．動く部分のリード長が短いときは，櫛状筋に浅く留置されているため注意する．また，リードを素早く出し入れ（バイブレーション）するとリードが奥に押し込まれ固定がよくなるので推奨する．

中途半端なリードのたわみはリード位置移動の原因となるため，U字になるようにしっかりたわませる．押しすぎるとリードが下に牽引されて逆に抜けてしまうので注意する．

先天性心疾患・開心術後例は右心耳の位置がわかりにくいため，事前にCT等で確認したい．

b．タインドリードの注意点

リード位置移動予防のためにねじれを極力起こさないようにする．呼吸・体位でリードはねじれるため，深呼吸で確認する．前述の，静脈の蛇行がある際はさらにねじれの力がかかるため注意する．

c．スクリューインリードの注意点

右心耳上部は心房筋が薄いため避けたい．右心耳下部もリードが壁に垂直にあたり危険なので避けたい．

2．低位中隔アプローチ

アプローチ方法は施設ごとにさまざまなため，1つの例を紹介する．

小さい弧を描くように形成したスタイレットを使用するが，スタイレットを入れると右房内のリード操作が困難になるため，ロングシースを使用する．ロングシースを右房下部まで入れ，奥までスタイレットの入ったリードをシース先端まで進めておく．リードを固定してロングシースを引くとリードが低位中隔付近で操作可能となる．スタイレットを回転させてリードを中隔壁にあてられたらスクリューインする．中隔下部も自由壁と同様の心臓穿孔リスクを有することに注意したい．また，メーカーによっては，限定したリードしか使用できないものの，心房中隔アプローチ用のシースがあり使用できる．

スリーブ固定

1．糸の結び方

女結び（たて結び）はゆるみの原因となるため，男結び（こま結び）で行う．外科結び（多重結び）はほどけにくい反面，最初の半結びが締まりにくく習熟を要する．

2．リード刺入部をタバコ嚢縫合（巾着縫合）する

術野の組織は浮腫を起こしているが，術後数日で改善する．リード刺入部の浮腫が改善すると隙間ができ遅発性の皮下血腫を起こしうる．支持組織が脆弱な患者は特に起こしやすい．リード周囲の大胸筋にタバコ嚢縫合を行うと，浮腫改善後の隙間予防になる．強く結ぶとリード損傷が危惧されるため，当院では細い4-0縫合糸（プロリン）を使用している．

3．結紮糸溝の1ヵ所はスリーブとリードのみで結ぶ

通常大胸筋にかけた糸を一旦結んでからスリーブの結紮糸溝に結んでリードを固定する．しかし，大胸筋の浮腫の改善とともに固定がゆるむ．最初からスリーブとリードのみで結ぶとしっかり固定できるので，3ヵ所ある結紮糸溝

4. ペースメーカの植込み手技を知る　61

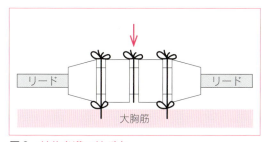

図6　結紮糸溝の結び方
まん中の結紮糸溝はスリーブとリードのみで結ぶとしっかり固定できる（矢印）．

> **ピットフォール**
> 糸を締めるときに左右の引っ張る力に差があるとリードがねじれる．術者が右利きなら右回り，左利きなら左周りにねじれやすい．ねじれによってリード位置移動を起こすことがあるため注意する．

のまん中はこの目的で使用する（図6）．結紮糸溝が2ヵ所のときは施行しにくいため，しっかり結ぶよう意識する．

4．重力に逆らうようにスリーブ固定する

リードが垂れ下がるようにスリーブ固定するとシステムが抜けてくることがある．外側のスリーブ結紮糸溝を頭側に持ち上げるように固定する（図7）．

デバイス接続

盲端のポートにそのままリードコネクタを挿入すると，圧縮された空気で押し戻され接続不良となる．接続前にトルクレンチをセプタムに挿入して空気を通しておく．血液汚染などは接続不良を起こすため，濡れガーゼと乾きガーゼで接続前にリードを拭く．挿入を目視で確認した後にトルクレンチを締めて固定する．軽くリードを引っ張り，ゆるみがないか確認する．
ねじれないようにリードコネクタをポートに

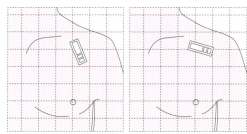
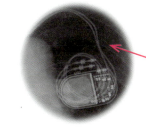
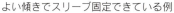
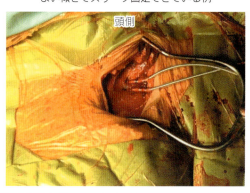
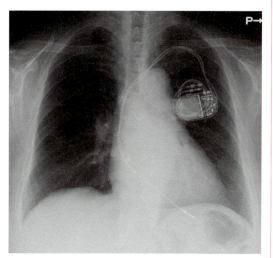

垂れ下がるようにスリーブ固定しているためシステムが抜けてきている．

図7　スリーブ固定の例

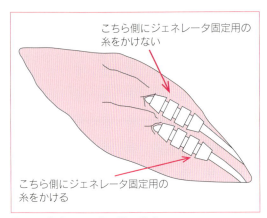

図8 デバイス固定の際の注意

挿入する．ねじれた状態でポケットに挿入するとさらにねじれてリードの位置移動の原因となりうる．

デバイスのポケット内挿入と固定

電池交換時に邪魔にならないようリードをジェネレータの背部にしてポケット内に挿入する．

挿入したジェネレータを大胸筋に固定するとき，スリーブ頭側の大胸筋に糸をかけない（図8）．立位時にジェネレータがスリーブを巻き込むように牽引され，リードが抜ける．スリーブ尾側の適度に離れた位置に固定の糸をかける．

閉創

①死腔を減らす，②デバイスをしっかり閉じ込める，③血流を確保して創傷治癒を促す，④結び目（ノット）が皮膚に出ないようにする，の4点を意識する．

連続縫合は連続した結紮により死腔が少なく，デバイスを閉じ込める力は強いが，阻血になりやすい．単結紮縫合は1針ごとにノットを作製し結紮間が連続していないため，閉じる力は連続縫合より弱いが，血流を確保しやすい．

運針は組織の片側を下→上，対側を上→下にかけて，ノットを組織の下側に作製して皮膚に出てこないように注意する．

当院では連続縫合で3層縫合している．下2層は3-0縫合糸（PDS），上1層は4-0縫合糸（PDS）を使用している．1層目の創縁にノットを作製したら連続縫合し，反対の創縁まできたら運針を上の層にずらし2層目を縫い，1・2層目の糸でノットを作製する．1層目で皮下（脂肪）組織をデバイスが目視できなくなるよう密に縫合する（図9）．これで少ない死腔・強い閉創力・強い抗感染力が得られる．2・3層目は皮膚組織の縫合になるが，2層目で下半分，3層目で上半分を縫合する．すでに強い閉創力を有しているため，皮膚縫合は阻血にならないよう粗に浅く縫う．最後に創傷閉鎖用テープ（ステリストリップ®）を貼付する．表皮同士が付着するため，浮腫が改善しても皮膚組織がずれず，創部がきれいに治癒しやすい．

保護

デバイス手術は有意な皮下血腫を起こすことが少なく，強く圧迫する必要はない．阻血とならないよう以下の保護材を使用して創部を保護している．

ハイドロゲル創傷被覆材（カラヤヘッシブ®）は創傷からの滲出液を吸収保持し湿潤状態を維持することで創傷治癒を促進する．不潔な創部に使用すると湿潤状態が感染源となるため注意する．

合成皮膚表面接着剤（ダーマボンド®）は文字どおり創部を固定する接着剤で，塗ると固まり創部が保護できる．創部への再アプローチは接着剤が剥がれにくいため，清潔野を確保しにくい．

当院ではカラヤヘッシブ®を貼付し，その上に軽い圧迫の意味も込めてガーゼ20枚を使用

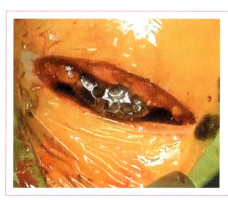
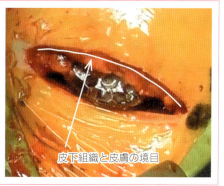

皮下組織と皮膚の境目

図9　閉創（1層目の縫合）
閉創時は組織が浮腫を起こしているため境界線が明瞭となり，皮下組織を意識して縫合できるようになる．

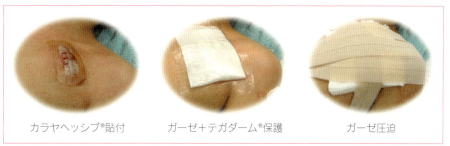

カラヤヘッシブ®貼付　　ガーゼ＋テガダーム®保護　　ガーゼ圧迫

図10　術後創部の保護

して創部を覆う形で固定している．高齢者や認知症患者は保護材を誤って除去する危険があるため，カラヤヘッシブ®の上にガーゼを1枚乗せフィルムドレッシング製剤（テガダーム®）で保護材を保護している（図10）．ダーマボンド®は，皮膚が極薄で3層縫合できないときに2層縫合した後使用しているが，その後のトラブルを考慮し極力使用していない．

術中の全身管理

最適な全身管理は使用する器材・薬剤で異なるため，各施設独自に検討すべきであり，以下では当院の方法を解説する．

当院では，全身状態が悪い患者（低心機能・高度認知症など）には麻酔科による全身麻酔を選択するが，基本的に局所麻酔のみで手術している．麻酔科に依頼せず鎮静したいときは鎮静薬のボーラス投与を行っている．

ペースメーカ手術は低侵襲なので高度モニター類は必要ない．モニター心電図，自動血圧計，サチュレーションモニターのみ使用している．

看視体制の中心は看護師で，術前のバイタルサインを把握し術中に変化がないか看視してもらっている．定期的なバイタルチェックは5分ごとに行い，必要に応じ医師に報告してもらっている．

麻酔科に依頼せず行う鎮静の方法として，当院ではthiopental sodium（ラボナール®）を使用している．軽い鎮静しかしないため，基本的に気道確保機器（エアウェイ・ラリンジアルマスク）は必要ないが，準備はしている．thiopental sodiumは呼吸・循環抑制が少なく使用しやすいが，喘息に禁忌なので注意されたい．具体的には，thiopental sodiumを術直前に通常の半量に相当する1～2mg/kg静注する．高齢者はさらに半量の0.5～2mg/kg使用する．追加投与量は1～2mg/kgとしている．長期飲酒

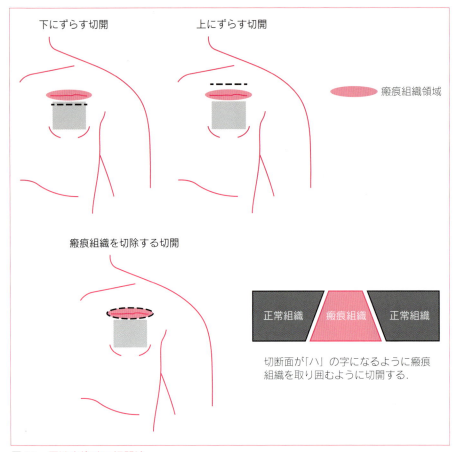

図11 電池交換時の切開法

は局所麻酔薬の効果を弱めるとの報告もあるため，飲酒歴を有する患者には鎮静薬・局所麻酔薬とも多めに使用している．

電池交換術の実際

皮膚切開

1. 前回の切開線と並行にずらし切開する方法

切開線より1cm程度並行にずらし切開する（図11）．切開線周囲の組織は瘢痕組織で血流の障壁となるため，切開線付近を切開すると阻血になってしまう．複数の切開線があるときは，切開線と切開線の間は切開しない．上にずらして切開すると，皮膚からジェネレータまで一定の距離を確保できるので，皮下組織が極薄な症例に適している．その際，ジェネレータより頭側を切開することが多いため，付近のリードを傷つけないようリード走行に注意する．下にずらして切開するとジェネレータの真上を切開することになり手技が容易だが，皮下組織が薄い症例には不向きである．

2. 前回の切開線の瘢痕組織を切除する方法

形成外科的に最も推奨される切開法で，切開線の1～2mm外側を紡錘状に取り囲むように切除する（図11）．切断面が「ハ」の字になるよう意識して切ると，きれいに閉創できる（図11）．瘢痕組織という障壁が除去されるため，新規植込みのような創傷治癒が期待できる．切

除組織分を引っ張り縫合するため,皮下組織が薄い症例には不向きである.また,複数の切開線がある症例も切除範囲が大きいため不向きである.

> **ワンポイントアドバイス**
> リード追加予定の症例には,上にずらす切開が穿刺部の視野確保が容易なためお勧めである.

カプセレクトミー

デバイスを覆うカプセルの切除(カプセレクトミー)は,MAKE IT CLEAN研究[1]で感染を防がず出血を起こすと示され,出血はむしろ感染の原因となるため,当院では基本的に行っていない.カプセルに癒着したリードを剥離時に損傷する危険すらある.ICDへのup-gradeなどポケットを大きくするときに,必要に応じて行う程度である.up-grade時も,前述の上にずらして切開する方法なら,カプセレクトミーせずポケットを拡張できる.

リード追加

まず静脈造影を行い,造影剤が貯留せずウォッシュアウトされるなら,リード留置が可能な血管内腔が保持されている.使用する既存リードに影響しないよう,できるだけ離して胸郭外穿刺する.リード操作はやや困難だが,留置の仕方は新規植込みと同じである.

ペーシング依存時の対応

1.自己脈を確認する

術前にペースメーカの設定を変更して自己心拍が出現すれば,自己心拍での手術が可能となる.

2.一時ペーシング

体外式の一時ペーシングは心停止を回避できるが,大腿静脈など清潔を保ちにくい領域から挿入するため,感染リスクを考慮し留置を決断する.抵抗値・閾値が不良なリードの症例は術中にリードが断線するおそれがあり,使用を検討する.経静脈ペーシングと経皮ペーシングの2種類があるが,経皮ペーシングは強い刺激による体動が問題となり手術困難となるため選択しがたい.

3.コネクト着脱時のコツ

双極ペーシングリードでは,使用するワニグチクリップのring用クリップで皮下組織を挟んでおけば,コネクトを外してtipにクリップを挟んだ瞬間に単極ペーシングできる.その後ringにもクリップを挟み測定する.再コネクト時も,逆戻りすれば安全にジェネレータ交換ができる.

単極ペーシングリードでは,ジェネレータが体外に出た瞬間にペーシング不能となる.皮下組織とジェネレータを接続する専用のワニグチクリップを,術前に用意しておく.

> **ワンポイントアドバイス**
> 電気メスがジェネレータにあたると,リード先端周囲の組織がアブレーションされることがある.ポケット付近は電気メスではなく剪刃を使用するとよい.

周術期管理の実際

ペースメーカ手術は基本的に患者の状態は安定しているため,細かい周術期管理は必要ない.迷うと思われる抗血栓療法の扱いと術後管理のみ当院の方法を記載する.

抗血栓療法
（抗凝固療法と抗血小板療法）

　過去のエビデンスから単剤はすべて継続でよいが，多剤に関する十分なエビデンスはない．clopidogrelのようなチエノピリジン系抗血小板薬はaspirinより出血しやすい．以上より，

①単剤はすべて継続

②2剤（抗血小板薬2剤，抗血小板薬1剤＋抗凝固薬1剤）はすべて継続

③3剤（抗血小板薬2剤＋抗凝固薬）は必須ならすべて継続し，中止可能ならチエノピリジン系抗血小板薬を中止し2剤継続

としている．

　当院の検討で，弁膜症（弁置換術）や高いHAS-BLEADスコアは出血リスクなので，管理の変更はしないが出血に注意している[2]．

術後管理

　血腫予防目的に，創部に置いた沈子（ガーゼで作製）の上に，伸縮性のある固定用テープで軽めの圧迫固定を行い，その上から砂嚢（2kg程度）固定をしている．砂嚢は術後2時間で解除し，安静度を病棟フリーとし，テープ固定は2日で解除している．皮下血腫の対応に関しては再手術の必要性の見極めが重要で，皮膚表面の変色がなく，皮膚壊死や感染徴候がなければ，ほとんどの場合血腫は吸収される．血腫の緊満により，痛みが増強する，創部が離開してくるときは，血腫除去および止血術を施行する．穿刺による血腫除去は感染のリスクを高めるため，勧められない．

文献

1 ）Lakkireddy D, et al：IMpact of pocKet rEvision on the rate of InfecTion and other CompLications in patients rEquiring pocket mAnipulation for generator replacement and/or lead replacement or revisioN（MAKE IT CLEAN）：A prospective randomized study. Heart Rhythm **12**：950-956, 2015

2 ）Ishibashi K, et al：Risk factors associated with bleeding after multi antithrombotic therapy during implantation of cardiac implantable electronic devices. Heart Vessels **32**：333-340, 2017

A　ペースメーカ

5 ペースメーカの術後設定を行う

　ペースメーカの適応疾患として，洞不全症候群や房室ブロック，徐脈性心房細動が挙げられ，各疾患においてペースメーカの術後の設定は異なる．また，適応疾患だけでなく，新規植込み直後などのリードが不安定な時期（術後急性期）の設定と，外来における定期的なフォローアップ時（慢性期）の設定は異なり，外来チェックごとに設定変更されていくのが一般的である．ペースメーカの設定は，DDDやDDI，VVIなどのモードだけではなく，ペーシング出力や感度設定，また自動出力調整機能やリードモニター，AV delayの延長機能など多くの機能が搭載されている．また，各機能においてもメーカーごとにアルゴリズムが異なるため機能を熟知することもデバイスに携わる医療従事者に求められてくる．

　施設ごとに，植込み直後から退院までの期間における設定や，また外来の間隔や設定変更のタイミングも異なるため，国立循環器病研究センターにおける基本的なペースメーカ植込み直後からの設定変更の流れを以下に解説する．

植込み手術後の設定の流れ

　新規にデバイスを植込んだ直後の設定は，閾値が良好だとしても基本3.5V / 0.4 msecの出力に設定している．自動出力調整機能は，スケジューリング可能な機種であれば心室に関して

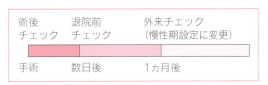

図1　手術から退院までの流れ

は，約1ヵ月後から自動測定を開始するように設定している．心房の自動出力調整機能はリードが不安定な時期（術後急性期）には自動測定がうまくできない可能性があるため，外来フォローアップ時に必要であれば設定するようにしているが，あまり積極的には使用していない．また，房室伝導が維持されており，心房ペーシング後に自己のQRS波が出るような洞不全症候群（SSS）患者においては不必要な心室ペーシングが入らないような設定（AAI⇔DDD，AV delay自動延長など）にしている．

　術後から退院までの間，ペーシング不全などのトラブルを発見する目的で心房・心室ともにペーシングをわざと設定する施設もあるが，当院ではペーシング不全を発生する確率が極めて低いことや，不要な右室ペーシングは血行動態にも影響が及ぶ可能性を考慮して行っていない．退院前には，ペーシング閾値，リード抵抗，各波高値，ペーシング率などを確認後退院となり，1ヵ月後にまた外来でフォローする流れになっている（**図1**）．

洞不全症候群（SSS）

　SSSの場合は，房室伝導に異常がない場合に

通常心房ペーシングをすれば，自己のQRSがつながってくるため，デバイス作動上AP-VSの作動となる．MOST study[1]，DANISH study[2]，DAVID study[3]の結果より（「2　ペースメーカの機能を知る」，p38参照），当院ではSSSの症例では不必要な心室ペーシングが入らないような設定を行っている．

　基本的には，AAI⇔DDD機能を選択し，この機能がない機種に関してはAV delayを自動的に延長する機能を選択している（p39参照）．また，房室伝導が弱い1度房室ブロックなどがある症例においては，どの程度の心房レートまで1：1の房室伝導が保たれるかを術中に確認して，最終的なレート設定を行っている．心室の自動出力調整機能は，通常作動では入らない心室ペーシングによって患者に違和感を与えないように，就寝時に自動で確認するように設定を行っている．活動度が高い患者や若年の患者には，rate response機能を使用し，デバイス本体で取得したレートヒストグラムを参考に調整している．

房室ブロック（AVB）

　AVBに対して選択されるモードは，自己の房室伝導がないため，VVI，DDDまたはVDDが選択される．しかし，最近ではMRI対応のペースメーカが主流となっているため，MRI対応ではないVDDリードの使用は減少してきている．

　また，一過性房室ブロックの症例で，植込み手術中に房室伝導が保たれている場合は，AAI⇔DDDなどの自己心拍優先機能を使用すると，アルゴリズムにより脈が抜ける可能性があるため，房室伝導時間を測定後，AV delayを自動調節する機能を優先して選択している．

　房室ブロック症例では，デバイスの作動上AP-VPまたはAS-VPとなるため心室の自動出力調整機能は積極的に使用している．

徐脈性心房細動（AF brady）

　徐脈性心房細動の場合はDDIまたはVVIに設定している．12誘導心電図やHolter心電図などで洞調律が確認できている症例では，デュアルチャンバーの本体を選択しDDIに設定している．また洞調律が確認できていない慢性化した症例や高齢者においては，VVIのシングルチャンバーを選択し，rate response機能を使用して調整を行っている．

国立循環器病研究センターの基本設定

1．洞不全症候群（SSS）の基本設定

　AAI⇔DDD（**図2**）またはDDD（**図3**）で

Pacing Summary						
Mode		**Rates**		**AV Intervals**		
Mode	AAI<=>DDD	Lower	60 bpm	Paced AV	180 ms	
Mode Switch	171 bpm	Upper Track	120 bpm	Sensed AV	150 ms	
		Upper Sensor	120 bpm			
Pacing Details	**Atrial**	**RV**				
Amplitude	3.50 V	3.50 V				
Pulse Width	0.40 ms	0.40 ms				
Capture Management	Adaptive	Adaptive				
Amplitude Margin	2.0 X	2.0 X				
Min. Adapted Amplitude	1.50 V	1.50 V				
Acute Phase Remaining	30 days	30 days				
Sensitivity	0.30 mV	2.00 mV				
Pace Polarity	Bipolar	Bipolar				
Sense Polarity	Bipolar	Bipolar				
Lead Monitor	Adaptive	Adaptive				
Min Limit	200 ohms	200 ohms				
Max Limit	2000 ohms	2000 ohms				

図2　Medtronic社製品のSSS基本設定（AAI⇔DDD）

基本動作			不応期 & ブランキング	
モード	↳DDD		PVARP	275 ms
心室トリガ	Off		PVAB	150 ms
マグネット レスポンス	バッテリー テスト		レート応答 PVARP/V Ref	High
心室ノイズ リバージョンモード	DOO		最短 PVARP/V Ref	175 ms
センサ	↳Passive		心房/心室ペーシング不応期	190/250 ms
閾値 (平均測定値)	Auto (+0.0) (2.0)		心房/心室センシング不応期	93/250 ms
スロープ (オートでの測定値)	Auto (+2) (8)		心室ブランキング	Auto ⓐ
最大センサレート	▸120 min⁻¹		心室セーフティー スタンバイ	On
リアクション タイム	Fast		PVC レスポンス	▸心房ペーシング
リカバリー タイム	Medium		PMT レスポンス	心房ペーシング
			PMT 検出レート	110 min⁻¹
レート				
基本レート	60 min⁻¹		**AT/AF 検出 & レスポンス**	
レスト レート	Off		オート モード スイッチ	DDIR
最大センサ レート	▸120 min⁻¹		心房頻拍検出レート:	180 min⁻¹
最大トラッキング レート	▸120 min⁻¹		AMS 基本レート	▸60 min⁻¹
ヒステリシス レート	Off		AF サプレッション	Off
2:1 ブロック レート	171 min⁻¹			
ディレイ				
ペース後 AV ディレイ	200 ms			
センス後 AV ディレイ	150 ms			
レート応答 AV ディレイ	▸Off			
VIP™ (心室自己心拍優先機能)	On			
VIP™ 延長	200 ms			
サーチ間隔	▸30 秒			
サーチ サイクル数	▸3			
サーチ機能付ネガティブ AV ヒステリシス	Off			
キャプチャー & センシング	**心房**	**心室**		
ACap™コンファーム/Vオートキャプチャー	▸Off	On		
バックアップ パルス極性		バイポーラ		
サーチ間隔		8時間		
ペース後/センス後 AV ディレイ		50/25 ms		
パルス振幅 (マージン)	↳2.0 V (3.2:1)	1.625 V ⓑ		
パルス幅	0.4 ms	0.4 ms		
オート センシング	Off	Off		
感度 (セーフティー マージン)	0.5 mV (7.8:1)	2.0 mV (6:1)		

図3　Abbott社製品のSSS基本設定（AV delayを自動的に延長）

Settings				
Ventricular Tachy Settings			**Atrial Tachy Settings**	
Ventricular Tachy EGM Storage	On		ATR Mode Switch 170 min⁻ DDIR	
Detection Rate	160 min⁻			
Brady Settings				
Mode	DDD		Pacing Output	
RYTHMIQ™	Off		Atrial	Trend 3.5 V @ 0.4 ms
Lower Rate Limit	60 min⁻		Ventricular	Trend 3.5 V @ 0.4 ms
Maximum Tracking Rate	130 min⁻		Sensitivity	
Maximum Sensor Rate	130 min⁻		Atrial	Fixed 0.75 mV
Paced AV Delay	80 - 180 ms		Ventricular	Fixed 2.5 mV
Sensed AV Delay	65 - 150 ms		Leads Configuration (Pace/Sense)	
A-Refractory (PVARP)	240 - 280 ms		Atrial	Bipolar
V-Refractory (VRP)	230 - 250 ms		Ventricular	Bipolar
			Rate Adaptive Pacing	
			Minute Ventilation	ATR Only
			Accelerometer	Passive

図4　Boston Scientific社製品のAVB基本設定

AV delayを自動的に延長.

2．房室ブロック（AVB）の基本設定

　自己の房室伝導が確認できない症例 → DDD または VVI（**図4**）.

　一過性房室ブロックで手術時に房室伝導が保たれている症例 → DDD で AV delay 延長.

3．徐脈性心房細動（AF brady）の基本設定

　洞調律が確認できる症例 → DDI.

　洞調律が確認できない慢性化した症例や高齢者の症例 → VVI または VVIR（**図5**）.

Ⅲ章　ペースメーカ，新しいペースメーカシステム

Modes

Mode	VVI

Rates

Lower Rate	60 ppm
ADL Rate	95 ppm

Refractory/Blanking

Ventricular Refractory	330 ms

Rate Response

Optimization	On
ADL Response	3
Exertion Response	3
ADLR Percent	2.0%
Activity Threshold	Medium/Low
Activity Acceleration	30 sec
Activity Deceleration	Exercise
High Rate Percent	0.2%
ADL Rate Setpoint	15
Upper Sensor Rate Setpoint	40

Ventricular Lead

Amplitude	3.500 V
Pulse Width	0.40 ms
Sensitivity	2.80 mV
Sensing Assurance	On
Pace Polarity	Bipolar
Sense Polarity	Bipolar
Lead Monitor	Adaptive
Maximum Impedance	2,000 ohms
Minimum Impedance	200 ohms
Monitor Sensitivity	8
Capture Management	Adaptive
Amplitude Margin	2x
Min. Adapted Amplitude	1.500 V
Capture Test Frequency	Day at Rest
Acute Phase	14 days
V. Sensing During Search	Adaptive

Additional Features

Sleep	Off
Single Chamber Hysteresis	Off
Transtelephonic Monitor	Off
Extended Telemetry	Off
Extended Marker	Standard
Implant Detection	On/Restart

Ventricular High Rate Episodes

Detection Rate	180 ppm
Detection Beats	5 beats
Termination Beats	5 beats
Episode Collection Method	Rolling

Selectable Diagnostic

Chronic Lead Trend	Off
High Rate Detail	
Include Refractory Senses?	Include
EGM Type	EGM
EGM Allocation	4 for 4/4 secs
EGM Timeout	8 weeks

図5　Medtronic社製品の慢性化したAFまたは高齢者のAF基本設定

文献

1）Sweeney MO, et al：Adverse effect of ventricular pacing on heart failure and atrial fibrillation among patients with normal baseline QRS duration in a clinical trial of pacemaker therapy for sinus node dysfunction. Circulation **107**：2932-2937, 2003

2）Nielsen JC, et al：A randomized comparison of atrial and dual-chamber pacing in177 consecutive patients with sick sinus syndrome. J Am Coll Cardiol **42**：614-623, 2003

3）Wilkoff BL, et al：Dual-chamber pacing or ventricular backup pacing in patients with an implantable defibrillator：the Dual Chamber and VVI Implantable Defibrillator（DAVID）Trial. JAMA **288**：3115-3123, 2002

A　ペースメーカ

6 ペースメーカ植込み患者の フォローアップを行う

外来管理法

　ペースメーカのフォローアップは，電池寿命・リードの状態（波高値・閾値・抵抗値）・ペーシング率・イベントの有無等について観察する．通常4〜6ヵ月ごとに外来でフォローするが，遠隔モニタリングが導入されれば1年程度診療期間を延長することも可能である．

　外来でのチェックの際には，めまい・眼前暗黒感・息切れなどの自覚症状の有無を聴取し，植込み前の症状が改善しているかどうかを確認することで，デバイスの作動状況を知る手助けとなる．ペーシングに伴う横隔膜・横隔神経刺激の有無も胸部不快感やしゃっくりなどの症状として確認できることがある．また，創部の状態を確認し，創部周囲の発赤や腫脹などがあればデバイス感染を疑い，適切な対処が必要となる．

ワンポイントアドバイス

　国立循環器病研究センターのペースメーカ外来の流れ：当院のペースメーカ外来は医師・看護師・技師が協力し診察している．当院はデバイス専門の看護師を雇用しており，デバイス植込み後の自宅での生活や自覚症状の聴取を行い，患者ケアを総合的に行っている．

　患者が外来に受診したら，まずデバイスのチェックを技師が行い，これらの測定結果をもとに医師が診察を行った後，さらに必要に応じて看護師が患者およびその家族と看護相談を行っている．

　当院では，患者が自宅での生活において気をつけるポイントなどをパンフレットにし，患者指導を行っている（**図1**）．また看護師による看護相談を，新規植込み後の初回外来では全員に，再来の場合は患者が希望する場合に行っており，少しでも患者の不安をなくすような取り組みをしている．

電池寿命

　電池残量と予測される電池寿命が自動的に表示される．ペースメーカの交換を検討する時期は，ERI（elective replacement indicator：選択的交換指標）として表される．さらに電池を消耗するとEOL（end of life）へ移行する．EOLへ移行すると，メーカーや機種によって多少異なるが，電池の消耗を防ぐためにペーシングモードがVVIへ変更され，rate responseやモニター機能などがoffとなり，テレメトリが不可能となる．ERIから約3ヵ月でEOLへ移行するが，急激に電池を消耗する症例もあり，ペースメーカの交換はできるだけ余裕をもって行うことが望ましい．

波高値

　波高値は，自己のP波やR波があれば多くの機種で自動測定される．ペーシング依存の場合，徐々にペーシングレートを下げて自己脈を出現させるか，R波高の測定の場合はAV delayを

自分の脈拍のリズムを確認しましょう（自己検脈）

①正しい検脈方法
手首の親指側の動脈に沿って人差し指、中指、薬指を当て、1分間きちんと数える。
（指を立て気味にして、爪に近い指先で触れるとわかりやすい。30秒数えて2倍してもよい）

②いつもの自分の脈拍数やリズムを知りましょう
動悸など、症状のある時との、違いが分かりやすくなります。

③自己検脈のポイント
①血圧測定器での脈拍は、不整脈の種類によっては正確に表示されないことがあります。
　　　　　　　　　　　（心房細動、期外収縮などのとき）
②いつもと、脈の触れる間隔・早さ・リズムはどうか
　・規則正しいか、バラバラか
　・突然早くなるのか、徐々に早くなるのか
③どんな自覚症状があるのか

植込み部位の観察をしましょう

創部や機器周囲を観察をして、異常の早期発見に努めましょう!!

植込み部位の傷の痛みは、退院後しばらくすると消失します。機器の違和感は、個人差はありますが、数か月から1年持続する人もありますが、時間と共に慣れていくと言われます。**しかし、創部感染は、いつ・誰に起こるか分かりません。**

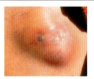

観察ポイント
発赤・腫れ・熱感・今までにない痛み・皮膚の色の変化・浸出液や出血、排膿・それに伴い熱がでてくる。

このような変化のある時は、感染が疑われます
　　　　早期に病院に連絡し、受診しましょう。

とくに注意深く観察しましょう
高齢者・糖尿病・腎不全・心不全・痩せ体型・ステロイド内服中の患者さんは、感染のリスクが高い傾向にあります。

図1　患者向けパンフレット（国立循環器病研究センター）

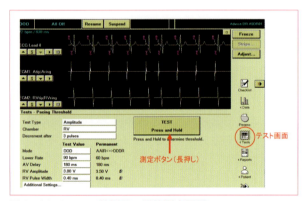

図2　Medtronic社製品の閾値測定画面

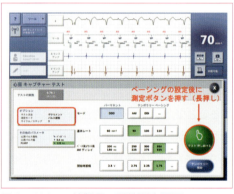

図3　Abbott社製品の閾値測定画面

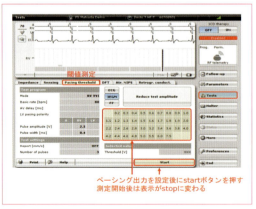

図4　BIOTRONIC社製品の閾値測定画面

長くして自己のR波を出現させる方法もある. いずれにしろ,自己脈が出現しない場合もあり, その場合は測定できない. 心房のセンシングの 確認では心室波のfar-field sensingがないこと, 心室のセンシングの確認ではT波のオーバーセ ンシングがないことも合わせて確認しておく必 要がある.

閾値

　ペーシング閾値の測定は,パルス幅は一定の まま電圧を徐々に低下させて評価することがほ とんどであるが,電圧を一定にしてパルス幅を 徐々に低下させて評価する場合もある. 心房 リードの閾値は,通常AAIもしくはDDDで AV delayを長くした設定で行い,心室リード の閾値はVVIもしくはDDDでAV delayを短く した設定で行う. 心房も心室もキャプチャーさ れなくなった直前の電圧が閾値である. 各メー カーの閾値の測定方法は以下のとおりである.

1. Medtronic社（図2）,Abbott社（図3）

　測定ボタンは長押しのままチェック行い, ペーシングがキャプチャーされなくなった時点 でボタンから手を離して閾値を判断する. この 際キャプチャーされなくなった後のポーズの時 間が長くなりすぎると,自覚症状が出現するこ ともあるため,キャプチャーされなくなった後 は速やかに測定を終了するよう,注意が必要で ある.

2. BIOTRONIC社（図4）

　長押しではなく,1回の測定で設定されたパ ルス数のペーシングをした後は自動で元の設定 に戻ってペーシングされ,できるだけポーズの 時間が短くなるように工夫されている. この場 合は,測定ごとに電圧を徐々に低下させてペー シングを行い,閾値を判断する必要がある.

3. Boston Scientific社（図5）

　画面上のテスト開始ボタンを押すと,段階的

に電圧あるいはパルス幅が自動的に減少してい く. ペーシングがキャプチャーされなくなった 時点でテスト終了ボタンを押す. キャプチャー ロスする直前の値が閾値として表示される. テ ストの途中に一時停止ボタンや,＋／－ボタン を用いて,マニュアルで数値を増加／減少させ て閾値周囲のペーシングの安定性を評価するこ とも可能である.

4. SORIN社（図6）

　測定には手動測定とSMART CHECKによる 自動測定の2とおりの方法がある.

　手動測定は,スタートボタンを押すと,設定 したパルス数で徐々に出力が低下する. ペーシ ングがキャプチャーされなくなった時点で,プ ログラマー画面上のストップボタンまたはキー ボードのスペースバーを押して測定を中止する. 中止しなければペーシング不全となるため,注 意が必要である.

　自動測定では,スタートボタンを押すと,自 動で閾値測定が行われる. ペーシング不全をデ バイスが自動で確認し,バックアップペーシン グを入れて止まる.自動測定は簡単ではあるが, 閾値が不安定な際に誤った評価がなされること があるため,当院では手動測定のみ行っている.

> 💡 **ワンポイントアドバイス**
>
> 　当院の設定（出力）：手術直後は全例で閾値 に対して出力を高く設定しているが,外来の フォローアップで閾値が安定していることが 確認できれば,電池寿命を長くするために,パ ルス幅固定の場合は電圧を閾値の2倍に,電圧 固定の場合はパルス幅を閾値の3倍に設定して いる.
>
> 　もしもペーシング不全を示唆する所見を認 める場合は,反対に出力を上げる必要がある.

抵抗値

　抵抗値は自動で測定され,経時的な変化をグ ラフとして表記する機種もある. リードの被覆 損傷では抵抗値が低下するが,断線では抵抗値

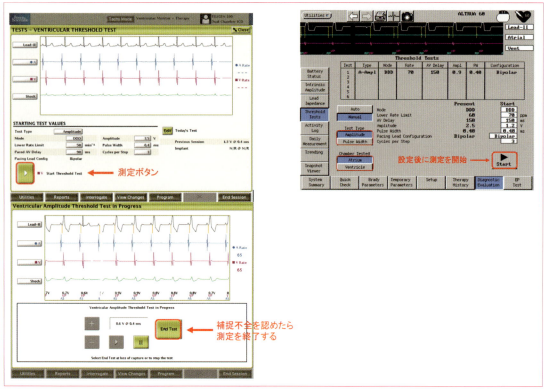

図5　Boston Scientific 社製品の閾値測定画面
古い機種では画面が異なる．

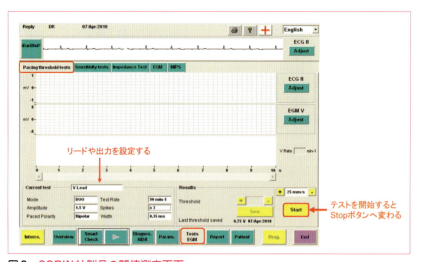

図6　SORIN 社製品の閾値測定画面

が上昇する．不全断線では抵抗値が大きく変動する場合もあり，前回までの値と比較して判断をする必要がある．

ペーシング率

　心房・心室それぞれのペーシング率は，サマリに数字もしくはグラフとして表記される．心拍数のヒストグラムも合わせて確認し，場合に

よってはペースメーカの設定を調節する必要がある. 心室ペーシングは, 心不全や心房細動のリスクと関係していることが報告されており, 不必要なペーシングはできるだけ避けたい.

機種によっては自己の房室伝導を温存するための機能が備わっており, 洞不全症候群や一過性房室ブロックの症例ではAV delayが自動的に調節され心室ペーシング率が抑えられる. ただし, 著明な1度房室ブロックを認める場合や心室ペーシングの割合が多くなってきた場合には, AV delay延長が生理的な血行動態に悪影響を及ぼすため, 機能を中止する必要がある.

また, 一部のメーカーでは心室ペーシング率を減少させる目的で, ペーシングモードを自動で変更できる機能を持つ（p40参照）.

rate response機能

rate response機能は, 体動や分時換気量などをペースメーカ内のセンサーにより検出し, 運動強度に応じて, ペースメーカのレートを自動調整する機能である. 使用が必須の機能ではないが, 洞不全の患者で運動しても心拍数上昇が起こらない場合や, 心室ペーシングの患者でレートヒストグラムの心拍数が下限レートに固定されている場合に有用である.

センサーの設定が鈍いと心拍数の上昇が遅れ, 労作時息切れやめまいを自覚することがある. 一方, センサーの設定が鋭いと, 軽度の労作でも心拍数が上昇してしまい, 動悸を感じやすくなることがある.

rate response機能により, 症状改善と運動耐用能が上昇することが期待されるが, 心室ペーシング率が増加する可能性があるため注意が必要である.

頻脈性不整脈への対応

心房不整脈を認めた場合

ペースメーカには心房頻拍エピソード（atrial high rate episode：AHRE）やモードスイッチの回数が記録され, 心房不整脈の情報を得ることができる. 心房期外収縮のshort runやリード不全に伴うノイズなどもカウントされていることがあり, 記録が残っていればイベント時の心内電位を確認することが望ましい. AT/AFサマリには, AHREの持続時間や頻度が記録されており, 持続時間やCHADS2スコア・出血リスクなどの患者背景を考慮し, 抗凝固療法の導入を検討する必要がある.

65歳以上のデバイス植込み患者2,580人を観察したASSERT試験[1] では, 無症候性のAHRE（脈拍190/min以上, 6分以上持続）をデバイス植込み患者の10%に認め, 無症候性AHRE患者の血栓塞栓発生率は年間1.7%で, 無症候性AHREのない患者と比較して2.5倍リスクが高いと報告されている. 無症候性AHRE患者における脳梗塞や全身性塞栓症の発生率は, CHADS2スコアの増加に伴い上昇し, 1点で年間0.56%, 2点で年間1.29%, ＞2点で年間3.78%であり, CHADS2スコア＞2点では6分間のAHREで血栓塞栓のリスクが高まることが示された. また, デバイス植込み患者10,016人（平均年齢70歳）を対象とした3つの前向き試験のメタアナリシスであるSOS AF project[2] では, 43%の患者で少なくとも5分以上持続する心房細動が少なくとも1日以上出現していた. 最大心房細動累積時間の平均は6ヵ月で, 1日あたりの心房細動累積時間が1時間以上となると脳

梗塞のリスクが高くなることが示されている．これらのことから，ペースメーカチェックの際に心房細動の出現を認める場合，リスクのある患者では無症候であっても抗凝固療法の導入を考慮する．

💡 ワンポイントアドバイス

当院での抗凝固療法：ペースメーカチェックで心房細動を認めた場合，当院では脳梗塞のリスクに合わせて，以下のように抗凝固薬を導入している．
・CHADS2スコア0点：抗凝固薬なしで経過観察
・CHADS2スコア1～2点：1時間以上の心房細動で抗凝固薬導入
・CHADS2スコア3点以上：6分以上の心房細動で抗凝固薬導入

ペースメーカモードに関して，心房と心室の協調性を有した生理的ペーシング（VDD，DDDなど）では，非生理的ペーシング（VVIなど）に比較して心房細動の発生率を減少させることが明らかとなっている．CTOPP study[3]ではVVI群と比較してDDD（R）群で心房細動発生率が有意に低値であった．また，AAIとVVIペーシング患者を比較したDANISH研究[4]では，VVI群で心房細動と血栓塞栓症のイベント発生頻度が有意に高率であり，その他の大規模臨床試験の結果でも心室ペーシング率が高くなると心房細動の発生率が上昇することが明らかにされている．このため，各メーカーで前述したような房室伝導を温存し心室ペーシング率を減少させる機能が搭載されている．

さらにデバイスによる心房細動の抑制を目的として，メーカーごとに独自のペーシングアルゴリズムを有した機能が備わっており，主に以下の3つに分けられる．

①心房不応期内で心房期外収縮を感知した際に，心房のペーシング周期を長くして心房受攻期でのペーシングを防ぎ，心房細動が誘発されるのを予防する機能．
→Medtronic社のNCAP機能とBIOTRONIC社のupper rate atrium機能がこれにあたり，代表的な機能である．

②心房を設定下限レートでペーシング中に，それを上回る洞調律もしくは心房期外収縮が出現した場合，オーバードライブレート（自己脈よりもやや速いレート）でペーシングし，ペーシング率を上げることにより心房の興奮周期を安定させ，心房細動の抑制を図る機能．
→これまでのASSERT試験[1]やSAFE試験[5]では，心房のオーバードライブペーシングによる心房細動の予防機能は有効性を認めていない．

前記の①，②のペーシングアルゴリズムは，あくまでも心房細動を予防するための機能であるが，近年，デバイスにより心房細動を治療するための機能（③）が搭載された．

③心房の抗頻拍ペーシング（antitachycardia pacing：ATP）により心房不整脈を停止させようとする機能．
→Medtronic社のReactive ATPという機能である（図7）．これは，発症時だけでなく，レートや安定性の違う心房不整脈を検出し治療することが可能である．また，1エピソードに送出できるATP治療が終了したにもかかわらず心房不整脈が停止しなかった場合でも，一定の時間が経過した後に再度ATP治療を送出することができ，時間差を利用して繰り返しATP治療を行うことで，停止しなかったエピソードが停止する可能性を高めることができる．

近年発表されたMINERVA trial[6]では，このReactive ATP機能が加わったペースメーカのモード（従来のDDDR＋心房細動予防機能＋Reactive ATP）は，コントロール群のDDDRに比べて慢性心房細動への移行リスクを2年間で61％も低減することが報告された．さらに電気的除細動や緊急入院の低減により患者のQOLが改善することも合わせて報告され，有用性が期待されている．

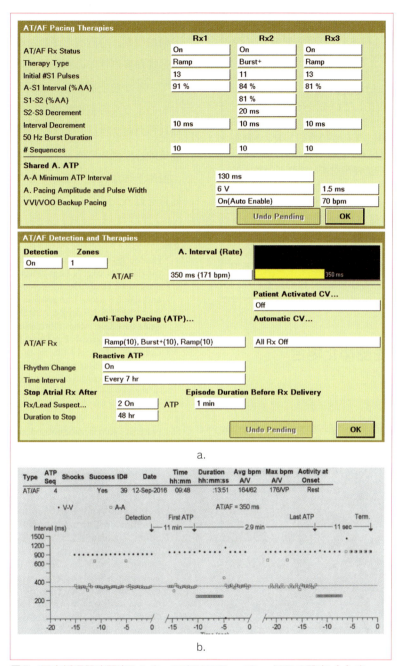

図7 国立循環器病研究センターにおけるReactive ATPの設定（a）と Reactive ATPにより心房細動が停止した一症例（b）

a：当院では，MINERVA trialに準じてATPの設定をしている．特に頻拍周期＞240 msecではRampのほうがBurst＋よりも頻拍停止効果が高いと報告されており[7]，まずRamp治療から行うように設定されている．

b：初回のATPでは心房細動は停止しなかったが，ATPを繰り返したことにより心房細動が停止した．

同様の心房細動に対する治療機能は，BIOTRONIC社のICD/CRT-Dにも搭載されている．PP間隔によるstabilityを評価し，安定している場合はATP治療，不安定な場合はHF（high frequency）burst治療を行い，心房不整脈の治療が可能であるが，1つの心エピソードに対して1回のみの治療となり，エビデンスも乏しいのが現状である．

ワンポイントアドバイス

　当院の設定（心房細動の予防と治療）：心房受攻期での心房ペーシングによる心房細動の誘発を防ぐため，Medtronic社のNCAP機能とBIOTRONIC社のupper rate atrium機能は全例で設定をONにしている．心房オーバードライブペーシング機能に関しては，心房細動予防に対する有効性が明らかでなく，電池消耗をきたすため設定はOFFとしている．

　Reactive ATPの使用可能な機種では基本的にONとし，モード切替機能（MVP）と併用している．しかし，治療の成功率が低い症例や，頻回に作動する症例では，電池消耗の点からOFFにしている．治療の記録が残っていた場合，far-field sensingによる過剰治療やunder sensing心房細動のまま治療が終了している場合もあるため，必ず心内電位を確認している．

心室不整脈を認めた場合

　ペースメーカでは，任意に設定した周期以上の心室頻拍を，心室頻拍エピソード（ventricular high rate episode：VHRE）として検出し，履歴を残す．心室不整脈の検出アルゴリズムは機種によって異なるが，実際には心房不整脈を誤ってカウントしてしまうことや，T波のダブルカウントである場合もあり，心内電位を確認して，心室不整脈であることをきちんと診断する必要がある．心房電位と心室電位の解離を認めれば心室不整脈である．発症時刻や持続時間などがサマリとして表示される．そして心室頻拍であった場合，心内電位を読み取ることで，

頻拍の起こり始めのcoupling intervalや，心室の頻拍周期，心内波形がわかる．これにより，単形性か多形性かの判断や，頻拍が何種類出現しているかを把握することが可能となる．

　このような心室不整脈が出現する背景には，何らかの器質的心疾患を有している場合があり，器質的心疾患の有無や左心機能の程度によって治療や予後が大きく変化するため，必要により精査を行う．

文献

1) Healey JS, et al：Subclinical atrial fibrillation and the risk of stroke. N Engl J Med **366**：120-129, 2012
2) Boriani G, et al：Device-detected atrial fibrillation and risk for stroke：an analysis of ＞10,000 patients from the SOS AF project（Stroke preventiOn Strategies based on Atrial Fibrillation information from implanted devices）. Eur Heart J **35**：508-516, 2014
3) Connolly SJ, et al：Effects of physiologic pacing versus ventricular pacing on the risk of stroke and death due to cardiovascular causes. Canadian Trial of Physiologic Pacing Investigators. N Engl J Med **342**：1385-1391, 2000
4) Anderson HR, et al：Long-term follow-up of patients from a randomised trial of atrial versus ventricular pacing for sick-sinus syndrome. Lancet **350**：1210-1216, 1997
5) Lau CP, et al：Prospective randomized study to assess the efficacy of site and rate of atrial pacing on long-term progression of atrial fibrillation in sick sinus syndrome：Septal Pacing for Atrial Fibrillation Suppression Evaluation（SAFE）Study. Circulation **128**：687-693, 2013
6) Boriani G, et al：Atrial antitachycardia pacing and managed ventricular pacing in bradycardia patients with paroxysmal or persistent atrial tachyarrhythmias：the MINERVA randomized multicentre international trial. Eur Heart J **35**：2352-2362, 2014
7) Gulizia M, et al：Randomized comparison between Ramp and Burst+atrial antitachycardia pacing therapies in patients suffering from sinus node disease and atrial fibrillation and implanted with a DDDRP device. Europace **8**：465-473, 2006

A	ペースメーカ

7 ペースメーカ関連のトラブルシューティングを把握する

近年のペースメーカは，より生理的で効果的なペーシングを追求しさまざまな機能を備え複雑化してきた．正常作動とペースメーカトラブルを見極めるためにはそれら機能に対する知識と理解が必要である．本項ではペースメーカ植込み後に生じうるトラブルを概説し，それらの対処について論ずる．

理解しておくべきペースメーカのタイミングサイクル

下限レート間隔（LRI）

下限（基本）レート間隔（lower rate interval：LRI）は，心房（心室）イベントから心房（心室）ペーシングまでの間隔である．心房を基準にLRIを設定する場合と心室を基準にする場合がある（**図1a, b**）．両者の違いは特に自己房室伝導が出現したときに現れ，心室基準LRIでは，V-Vインターバルを一定に保とうとするためA-Aインターバルが影響を受ける．心房基準LRIを採用しているとA-Aインターバルは変化しない．LRI内で心房や心室センシングがあれば，LRI計測はリセットされ再び新たな周期が開始される．

房室間隔（AVIまたはAV delay）

房室間隔（atrioventricular interval：AVI or AV delay）とは，心房イベントと予定された心室ペーシングとの間隔をいう．AVI内では心房チャネルは不応期である．PQ時間を一定に保つため，一般的に心房ペース後のAVI（pAVI）は自己P波が感知された後のAVI（sAVI）より長く設定される．これは心房ペーシングによる興奮波が心房筋を伝導してP波を形成するには洞調律より時間がかかることと，自己P波を心房電極がセンシングするタイムラグにより，sAVIを短めに設定する必要があるためである．

心房補充間隔（AEI）

心房補充間隔（atrial escape interval：AEI）とは，心室ペーシングあるいはセンシングから予定された心房ペーシングまでの間隔である．AEI＝LRI－AVIの関係がある．

不応期と休止期

不応期（refractory period）は，自己心拍を感知できるが，LRIやAVIをトリガー，リセットしない「見て見ぬふりをする」期間である．不応期の最初には休止期（blanking period）があり，イベントを感知しない「見ない」期間である（休止期内の信号をブランキングイベン

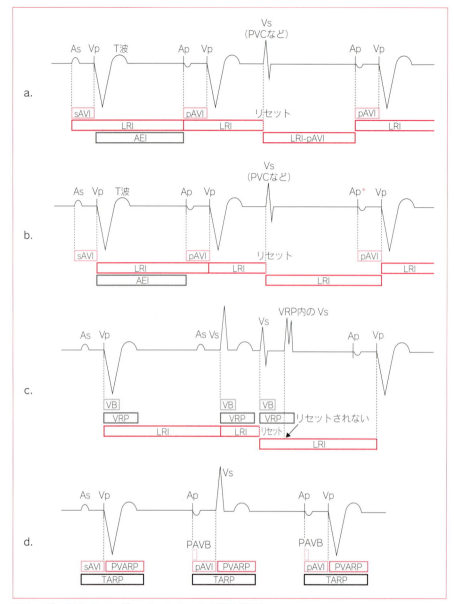

図1　デュアルチャンバーペースメーカの基本周期

a，b：心房基準のLRI（a）と心室基準のLRI（b）の比較．

　ペースメーカの基本レートが心房，心室どちらのタイミングで規定されるかが異なるため，LRIの始まりと終わりに違いを生ずる．LRI内でPVCなど心室イベントが感知されるとLRIはリセットされ，その後のタイミングの取り方も異なる．

　aではPVC後にLRI−AVIの間隔をはさんでApを出力し，次のLRIが始まる．一方，bはPVC後にLRIの間隔をはさんでVpが出力され次のLRIが始まる．この場合Apは予定されたVpのpAVIだけ前に出現するようにプログラムされている（＊）．

c，d：主な不応期と休止期．

　c：心室基準のLRIがプログラムされている際のVRPの働き．VRP内の心室イベントは感知されるが，それによるLRI計測のリセットは行われない（矢印）．

　d：PAVBはクロストークの回避に，PVARPはエンドレスループ頻拍予防のために重要である．As：心房センシング，Vp：心室ペーシング，Ap：心房ペーシング，Vs：心室センシング，PVC：心室期外収縮，sAVI：心房センス後房室間隔，pAVI：心房ペース後房室間隔，LRI：下限レート間隔，AEI：心房補充間隔，VB：心室休止期，VRP：心室不応期，PVARP：心室イベント後心房不応期，PAVB：心房ペーシング後心室休止期，TARP：総心房不応期

7. ペースメーカ関連のトラブルシューティングを把握する

トとして記録する機種もある）．

1．心室不応期（VRP）と心室休止期（VB）

心室不応期（ventricular refractory period：VRP）は心室イベントの直後に設定される期間で，信号をセンスしてもLRI計測はリセットされない（図1c）．VRPは200〜300 msecに設定される．心室休止期（ventricular blanking period：VB）では心室イベントを感知しない．T波の感知と，分裂電位の心室波によるダブルカウントを避けるために設けられている．

2．心房ペーシング後心室休止期（PAVB）

心房ペーシング後心室休止期（postatrial ventricular blanking：PAVB）は，心房ペーシング直後に設けられた心室チャネルの短い休止期（10〜60 msec）．心室チャンネルによる心房のオーバーセンシング（クロストーク，後述）を予防できる（図1d）．

3．心室イベント後心房不応期（PVARP）

心室イベント後心房不応期（postventricular atrial refractory period：PVARP）は，心室イベント後の心房イベントに対する間隔である．この間隔に心房イベントを感知してもAVIは開始されない．心房リードによる心室のオーバーセンシングを予防するため，また室房伝導による逆行性P波の感知を防ぐために設けられている（図1d）．AVIとPVARPを合わせた期間を総心房不応期（total atrial refractory period：TARP）（＝AVI＋PVARP）という（図1d）．

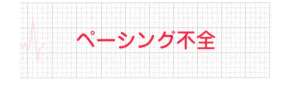

ペーシング不全には，ペーシング刺激が出力されない出力不全（failure to pace）とペーシング刺激が心筋で捕捉されない捕捉不全（loss of capture or noncapture）に二分される．多くは心電図や心内心電図（EGM）で判断できる．

出力不全

出力不全の原因を表1に示す．本当は正常に作動している「偽の」出力不全にもしばしば遭遇するため注意を要する．

表1　ペーシング出力不全の原因

真の出力不全
・リード関連のトラブル，あるいはそれによるアーチファクトのオーバーセンシング
同軸コイルリードの絶縁被膜障害：短絡形成により心筋に電流が届きにくくなる．インピーダンスは低下する．
リード同士の相互作用（chatter）
導線の断線・損傷：インピーダンス上昇
リードと本体間の接続不良
・ジェネレータの異常
電池消耗，機械部品の障害，直接的な損傷，気密性の欠損，放射線治療，電気的焼灼，除細動，結石破砕術
偽の出力不全
・デバイス設定による正常作動
ヒステレシス
AVマネージメントアルゴリズム
自動測定機能
機能的アンダーセンシング
・生理的な信号のオーバーセンシング
far-field電位，筋電位，T波など
・電磁干渉によるオーバーセンシング
・クロストーク
・設定ミス

1. 出力不全と誤認しやすいもの

a. ヒステレシス

シングルチャンバーペースメーカにおいて自己房室伝導を温存し、室房伝導を防ぐための機能である。通常、自己レートが下限レートを下回るとペーシングされる。ヒステレシスは、下限レート間隔に追加される様子見の期間（「ヒステレシス」という）であり、たとえば下限レート60/min・ヒステレシス50/minの設定だと、自己レートが50bpmを下回るとペーシング60ppmが開始される。

b. その他の機能的なペーシング欠落

AVマネージメントアルゴリズム（例：AAI/DDD切り替えの必要性を判別するため一時的にペーシングをしない、図2）、自動波高値・リード閾値測定アルゴリズムが挙げられる（p44も参照）。

2. 出力不全の際の対応

オーバーセンシングに関しては後述する。ジェネレータ・リードの異常は基本的に交換や追加が必要である。同軸コイルリードの絶縁障害であれば出力設定をbipolarからunipolarへ変更して一時しのぎできることがある。

捕捉不全

ペーシングに対し心筋が興奮しない現象をいう。心電図でペーシングスパイクに引き続くP波やQRS波を認めない。捕捉不全を「ペーシング不全」と呼ぶことが多い。原因を表2に示す。

1. 術後急性期（1ヵ月以内）

リードの位置移動・異常、心臓穿孔、接続不良を考える。リード電極周囲の炎症が線維化を惹起すると、絶縁被覆形成による閾値上昇・波高低下を招く。小児の心外膜リードは閾値が上昇しやすく、注意を要する。

2. 術後慢性期（1ヵ月以降）

線維化組織でペーシングが阻害される進出ブロック（exit block）、リードトラブル、心筋症の進行、代謝・電解質異常、薬剤の影響（表3）が挙げられる[1,2]。

リードトラブルは、絶縁被膜損傷によるリーク、第1肋骨と鎖骨に挟まれて生じる導線断線（subclavian crush injury）がある。リード抵抗値の計測が重要であり、正常範囲は300〜1,500Ωで、上昇はリード不全断線・断線、低下（250Ω未満）は絶縁被膜の損傷を示唆する。国立循環器病研究センターでは、リード抵抗値変化のないリード損傷例を経験しており（図3）、波高値・刺激閾値・ノイズの有無など総合的な評価が必要である。

3. 偽性捕捉不全

ペーシング刺激がないにもかかわらずペーシ

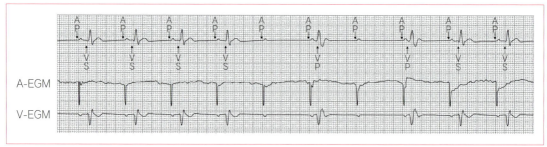

図2 自己房室伝導優先機能による心室ペーシングの欠落（Medtronic社：MVP）
AAI作動中、5拍目と7拍目の心室センシング（VS）が消失し、それに対する心室ペーシング（VP）も見られない。ただし6拍目と8拍目にはバックアップのVPが出現し9拍目からは再びAAI作動へ回復した。これは自己房室伝導優先機能のためVPを入れず（偽性ペーシング出力不全）に自己房室伝導の状況を確認しているタイミングで自己VSが脱落したもので、異常ではない。

表2 捕捉不全の原因

- リード位置移動（dislodgement），位置異常（malposition）
  心臓穿孔，冠静脈内リード，twiddler症候群
- リード損傷
  断線，短絡，導線の破損，絶縁被膜の損傷
- 接続部の問題
  本体とリード間の接続不良
  コネクタブロックにリードがきちんと挿入されていない
- ペースメーカポケットの問題（いずれもペーシング極性がunipolarの場合）
  ポケット内の空気
  ペースメーカがポケット外にある
- 捕捉閾値の上昇
  植込み後リードが定常状態になるまで
  進行性の心臓疾患，心筋症，心筋虚血・梗塞
  進出ブロック
  低酸素
  皮下気腫
  甲状腺機能低下症
  代謝異常（アシドーシスなど）
  電解質異常（高カリウム血症など）
  薬剤（flecainide, propafenoneなど）
  電極と組織間の境界面の障害（電気焼灼，電気的除細動など）
- 電池消耗
- 回路不全
- 不適切なプログラミング
  捕捉閾値に対するペーシング出力のセーフティマージンが少ない（体位，食事，運動などにより捕捉閾値は日内変動を生じうる）
  捕捉マネージメントアルゴリズム（出力自動調整機能）のエラー
- 機能的捕捉不全：アンダーセンシング後の心筋不応期でのペーシング出力
- 偽性捕捉不全（捕捉不全のように見える）
  ペーシング後のP波あるいはQRS波が基線レベルにあり認識できない
  ペーシングスパイクに酷似した外部からのアーチファクトの観察

表3 捕捉閾値に影響する薬剤

閾値を上昇させる	閾値を上昇させうる	閾値を低下させる
・flecainide ・propafenone ・sotalol ・ミネラルコルチコイド	・β遮断薬 ・ibutilide ・lidocain ・procainamide ・quinidine	・atropine ・adrenaline ・isoproterenol ・グルココルチコイド

ングスパイク様の波形を呈することをいう．電磁干渉やBIOTRONIC社製品の胸郭内インピーダンス計測時の閾値に満たないペーシングがある（**図4**）．

4．捕捉不全の際の対応

図5に対応法のフローチャートを示す．

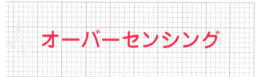
オーバーセンシング

リード電極が本来感知してはいけない部位の電位を感知することをオーバーセンシング（oversensing）という．オーバーセンシングは，基本周期をリセットしてしまうため，ペーシング出力不全を引き起こす．原因を**表4**に示す．

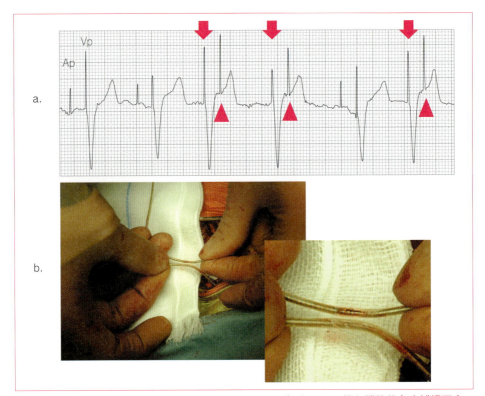

図3 心房ペーシングの心室捕捉（cross-stimulation）とそれに伴う機能的心室捕捉不全
a：Holter心電図において，最初の2拍は心房ペース-心室ペース（Ap-Vp）作動だが，3, 4, 6拍目は心房ペーシングスパイクによって心室ペーシングが出現し（矢印），続く不応期のため次の心室ペーシングスパイクは捕捉されていない（矢頭）．
b：原因は22年前に留置された心房・心室リードの被膜損傷であった．鎖骨下静脈内で両リードが互いに接触して摩耗し合い，リード絶縁被膜が剥がれて心房ペーシング信号が接触部で心室リードへ乗り換えたために心室ペーシングを惹起したと考えられた．この前後長期的にもリードインピーダンスに変化はなかった．後日心房リードをリードアダプタで修復し，正常作動に回復した．

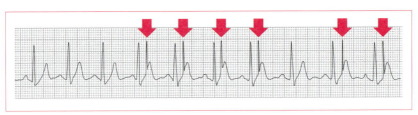

図4 胸郭インピーダンス測定による偽性捕捉不全（BIOTRONIK社製品）
胸郭インピーダンス測定時のモニター心電図（4拍目以降）．T波上にペーシングスパイク（アーチファクト）が見られるが（矢印），これは胸郭インピーダンス測定のために出力された微弱なパルスを心電計がペーシングパルスと認識し大きく再構築したものである．心室イベント後にペーシングスパイクが出現するため，トラブルと勘違いされうる．

さまざまなオーバーセンシング

1．far-field R波（FFRW）

心房チャネルで心室波を感知することをいう（図6）．不適切なモードスイッチが作動したり（図6），不適切な抗頻拍ペーシングが作動しうる．AAI（R）では設定レートより低いペーシングとなりうる．FFRWの誘因として，短い心室ペーシング後心房休止期（PVAB；後述），心室に近接した心房リード留置，unipolarセンシング設定，高すぎる心房感度設定がある．QRS波のベクトルにより，自己心拍とペーシングでFFRWを認めるときと認めないときがあ

7. ペースメーカ関連のトラブルシューティングを把握する

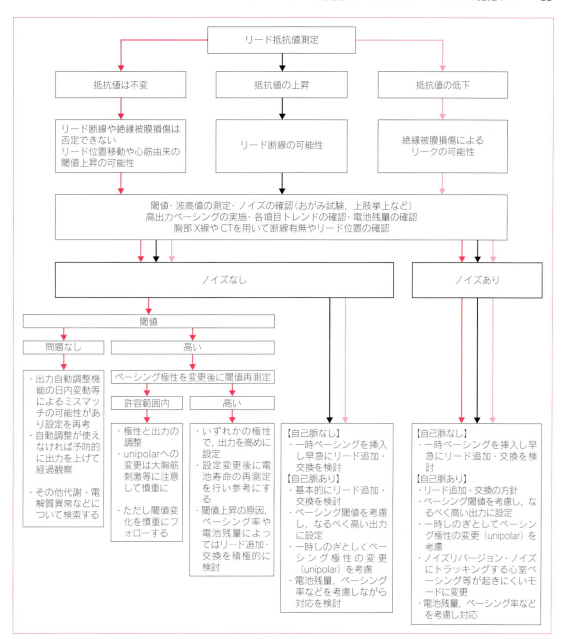

図5　捕捉不全のトラブルシューティングフローチャート
最初に進んだ色の矢印に沿って対応を確認する．

表4　オーバーセンシングの原因

生理的な信号	非生理的な信号
・far-field P波・R波 ・near-field P波 ・R波のダブルカウント ・T波 ・筋電位（横隔膜/胸腹部） ・分極アーチファクト	・電磁干渉 ・リード断線によるノイズ ・クロストーク ・電極間相互作用

る．

　PVABの延長が有効だが，心房不整脈をアンダーセンシングするリスクがある．心房感度を下げる対応もあるが，心房不整脈だけでなく洞調律の興奮をアンダーセンシングする可能性がある．

2．far-field P波（FFPW）

　P波は振幅が小さいため，FFPWは起こりに

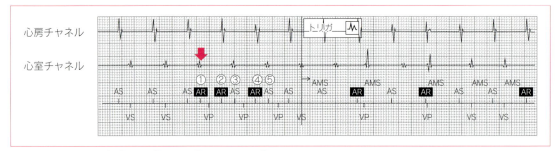

図6 far-field R波（FFRW）オーバーセンシング
DDD設定で心房センス－心室センス（AS-VS）作動中，3拍目のVS（矢印）を心房でオーバーセンシング（FFRW）し不応期内心房センス（AR）と判断された（①）．その影響で正常ASをARと感知し（②，④）続くFFRWしたVSをASと誤認している（③，⑤）．その結果心房不整脈を生じたと判断し，モードスイッチ（AMS）が作動した．
VP：心室ペーシング

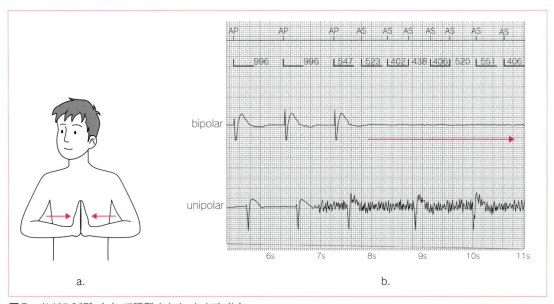

図7 おがみ試験（a）で誘発されたノイズ（b）
AAIペースメーカ植込み後にノイズを疑う所見が得られ，おがみ試験により筋電位によるノイズが再現された．ノイズは心房センシング（AS）と誤認され，心房ペーシングが抑制された（矢印）．なお，ノイズはセンス極性をunipolar（下段）にしたほうが明瞭であった．

くい．①右室リードが三尖弁輪へ移動したとき，②右室リードが冠静脈洞内に留置されたとき，③ICDのintegrated bipolarリードの右室コイルが心房にある場合に出現しうる．CRTの左室リードが冠静脈洞まで引けたときもFFPWをきたしうる．

3．near-field

心内電位の持続時間延長や，分裂電位がある場合に起こりうる．たとえば，右房分界稜近傍に心房リードを留置すると，分界稜前後の心房波をダブルカウントしうる．

4．T波

高い感度設定がなされるICDで見られる現象で，ペースメーカではあまり見られない．

5．筋電位

ノイズが筋電位か確かめるためには，おがみ試験（左右の手掌を体の前で合わせて互いに押し合う）が有用である（図7）．

6．非生理的な信号

電磁干渉が有名である．電磁干渉はノイズとしてEGMで確認され，全チャネルでノイズが捉えられることが特徴である．原因としては金

表5 ペースメーカEGMに現れるアーチファクトの鑑別方法

電磁干渉
・反復性で高周波（50 or 60Hz）
・すべてのチャンネルで確認できるが，感度を上げないとわからないこともある

筋電位
・高周波であることが多い
・ときに振幅が次第に増大/減少する
・横隔膜による筋電位は心室リードでのみ感知される
・胸部や腹部からの筋電位はunipolarセンシングでいずれのリードでも感知できる
・Valsalva法や咳，おがみ試験によって再現性をもって確認できる

リード損傷
・波形が不規則な形状をしており高周波である
・損傷の生じたリードのチャンネルでしか確認できない
・リードインピーダンスの上昇や異常な閾値を伴うことがある
・ポケットを触ることでアーチファクトが再現できることがある

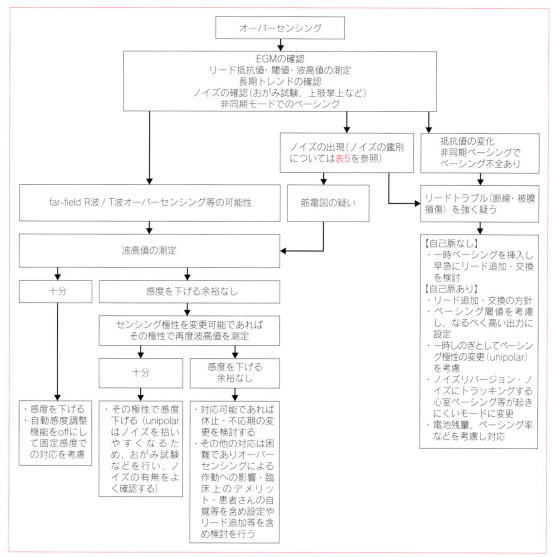

図8 オーバーセンシングのトラブルシューティングフローチャート

表6　センシング不全（アンダーセンシング）の原因

・植込み時からすでに自己心拍の電気信号が弱い（波高値，スルーレート，周波数）
・時間経過に伴う自己心拍の電気信号の減弱化
・疾患の進行（心筋症，新たな脚ブロック，心筋虚血・梗塞）
・呼吸や体動に伴う変化
・期外収縮
・一過性の信号強度低下：電気的除細動あるいはカルディオバージョン後，代謝異常（高カリウム血症など）
・リード定常化の過程
・ジェネレータ不全：センシング回路の異常，リードスイッチのスタック，電池消耗
・リード不全（絶縁被膜損傷，リード断線）
・マグネットの使用時：センシングをしない（非同期）モードになる
・ノイズ検知時：非同期モードになることが多い
・正常作動（機能的アンダーセンシング）：休止期，フュージョンビート

属同士の接触，絶縁被膜が損傷した心房心室リード同士の干渉，リード導線コイルの損傷，リードとジェネレータ接続のゆるみ，陽極-陰極導線間の絶縁体損傷，ペーシング電極間の相互作用，心筋に固定したスクリューのゆるみがある．問題部位上の皮膚に触れることでノイズを再現できることがある．

表5にアーチファクトの鑑別を示す．

オーバーセンシングの際の対応

フローチャートを**図8**に示す．

センシング不全
（アンダーセンシング）

1．原因と注意事項

センシング不全（failure to sense）〔アンダーセンシング（undersensing）〕は，ペースメーカが自己心拍を認識できないことをいう．原因を**表6**に示す．前述のように休止期ではイベントはすべてアンダーセンシングされる（機能的アンダーセンシング）．休止期以外の不応期ではセンシングされる．これは補充間隔のリセットには利用されず，ノイズや心房不整脈の検出に利用される．

自己心拍がアンダーセンシングされると，ペースメーカは設定されたペーシングを行う．心筋不応期ならペーシングは捕捉されないがPacing on Tとなると致死性不整脈が誘発されうる．

アンダーセンシング時は，リード位置移動・異常や心臓穿孔，リードトラブルや，設定エラー，心筋症進行による信号の変化，を疑う．

2．センシング不全の際の対応

図9にフローチャートを示す．

ペーシングモードの変化，
非同期ペーシングへの変化

ペーシングモードが変化した場合は，以下の原因を考慮する．

1．電池消耗

電池残量が3ヵ月になると（ERI）マグネットレートで非同期ペーシングを行う．さらに電池残量が減ると，捕捉不全を経てペーシング不全となる（EOSあるいはEOL）．

2．モードスイッチ

心房不整脈に対し非同期モードへ変更する機能．心房チャネルにおけるノイズを誤認しモードスイッチが働くことがある．

3．自己房室伝導優先機能

自己房室伝導を優先するためにペーシングモードを変更する（**図10**）．

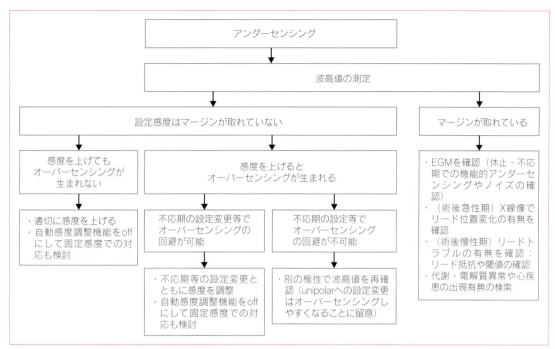

図9 アンダーセンシングのトラブルシューティングフローチャート

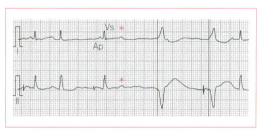

図10 自己房室伝導優先機能の例（Boston Scientific社，RYTHMIQ®）

洞不全症候群に対しDDD（基本レート70ppm）ペースメーカ植込み後の症例．3拍目の心房ペース－心室センス（Ap-Vs）作動に続いて自己P波（*）を認めるが続くR波は認めない．その後VVI作動を認めた．RYTHMIQ®はAAIとVVIが同時進行する機能であることを知らなければ，この心電図の理解は難しい．

4．ノイズリバージョン

ノイズは非常に周期の速い信号（6Hz以上）として検知され，生体信号ではないと判断される．ノイズは休止期を除く不応期「ノイズサンプリング期間」で検知され，検知されると不応期が延長され，検知される限り繰り返す．ノイズ検知の間は設定した非同期ペーシングを行い，これをノイズリバージョンという．ノイズ検知の間も自己心拍がある場合，非同期ペーシングと競合するため，心電図上アンダーセンシングと捉えられてしまう．

5．マグネット使用

マグネットをペースメーカ上に置くと非同期ペーシングモードとなる（マグネットモード）．このモードのペーシングレート（マグネットレート）は電池残量に影響されるため，電池残量指標になる．

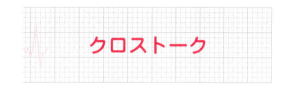

クロストーク

1．原因と注意事項

心房ペーシングを心室チャネルがオーバーセンシングし心室ペーシングが抑制されることをいう．デュアルチャンバーモードで生じうる現象で，ペーシング依存では心静止になり危険である（図11）．

心房ペーシングからAVIを経て心室ペーシングがなされるが，クロストーク時は心房ペーシングと心室センシングがほぼ同時なので，AEI

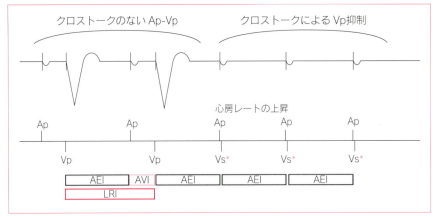

図11　クロストークの概念図
2拍目まではクロストークのないペーシング波形で，3拍目からクロストークを模している．心房ペーシング（Ap）を心室センシング（Vs*）したため，心室ペーシング（Vp）が抑制され，その結果QRS波形が消失して心静止となっている．またクロストークではApとVs*がほぼ同時に生ずるため房室間隔（AVI）の分だけApのレートが速くなることもクロストークを発見する手がかりになる．AEI：心房補充間隔　LRI：下限レート間隔

をはさんですぐ心房ペーシング＋心室センシングが出現するため，AVI分だけ心房ペーシングレートが上昇する（**図11**）．自己QRS波がない心房ペーシングレート上昇は疑うきっかけになる．

レート応答機能のあるペースメーカや房室伝導が存在する症例では評価困難である．

原因を**表7**に示す．予防には心房ペーシング後心室休止期（PAVB）が重要である．PAVBは心房ペーシング直後に心室チャンネルに設けられた休止期で，短くするとクロストークしやすくなり，長くするとPVCなどをアンダーセンシングしうる．さらにAVIを長く設定していると心室ペーシングがPVCのT波上に落ちる可能性があるため，PAVBを長く設定すれば安心というわけではない．

そこで登場するのがventricular safety pacing（VSP）である．VSPは心房ペーシング後100～110 msecまでの間に心室センシングが感知されると，設定期間の終わりに心室ペーシングが行われる．クロストークで心室ペーシング抑制がかかっても，心室ペーシングが行われる機能である（**図12**）．心電図上心房ペースの後，突然房室間隔が短くなったらVSPを疑う．

表7　クロストークになりやすい要因

- 心房高出力設定：出力，パルス幅だけでなく，絶縁被膜損傷など低インピーダンスによるパルス電流の増強も原因になりうる
- 心室高感度設定
- 短い心房ペーシング後心室不応期（PAVB）

2．クロストークの際の対応

①心房出力を低くする，②心室感度を低くする（設定数値mVを上げる），③PAVBを長くする，④VSPを利用する，を考慮する．

ペースメーカ起因性頻拍（PMT）

ペースメーカに起因する頻拍をペースメーカ起因性頻拍（pacemaker-mediated tachycardia：PMT）という．

endless-loop頻拍（ELT）

1．原因と注意事項

デュアルチャンバーペースメーカで起こるPMTの代表格で，室房伝導の存在により成立する．PVCが室房伝導を介しPVARP後に心房

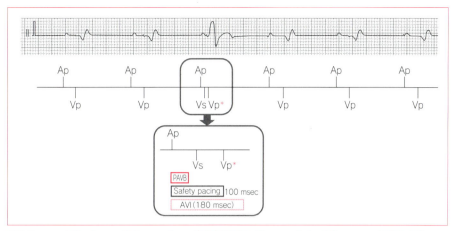

図12 ventricular safety pacing（設定DDD，Lower late 60，paced AV delay 180 msec）

（上段）心房ペース-心室ペース（Ap-Vp）で経過中3拍目のApの後に設定より早くVpが出現した心電図．Vpのペーシングスパイク直後のQRS波形は他のVp時と異なる．

（下段）この心電図のメカニズム．3拍目のApの後PAVBをを抜けてセーフティウィンドウ内（設定でApから100 msecの間）でPVCをセンスしたため心室セーフティペーシング（Vp*）がApより100 msec後に入った．他のVpとQRS波形が異なるのは，このQRSはPVCそのものでありPVC後の心室筋不応期のためVp*は捕捉されなかったことによる．本来クロストークによる心室ペーシング抑制を予防するための心室セーフティペーシングは，PVCがAp直後に出現しても生じうる．Vs：心室センシング　PAVB：心房ペーシング後心室休止期　AVI：房室間隔

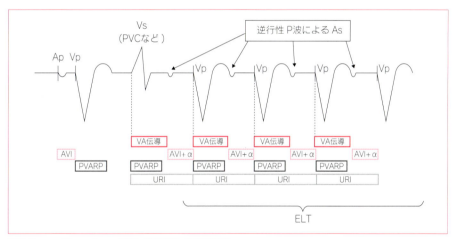

図13 endless-loop頻拍（ELT）の概念図

DDDペースメーカにおいて，PVCなどをきっかけに室房（VA）伝導が生じ，逆行性P波が心室イベント後心房不応期（PVARP）より後に心房センスされると，上限レート間隔（URI）で心室ペーシング（Vp）が繰り返されるようになりこれをELTという．下限レート間隔が心室基準で定められている場合，心室ペーシング（Vp）出現のタイミングはあくまでもURIで決定されるため，逆行性P波からVpまでの間隔は設定されたAVI（最左のAVI）に比べ長くなることがほとんどである（AVI＋α）．

を興奮させると心房センシングと認識され，これが心室ペーシングを誘発し，ループが繰り返される（図13，14）．

心房オーバーセンシング，心房捕捉不全，心房アンダーセンシング，心房期外収縮（PAC）に伴う心室ペーシングもトリガーとなりうる．

2．ELTの際の対応

室房伝導時間を計測しPVARPをそれより長く設定するが，上限レートが制限され不利益なこともある（PVARPを450 msec，AVIを150

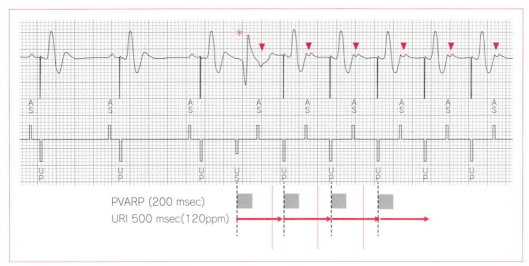

図14 endless-loop頻拍(ELT)の症例
PVC(4拍目*)からの逆行性心房興奮(矢頭)が心室イベント後心房不応期(PVARP；200 msec)を外れたため上限レート(URI)でのELTが出現した症例.

msecに設定すると,心房レートが100回/minだと2:1ブロックとなる).

このためELT予防アルゴリズム〔①PVCを感知したらPVARPを延長する,②上限レートの心室ペーシング数が設定値に達したら1回キャンセルする,③心室ペーシングと心房センシングの間隔が安定していたら(ELTの可能性が高い)AVIを自動延長し,それでも安定していたらPVARPの延長や心室ペーシングをキャンセルする〕が備わっていることが多い.

心房不整脈

モードスイッチが未設定なら,上限レートで作動してしまう.心房のアンダーセンシングでモードスイッチが作動しないときは,感度を上げるか非トラッキングモード(DDIあるいはVVI)へ設定する.

筋電位トラッキング

筋電位をオーバーセンシングすると起こりうる.unipolarセンシングのデュアルチャンバーペースメーカで起こりうる.非持続性であり,おがみ試験などで再現できる.

センサーが誘因となる頻拍

センサーを利用したrate response機能のあるペースメーカで見られる頻拍で,センサーの不適切な設定で起こりうる.

runawayペースメーカ

電池消耗,ソフトウェアのエラー,放射線治療による障害のため,上限レートを超えて心室ペーシングを継続する状態のこと.心室細動に至る可能性もある.磁石やインテロゲーションでも修正できないことがあるため,緊急ジェネレータ交換かリード切断をして対応する.

基本的に防護回路が設けられており稀有な障害だが,最も危険性が高く迅速な対応が求められる.

7. ペースメーカ関連のトラブルシューティングを把握する　93

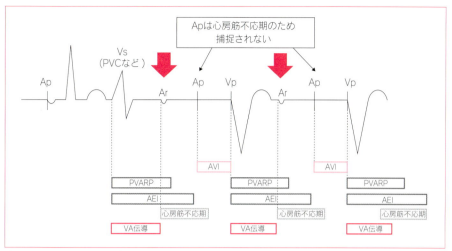

図15　RNRVASの概念図
PVCなど心室イベントの室房（VA）伝導により逆行性P波が心室イベント後心房不応期（PVARP）中に心房センス（Ar）されると次の房室間隔（AVI）を開始できない．さらに心房補充間隔（AEI）を経て心房ペーシング（Ap）が落とされるがAr後の心房筋不応期にかかるため心房捕捉されない．ただしペースメーカはAVIをはさんで再び心室ペーシング（Vp）を落とす．するとまたArが生じ，心房筋不応期中のApを介してVpへ至る．この繰り返しにより生ずる永続的な調律である．

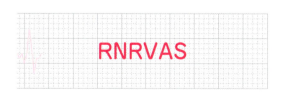

1．原因と注意事項

cross-stimulationは，心房リードが心室，心室リードが心房を刺激することをいう．コネクタの接続間違い，リードの心腔位置移動，心房心室リード間の絶縁障害時に生じうる（**図4**）．

2．cross-stimulationの際の対応

再手術が必要であり，一時的に心室がペーシングできるモードに変更しておく．

RNRVAS

1．原因と注意事項

RNRVAS（repetitive nonreentrant ventriculoatrial synchrony）は，①心室ペーシングで室房伝導した，②逆行性P波が（PVARP内に入るかアンダーセンシングのため）次のAVIをトリガーできず，③逆行性P波の直後の心房ペーシングが心房筋の不応期のため捕捉されないときに，④AVIを挟んで心室ペーシングし再び室房伝導を生じる，というループによって生じる現象をいう（**図15，16**）[3]．房室同期がなくなりペースメーカ症候群になることが問題である．EGMやイベントマーカーが利用できなければ診断しがたい．

2．RNRVASの際の対応

心房補充間隔AEIを延長して心房ペーシングを逆行性P波から離し，心房筋の不応期にかからないようにする．具体的にはAVIを短くするか，下限レート間隔を延長させる．

最近のデバイスは各社ごとに独自の機能が搭載されている（p38以下参照）．アルゴリズムに伴う正常動作は心電図では評価困難で，ペースメーカトラブルと誤診されることがある．迷った場合は各社の担当者に確認されることをお勧めする．

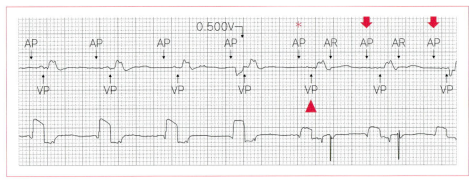

図16 心房ペーシング閾値テスト中に発生したRNRVAS
出力0.5Vで心房ペーシング（AP）が捕捉されなくなったことにより（＊）心室ペーシング（VP；矢頭）が室房伝導できるようになった．逆行性心房波は心室イベント後心房不応期（PVARP）に入り（AR），続くAP（矢印）は心房筋不応期のため機能的な捕捉不全を呈している．
（Richter S, et al：Int J Cardiol **168**：3300-3308, 2013より引用，改変）

文献

1) Schlesinger Z, et al：Exit block in myxedema, treated effectively by thyroid hormone therapy. Pacing Clin Electrophysiol **3**：737-739, 1980
2) Hughes JC：Ellects of acid-base imbalance on myocardial pacing thresholds. J Thorac Cardiovasc Surg **69**：743-746, 1975
3) Richter S, et al：Ventriculoatrial conduction and related pacemaker-mediated arrhythmias in patients implanted for atrioventricular block：an old problem revisited. Int J Cardiol **168**：3300-3308, 2013

> **A** ペースメーカ

8 MRI対応機種について

心臓植込み型電気的デバイスとMRI

　磁気共鳴画像検査（magnetic resonance imaging：MRI）は，脳や脊椎など全身の多くの疾患で診断に欠かすことができない画像診断ツールである．しかし，ペースメーカ，ICD，CRTなどの心臓植込み型電気的デバイス（cardiac implantable electronic devices：CIEDs）植込み患者に対してのMRI検査は，重篤な健康被害を及ぼす可能性への懸念から禁忌とされていた．理由としては，MRI装置の発生する静的・動的電磁界によって，CIEDs本体およびリードに作用し電磁干渉を受けるためである．MRI検査時の電磁干渉による合併症としてはリード先端の発熱やオーバーセンシングによる徐脈[1]，高周波（RF）による高頻度ペーシング（rapid pacing）の誘発[2]，デバイス本体のリセット[3]，などがあり，さらに死亡例までも報告されている[4]．

　2012年10月より本邦でも，Medtronic社から条件付きMRI対応ペースメーカAdvisa MRI®が保険承認され，順次各デバイスメーカーからMRI対応デバイス，対応リードが販売されており，現在ではMRI撮像可能なCIEDsは，主流のデバイスとなっている．

MRI撮像を可能とする工夫

　リード先端の発熱やオーバーセンシング，rapid pacingの誘発，デバイス本体のリセットなどMRI撮像が禁忌とされていた問題点を改善するために，各メーカーが，本体・リードに対しそれぞれ改良を加えることでMRI対応CIEDsが開発された．各社が行ったリード先端の発熱対策としては，リードの導線コイルの本数や太さ，巻き方の工夫，またリード内部にRFに対するフィルターを取り付けるなどが挙げられる．本体には，回路とリードコネクタ間のフィルター特性を変更することで，傾斜磁場による誘導電流の除去しており，また本体へのリードからの電流入力を予防すること，デバイス本体部品の強磁性体を含む部品を最小限にするという対策もとっている．

　MRI撮像時のモードもペーシングが必要な患者に対しては，非同期ペーシングを行い，かつ閾値制限を決めることでオーバーペーシングやペーシング不全（pacing failure）を予防している．

96　Ⅲ章　ペースメーカ，新しいペースメーカシステム

表1　MRI対応植込み型不整脈治療デバイス患者のMRI検査の施設基準

条件付きMRI対応CIEDs装着患者のMRI検査は，以下の基準を満たした施設でのみ施行可能である．

1. 放射線科と循環器内科あるいは心臓血管外科を標榜していること．
2. 条件付きMRI対応CIEDsの使用説明書に記載された条件で検査が行えること．
3. 磁気共鳴専門技術者あるいはそれに準ずる者が配置され，MRI装置の精度および安全を管理していること．
4. CIEDsの十分な診療経験があり，デバイス管理が可能であること．
5. 関連学会が監修し製造販売会社などが開催する該当機器の適切で安全な使用法に関する所定の研修を修了していること．

（MRI対応植込み型不整脈治療デバイス患者のMRI検査の施設基準（2014年1月8日改訂），日本医学放射線学会，日本磁気共鳴医学会，日本不整脈学会より引用，改変）
（http://www.jsmrm.jp/modules/other/index.php?content_id=5，2017年11月閲覧）

表2　MRI対応植込み型不整脈治療デバイス患者のMRI検査実施条件

1. MRI対応心臓植込み型電気的デバイス（ペースメーカ，除細動器，両室ペースメーカなど：Cardiac Implantable Electronic Devices, CIEDs）の使用説明書に記載された条件で一貫して検査が行えるように設定できるMRI装置を使用すること．
2. MRI対応CIEDs装着患者のMRI検査を実施する前に，関係する循環器医師，放射線科医師，診療放射線技師，ならびに臨床工学技士の各々が所定の研修を修了していること．
3. MRI検査の実施に際しては，研修を修了した循環器医師がMRI検査の安全性を確認し，その後同医師が検査の依頼を行う．循環器医師以外が検査を依頼する場合，あるいは他院でMRI対応CIEDsを植込まれた患者の検査を行う場合においても，同様の手順を行う．
4. MRI非対応CIEDs装着患者との区別を明確にする目的で，患者は常に「MRI対応心臓植込み型電気デバイス」などと明示されたカード（**図1a**）を携帯し，MRI検査の際にはペースメーカ手帳（**図1b**）などとともに提示しなければMRI検査を受けることはできない．
5. 検査に際しては，MRI対応CIEDs装着患者のMRI検査マニュアルを遵守するとともに，MRI検査依頼時から検査後までのチェックリストに従って検査を行う．
6. MRI検査直前の最終確認は循環器医師，または臨床工学技士あるいは臨床検査技師が行う．
7. 検査中はパルスオキシメーターあるいは心電図モニターを用いて心拍を連続的に監視する．また，近接した部屋に電気的除細動器を備え，必要なときにただちに使用できるようにしておくこと．
8. 不整脈発生など検査中の不測の事態に即座に対応できる体制のあること．必要に応じて循環器医師が検査に立ち会うことが望ましい．
9. MRI検査後のCIEDsのリプログラミングの確認は循環器医師が行う．

（MRI対応植込み型不整脈治療デバイス患者のMRI検査実施条件（2014年11月13日），日本医学放射線学会，日本磁気共鳴医学会，日本不整脈学会より引用，改変）
（http://www.jsmrm.jp/modules/other/index.php?content_id=5，2017年11月閲覧）

施設基準および MRI 検査実施基準

日本不整脈心電学会の2014年1月改定のMRI検査施設基準を**表1**に，同年の11月に作成されたMRI検査実施条件を**表2**（**図1**）に示す．

MRI 撮像の実際

撮像時に関しては日本不整脈心電学会からのステートメントに準じた流れ（**図2**）で行っている．国立循環器病研究センターにおけるMRI撮像時の実際の流れを以下に解説する．

8. MRI対応機種について 97

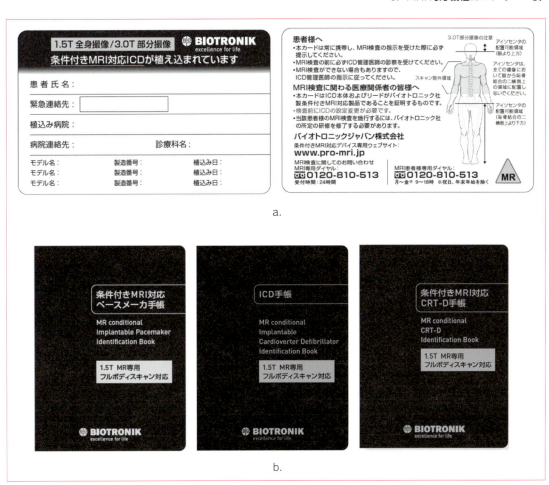

図1 条件付きMRI対応ペースメーカーカード（a）およびペースメーカ手帳（b）

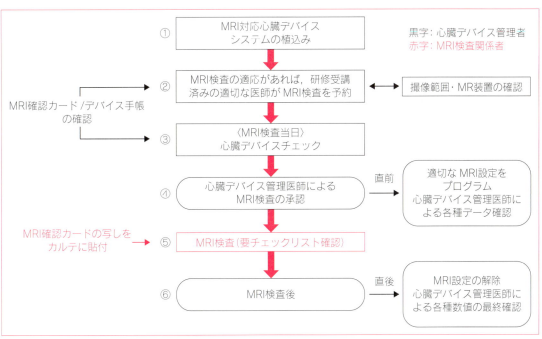

図2 MRI検査時のフローチャート

予定撮像

1．MRI撮像可否における事前確認

　MRI予定撮像の場合は，MRIが撮像可能なデバイスであるのかをMRI確認カード，デバイス手帳とともに事前確認している．MRI対応デバイスの確認に関しては，電子カルテ上のネットワークによって「MRI対応デバイス」をペースメーカ，ICD，CRTに分けてまとめており，電子カルテのパソコンであればどの部署からでも確認できるようになっている．日々MRI撮像条件やデバイスは更新されているため，新しいデバイスが出るたびに更新している．

2．MRI検査予約

　撮像可能日は，当院では原則として「火曜日か木曜日」としており，かつ撮像部位が心臓なのかもしくは頭部などの心臓以外の部位なのかによって撮像の時間帯を区別している．また，撮像日に関しては循環器内科医師と放射線科医師によって日程調整をしている．

3．検査当日の流れ

　患者が受付後，MRI依頼医師（すべての科の医師）付き添いでペースメーカ外来を受診し，心臓デバイス管理医師（循環器内科）によってペーシング閾値やリードインピーダンスなどMRI撮像条件を確認する．撮像条件がクリアしたところで，MRI撮像モードに変更しMRI記録用紙に記入しMRI検査室へ移動する．心臓デバイス管理医師（循環器内科）院内待機のもとでMRI撮像を施行する．

　撮像後は，再度ペースメーカ外来にて心臓デバイス管理医師（循環器内科）が撮像後のデバイスチェックとともに元の設定へ変更しMRI記録用紙を放射線部へ返却する．他院からのMRI撮像依頼の際は，放射線科と撮像可否，日程調整後に撮像を行っている．常時，MRI依頼医師が患者に付き添うことで，心臓デバイス管理医師（循環器内科）の業務負担を軽減させる工夫を行っている．

緊急撮像

　平日の日勤帯に関しては心臓デバイス管理医師の循環器内科医師にコンサルトし，夜間・休日は当直の循環器内科医師へコンサルト後，当直医師が対応不可能であれば心臓デバイス管理医師へ連絡し対応を行っている．

MRI撮像時の注意点

　MRI対応CIEDsは，メーカーごとに撮像条件が異なるため注意が必要である．まず，植込まれているCIEDsがfull scanなのか，partial scan（心臓MRIは除く）なのかを判別し，さらにモードやペーシング閾値，リード抵抗値，電池容量，体位，MR装置の種類など多くの条件が異なってくる．ICDやCRT-Dに関しては，ショック治療を「off」にすることは各社デバイス共通であるが，CRTに関しては各メーカーによってMRI撮像時の両室ペーシングの設定が異なる．撮像時に，LVのペーシングそのものができないメーカーや，full scanかpartial scanによってLVペーシングができない機種，またLVペーシング極性の制限など多くの条件が各メーカーによって異なってくるのが現状である．そのため各社MRI対応CIEDsに合わせた条件を熟知しておくことが，撮像時のトラブル回避には非常に重要となる．

文献
1）Hayes DL, et al：Effect of 1.5 tesla nuclear magnetic resonance imaging scanner on implanted permanent pacemakers. J Am Coll Cardio1 **10**：782-786. 1987
2）Fontaine JM, et al：Rapid ventricular pacing in a

pacemaker patient undergoing magnetic resonance imaging. Pacing Clin Electrophysiol **21**：1336-1339, 1998

3 ）Naehle CP, et al：Safety of Brain 3-T MR Imaging with Transmit-Receive Head Coil in Patients with Cardiac Pacemakers：Pilot Prospective Study with

51 Examinations. Radiology **249**：Issue 3：991-1001, 2008

4 ）Avery JE, et al：Loss prevention case of the month：not my responsibility! J Tenn Med Assoc **81**：523, 1988

9 今後の展開

A ペースメーカ

システムとしての ペースメーカの現状

ペースメーカは，「刺激伝導系に近い電気興奮と，不応期に対応する無反応を再現する」ことで役割を果たしている．現在のペースメーカは，その意味においてほぼ完成しているといえる．今後の展開としては，ペースメーカシステム自体が抱える問題の解決が望まれている．以前より心臓植込み型電気デバイスはMRI非対応という最大の欠点があったが，各メーカーの努力により現在ペースメーカは全社MRI対応となった．現在改善が望まれるシステムの問題としては，リード関連（静脈閉塞・心臓穿孔・易感染性），ジェネレータ関連（皮膚壊死・電池消耗）などが挙げられる．

電池消耗は交換術による感染リスクとなるため充電システムなどが期待されるが，他領域ではすでに実現されているものの充電池の劣化や充電時の発熱が命取りとなるため実現は厳しいとされている．一方，近年登場したリードレスペースメーカやHis束ペーシングは，これらの問題を大幅に解決することが期待されている．

今後の展開としては，現時点では施行できる施設が限定されているこれらのシステムが全国に普及されていくことが挙げられる．これら2つの新しいペースメーカシステムは非常に優れているが，本邦で初めて導入されるシステムであるため，適応・植込み手技とも十分慎重に取り組んでいく必要がある．特にHis束ペーシングは左脚ブロックを有する患者の伝導障害を70％以上の確率で正常化させるとの報告もあり，心室再同期療法に代わる治療となる可能性をも秘めている[1]．さらに，時計の自動巻き機能を利用した永久電池をリードレスペースメーカに搭載するコンセプトも学会レベルではあるが報告されており，今後もさまざまな広がりを見せることが期待される

詳細は次項からの解説「新しいペースメーカシステム」を参照されたい．

文献
1）Olujimi A, et al：Permanent His-bundle pacing for cardiac resynchronization therapy：Initial feasibility study in lieu of left ventricular lead. Heart Rhythm **14**：1353-1361, 2017

B 新しいペースメーカシステム

1 リードレスペースメーカ

既存のペースメーカは，リードを経静脈的に刺激伝導系と異なる部位に留置し，ジェネレータをリードと接続して皮下ポケットに留置する，という基本的な設計で作られており，ポケット関連トラブルやリード関連トラブル，さらにはペーシングにより惹起された心室同期不全による心機能低下などのトラブルを抱えていたことが大きな問題となっていた．これらのトラブルを回避すべく開発されたのが本項で解説するリードレスペースメーカと次項のHis束ペーシングシステムである．

これらの新しいペースメーカシステムは両者とも2017年9月にMedtronic社から発売されたばかりで，刊行時には使用できる施設が限定されていると思われるが，今後広く普及することが予想されるため本書で解説することにした．

既存のペースメーカとの違いを知る

既存のペースメーカは，電気回路と電池を組み合わせたジェネレータと，皮下と心臓をつなぐ細長い電極であるリードで構成される．リードレスペースメーカは，そのすべてが一体となった超小型のカプセル型のペースメーカであり（**図1**），経カテーテル的に右室に留置を行う．Micra Transcatheter Pacing Study[1] では，日本を含む11ヵ国，140名の患者に施行した初期成績が報告され，植込み手技に関する高い安全性

や，フォローアップ期間でのペーシング閾値や心内R波高などの変化がないという高い有効性が示されている[2]．さらに，日本人データでもその有用性が報告されている．その形状や手術法により既存のペースメーカシステムとさまざまな相違点があるため，以下に利点・欠点と特徴を示す．

利点（表1）

・皮下ポケットが不要で皮膚切開がいらないため，胸部の傷跡がなく痛みもない．
・ポケットに伴う血腫形成や皮膚壊死，さらには電池交換手術に伴う感染がない．
・経静脈リードに伴うリード不全や静脈閉塞，さらには気胸などの周術期合併症がない．
・静脈閉塞例にも使用可能で，動静脈シャントを温存できる．

欠点（表1）

・心房のペーシングシステムがないため，心房ペーシングができない．
・電池がなくなったら基本的に交換ではなく新しいシステムを追加していく必要がある．

102　Ⅲ章　ペースメーカ，新しいペースメーカシステム

規格
- 容量：1 cc
- 重量：1.75 g
- 長さ：25.9mm
- 電極間18mm
- 外径：20.5Fr
- 電池：銀酸化バナジウムリチウム電池

機能
- Pacing Mode：VVI(R)　VOO　OVO　OOO（デバイス OFF）
- Bipolar sensing
- Capture Management™
- Rate Response
- Sensing Assurance
- Hysteresis
- Sure Scan

診断機能
- Battery status
- SIC
- Trend：Impedance, RV threshold, R-wave
- Rate Histogram

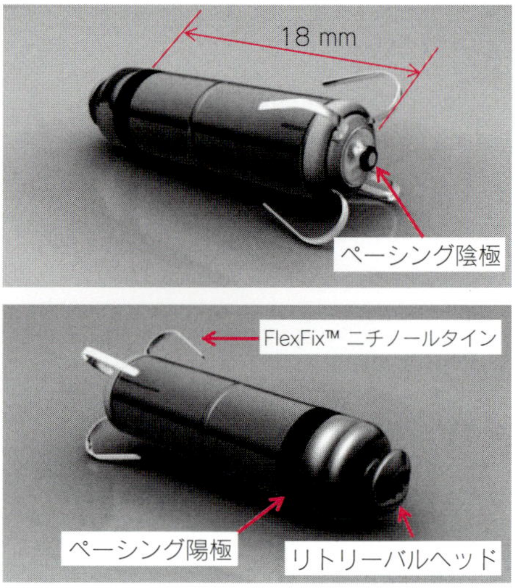

ペーシング陰極

FlexFix™ ニチノールタイン

ペーシング陽極　　リトリーバルヘッド

a.

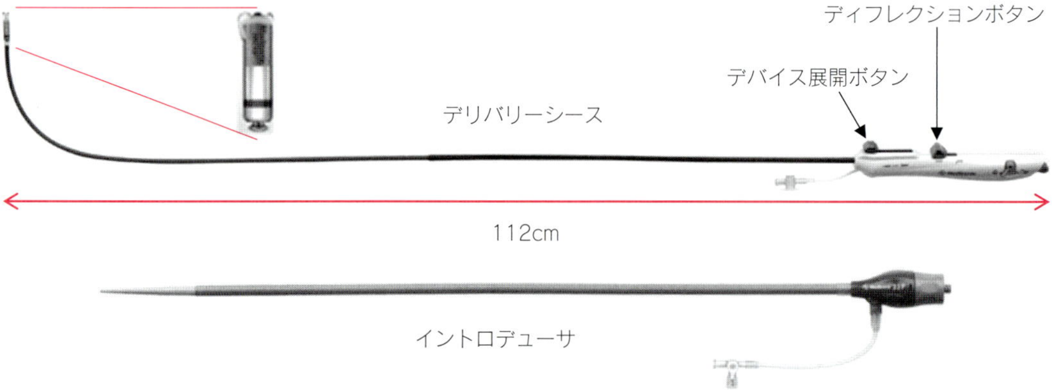

ディフレクションボタン

デバイス展開ボタン

デリバリーシース

112cm

イントロデューサ

b.

図1　リードレスペースメーカシステム
a：Micra® の概観と製品概要，b：Micra デリバリーシステム
（日本メドトロニック社提供）

表1　リードレスペースメーカの利点・欠点

利点		欠点
合併症の低減 ・デバイスポケット関連合併症なし ・経静脈リード関連合併症なし ・鎖骨下静脈アクセス関連合併症なし	**患者満足度の向上** ・美容的意義（ポケット不要） ・低侵襲手技 ・疼痛・不快感の低減 ・入院期間短縮 ・MRI対応	**ペーシングモード** ・心房ペーシングがないため，生理的ペーシングができない ・ペースメーカ症候群を生じる可能性あり
効率性の向上 ・手技時間の短縮 ・被曝量（術者，患者）の低減	**その他** ・上からの静脈アクセスがない例でも可能	**電池消耗時** ・基本的には新しいリードレスペースメーカ追加が必要

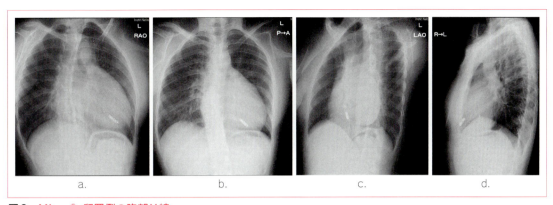

図2 Micra® 留置例の胸部X線
a：右斜位30°，b：正面，c：左斜位60°，d：側面

システムの性能を知る

2018年5月現在使用可能なリードレスペースメーカはMedtronic社のMicra®のみのため，Micra®に関して記載する．

直径約7mm・長さ約26mmで重さ1.75g（1年玉2枚より軽い）の大きいカプセル剤ぐらいの大きさのシステムであり，留置時に必要な4つのタインを有する．先端にペーシング陰極，18mm離れた部位にペーシング陽極を有する（図1a）．心室内に留置されるため（図2），基本的にVVIモードで使用され，rate response機能も搭載されている．電池の予測寿命は12年程度であり，電池がEOS（end of service）に達したら自動的にシステムはOFFになる（抜去を想定していないため）．

植込みに使用するシステムは27 Frのイントロデューサと可変式のデリバリーシースである．デリバリーシースにはMicra®とMicra®本体のリトリーバルヘッドに接続された糸が収納されており，糸を引っ張ったりゆるめたりすることにより，容易にMicra®をデリバリーシース内外に動かすことができる（図1b）．

植込み手技を知る

通常のカテーテルと同様にヘパリン投与下に局所麻酔で手術を行うが，痛みが強いことが多く，国立循環器病研究センターでは深鎮静で行っている．手技中に心停止に陥る可能性があるため，必要に応じ一時ペーシングを留置しておく．

大腿静脈穿刺後にダイレータを使用して穿刺部を十分に拡張してからイントロデューサをワイヤー先行にて右房に留置する（図3a）．次にデリバリーシースをイントロデューサの先端まで持っていき，右房損傷予防のためイントロデューサを横隔膜レベルまで引くことにより右房内にリリースする（図3b）．ディフレクションボタンを引いてデリバリーシースを曲げて自由壁損傷に注意しながら右室に挿入し，心尖部少し手前である右室中央部の中隔側に置き造影で確認する（図3c）．

デリバリーシースを心室壁にしっかりあてるために，シースがグースネック状になるまで押す必要があるケースがある（図4）．デバイス展開ボタンを引いてデバイスを心室壁に留置する（図5）．プル＆ホールドテストで4つのタイ

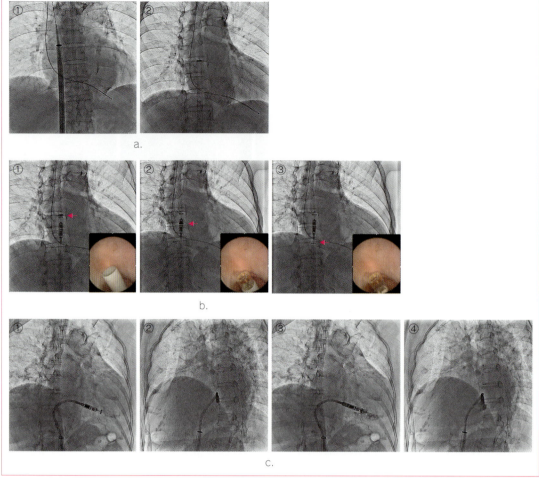

図3 デリバリーカテーテルの右室アプローチ
a：①イントロデューサ+インサータ+ワイヤー，②理想的な右房のイントロデューサの位置
b：①→②→③デリバリーシースを固定してイントロデューサを引くことによりシースが右房内に安全にリリースされる（矢印：イントロデューサ先端）．
c：デバイス留置時の心穿孔予防目的のため右室中央部中隔側に置く（①右斜位30°，②左斜位60°）．造影にて下壁・自由壁・心尖部を回避できていることがわかる（③右斜位30°，④左斜位60°）．
（b：日本メドトロニック社提供）

ンのうち2つ以上が固定されていれば固定良好と判断する（図6）．

波高値・抵抗値・刺激閾値を測定し（推奨値：threshold ≦ 1V 0.24 msec，R wave amplitude ≧ 5mV，impedance 400〜1,500Ω），問題があればデバイスをシース内に収納して場所をずらして再留置，問題なければリトリーバルヘッドに接続していた糸を切断して完全にシースからデバイスをリリースし植込み術を終了する．糸を引っ張り，デバイス展開ボタンを元に戻せば，デバイスをシース内に収納できる．

> 💡 **ワンポイントアドバイス**
>
> 心室中隔，前壁，下壁の位置把握が重要なので，必要に応じて造影剤を使用する．特に右室自由壁・下壁・流出路付近での操作は心嚢液貯留や心タンポナーデの原因となりうるため操作を行わないようにする．

1. リードレスペースメーカ　105

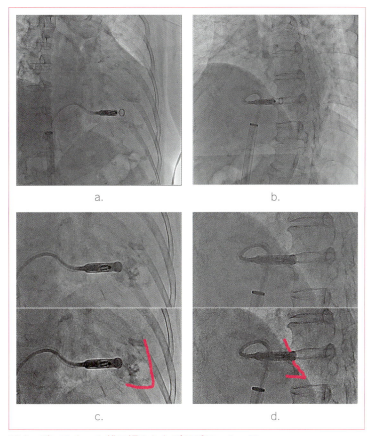

図4　グースネック状に押されたデリバリーシース
グースネック状になるまで押されたシースが中隔にしっかり圧着している．特に左斜位の造影にてわかる（a：右斜位30°，b：左斜位60°，c：右斜位造影，d：左斜位造影，赤線：右室の輪郭）．

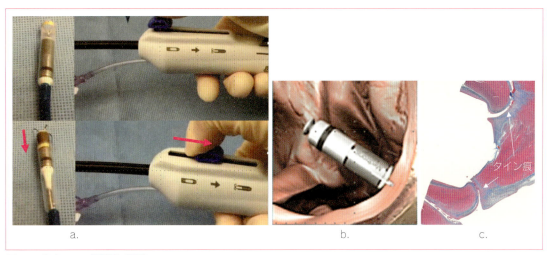

図5　デバイスの展開と留置
デバイス展開ボタンを引くとシースが引けてデバイスが露出する（a）．このときに伸びて収納されていたタインが心室筋に食い込みながら元の形に戻る（b：イメージ像，c：組織像）．
（日本メドトロニック社提供）

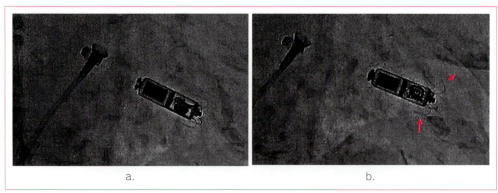

図6 プル＆ホールドテスト
リトリーバルヘッドに接続されている糸を引っ張った状態で固定し（プル＆ホールド）タインの引っかかりを確認する．タインの形が広がるように変わればそのタインは固定されていると判断する．
a：糸を引っ張る前のMicra®，b：糸を引っ張ることによりタインの形が変わっているのがわかる（矢印）．

適応を考える

　従来のペースメーカ適応に準ずるが，心室しかペーシングできないことから，VVIの適応例がリードレスペースメーカのよい適応である．したがって，最もよい適応は徐脈性心房細動となる．実際に治験時には，約6割が徐脈性心房細動であった．次に，電池寿命を長くすることや，心室ペーシングによる心機能低下の予防を考慮すると心室ペーシング頻度が少ないことが望ましいため，徐脈の頻度が少ない洞不全症候群のⅡ型なども適応と考えられるが，洞不全症候群のⅢ型は，心房ペーシングが心房細動の発生を抑制する可能性や，頻拍に対する薬物使用で洞徐脈が助長される可能性があるため，慎重に選択すべきである．

　VVIで問題となるのは，ペースメーカ症候群の発生であるため，AAIもしくはDDDが必要な症例では既存のペースメーカを積極的に考慮すべきである．皮膚トラブルの起こりそうなやせ型の高齢者，ステロイド服用者，易感染性宿主，傷跡がどうしても気になる若年女性などは，ペーシングモードにかかわらず考慮可能と考える．

> **ワンポイントアドバイス**
>
> 電池消耗時に取り出すことができないこと，心臓の中に植込める個数に限りがある（3つ程度）ため，基本的には75歳を超える高齢者がよい適応と考えるが，「若年の女性なら中年以降になってから既存のペースメーカに移行する」など，若年者にはニーズに合わせた方針を事前に検討しておく必要がある．

文献
1) Ritter P, et al；Micra Transcatheter Pacing Study G：Early performance of a miniaturized leadless cardiac pacemaker：the Micra Transcatheter Pacing Study. Eur Heart J **36**：2510-2519, 2015
2) Soejima K, et al；Micra Transcatheter Pacing Study G：Performance of Leadless Pacemaker in Japanese Patients vs. Rest of the World- Results From a Global Clinical Trial. Circ J **81**：1589-1595, 2017

B 新しいペースメーカシステム

2 His束ペーシングシステム

導入の経緯を知る

既存のペースメーカは刺激伝導系と異なる部位（主に心尖部）にリードを留置するため、ペーシングによる心室同期不全が心機能低下を惹起し患者の予後を不良にするといわれてきた[1]．心尖部を避けた心室中隔ペーシングが期待されたが、中隔に留置できていると思っても留置できていないことが多く[2]，その効果も証明されていない[3]．

一方，刺激伝導系にリードを留置するHis束ペーシング（図1）は効果が証明されていたものの[4]，留置成功率が低いこと[5]と使用するデリバリーカテーテルが固く危険なことから普及しなかった．デリバリーカテーテルの改良により高い安全性と成功率[5]が実現したため本邦でも導入されるに至った．

selective his bundle pacingと non-selective his bundle pacing

His束ペーシングには，His束のみペーシングするselective his bundle pacing（S-HBP）と，His束と周囲の心室筋をペーシングするnon-selective his bundle pacing（NS-HBP）がある

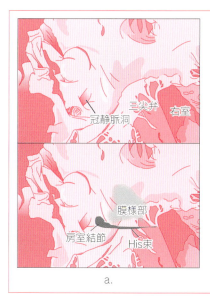
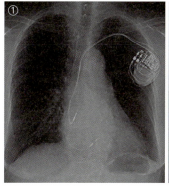
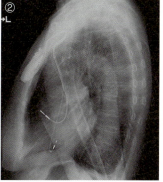

図1 刺激伝導系とHis束ペーシング
a：膜様部と冠動脈洞と三尖弁を結ぶ三角形の中に房室結節が存在し，そこから膜様部の下縁に沿ってHis束が走る．
b：His束ペーシング症例の胸部X線像（①正面，②側面）

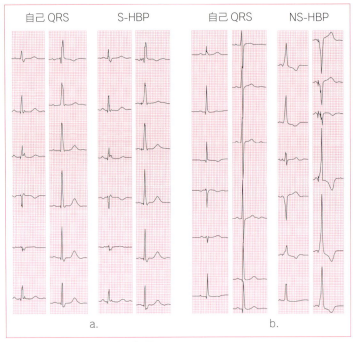

図2 His束ペーシングの心電図
a：selective his bundle pacingの心電図．刺激伝導系を直接刺激しているため自己QRSと同じ形のQRSを示す．
b：non-selective his bundle pacingの心電図．中隔Kent束を有するWPW症候群のような伝導を呈するためQRSの形も同疾患に類似する．
NS-HBP：non-selective his bundle pacing
S-HBP：selective his bundle pacing

（図2）．S-HBPとNS-HBPは心室同期性に差がないためどちらのペーシングでも問題はないが[6]，His束にブロックが起こった際も心室ペーシングが残るNS-HBPが一般的に推奨される．特に当院では，房室ブロック症例に行う際は必ずNS-HBPとし，S-HBPしかできない場合はHis束ペーシングを諦めている．

システムの性能を知る

His束ペーシングは，スタイレットを使用する既存のペースメーカと異なり，固定形状のカテーテルを使用してHis束にアプローチするシステムである．そのため，カテーテルは自然にHis束に向くように形成されており，リードはカテーテルの形状に影響しないよう柔らかく作られている．

デリバリーカテーテルは，7Frシースに挿入可能な43cmの止血弁を有するカテーテルで，以前の固い危険なカテーテルと異なり非常に柔らかく，His束に向くよう立体的に作られている（図3a）．

His束ペーシングリードは，スタイレットルーメンがないため4.1Frと世界最小径であり，非常に柔らかいのに通常のリードと同等の強度を実現している．1.8mmのスクリューが剥き出しの構造をしているため，リード本体を回転させることで組織に固定する（図3b）．

植込み手技を知る

カテーテルを使用して心室リードをHis束に留置する以外は既存のペースメーカ植込み術と同じであり，局所麻酔下に行うことができる．

2. His束ペーシングシステム   109

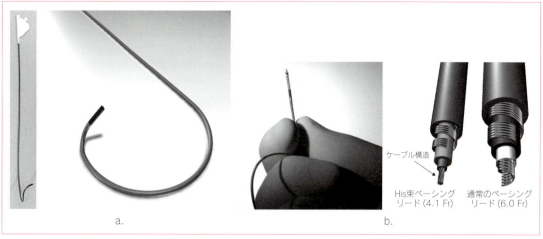

図3　His束ペーシングのデリバリーシステム
a：デリバリーカテーテル．His束のある中隔側に向くよう立体的に作られている．
b：His束ペーシングリード．通常のリードより非常に細く柔らかく，スクリューが剥き出しの構造をしている．
（日本メドトロニック社提供）

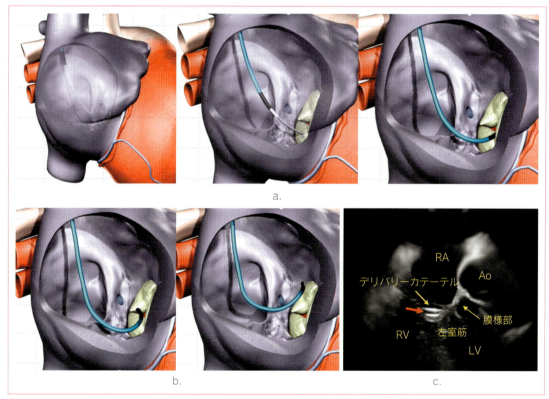

図4　His束近傍へのデリバリーカテーテルのアプローチ
a：ワイヤーを使用したデリバリーカテーテルの右室アプローチ．
b：ワイヤーを抜いた後のデリバリーカテーテルの右室からHis束近傍へのアプローチ．
c：心腔内エコーで確認したカテーテル先端がHis束近傍の心室筋に垂直にあたっている像（赤矢印：カテーテル先端の向き）
（日本メドトロニック社提供）

His束周囲の操作により房室ブロックを惹起する可能性があるため，必要に応じ一時ペーシングを留置しておく．通常のカテーテル手技と同様にワイヤー先行にてデリバリーカテーテルを右室に挿入する（**図4a**）．手前に引いて少し時計回転するとHis束近傍にカテーテルが到達す

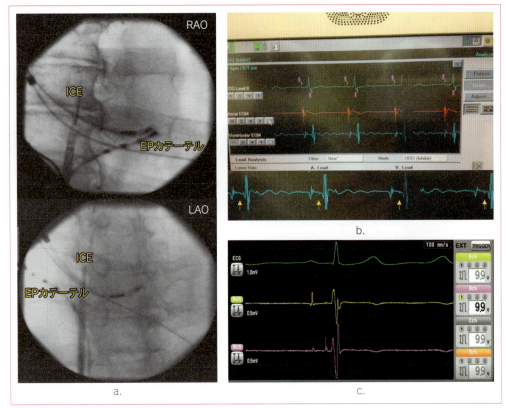

図5 His束電位のunipolar mapping
a：unipolar mapping時のカテーテル先端とリード先端の位置関係（リード先端がカテーテル先端から出ていなくても測定可能）．
b：プログラマーで確認したHis束電位（黄矢印）．
c：EPラボで確認したHis束電位．波高値を調節できるためプログラマーよりはっきり確認できる（緑線：心電図，黄線：EPカテーテルの電位，紫線：unipolar mappingの電位）．
EP：電気生理，ICE：心腔内エコー，LAO：左斜位，RAO：右斜位

る（図4b）．リードのスクリューインがやりやすいように，カテーテルはHis束近傍では壁に垂直にあたるよう形成されている（図4c）．

カテーテル先端までリード先端を進めてunipolar mappingにてHis束電位をチェックする（ワニグチクリップは－極をリードに，＋極を皮下に挟んでおく）．このときにリード先端のスクリューをカテーテル先端から出す必要はない（図5a）．プログラマーでもHis束電位は確認できるが波高値の調節ができないため（図5b），波高値の調節ができるEPラボが使用できればなおよい（図5c）．

His束電位が捉えられなければカテーテルを動かすが，カテーテルは非常に柔らかいため強く動かすと容易に折れることに留意する．His束電位が捉えられたらリード先端をカテーテル先端から出し，リード本体を時計回転させてスクリューインする（図6a）．メーカー推奨は4回転程度だが十分なスクリューインが得られないため当院では8回転を基本にしている．この回数でも留置部位は心室中隔であることから特に心臓穿孔の心配はない．そしてカテーテルを引きながらリードを押してたわみをつけて，リードがしっかり固定されていることを確認する（図6b，c）．その後波高値・閾値・抵抗値を測定し，問題がなければHis束ペーシング植込みを終了する．

His束電位の後半成分に障害電流が認められればスクリューインが良好であり，閾値が多少高くても改善することが多いため，しばらく待

2. His束ペーシングシステム　111

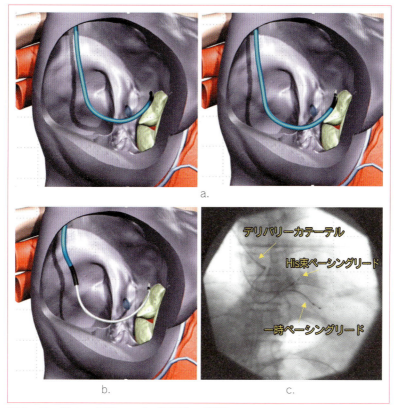

図6　リードのスクリューインと固定の確認
a：固定形状のカテーテルによりリード先端が壁に押しあてられしっかりスクリューインされる．
b：カテーテルを引きながらリードを押してたわみをつけると固定の安定性が確認できる．
c：リードが安定して固定されたリードの透視画像．
（日本メドトロニック社提供）

つようにしている．留置し直す場合は，リードをやや引きながらカテーテルを押し入れて，リード先端付近にカテーテルがきたら，リード本体を反時計回りに8回程度回転させ引っ張ると，リードがカテーテル内に収納される．収納時に抵抗を感じるときはスクリューが心筋内にまだ食い込んでいるため，さらに反時計回りにリード本体を回転させる．スクリュー周囲に心筋組織が絡みついていることがあり，閾値・波高値不良の原因となるため，スクリューインをやり直すごとに一旦カテーテルからリードを取り出して，スクリューを水洗いすることが望ましい．

> **ワンポイントアドバイス**
>
> unipolar mappingで拍動ごとに波形が変わるときは，カテーテルの壁へのあたりが不安定であることが多いため，スクリューイン時は介助者にカテーテルが動かないよう保持してもらうとよい．

適応を考える

ペースメーカの適応があれば基本的に適応として問題ない．弁形成術・人工弁置換術などHis束付近の手術を行っている症例は，組織変性による閾値上昇や留置困難，さらに術後の位置移動が起こりやすい可能性があるため，避け

112　Ⅲ章　ペースメーカ，新しいペースメーカシステム

るほうが無難かもしれない.

　房室ブロックのブロック部位がHis束以下である症例はHis束ペーシング自体が無理な場合があるが，そのまま同じカテーテルを使用して心室中隔や心房中隔にリードが留置できるため，とりあえず手術してみるのも1つの選択である.

文献
1）Wilkoff BL, et al：Dual-chamber pacing or ventricular backup pacing in patients with an implantable defibrillator：the Dual Chamber and VVI Implantable Defibrillator（DAVID）Trial. JAMA **288**：3115-3123, 2002

2）Peter M, et al：Imaging and right ventricular pacing lead position：a comparison of CT, MRI, and echocardiography. PACE **39**：382-392, 2016
3）Kaye GC, et al：Effect of right ventricular pacing lead site on left ventricular function in patients with high-grade atrioventricular block：results of the Protect-Pace study. Eur Heart J **36**：856-862, 2015
4）Parikshit SS, et al：Permanent His-bundle pacing is feasible, safe, and superior to right ventricular pacing in routine clinical practice. Heart Rhythm **12**：305-312, 2015
5）Pugazhendhi V, et al：The Continued Search for Physiological Pacing. J Am Coll Cardiol **69**：3099-3114, 2017
6）Zhang J, et al：Comparison of the effects of selective and non-selective His bundle pacing on cardiac electrical and mechanical synchrony. Europace 2017 May 31. doi：10.1093/europace/eux120.［Epub ahead of print］

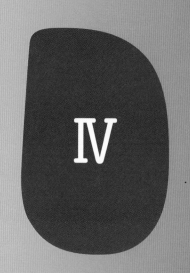

植込み型除細動器(ICD),完全皮下植込み型除細動器(S-ICD)

A ICD

1 ICDの機能を知る

植込み型除細動器（implantable cardioverter defibrillator：ICD）は心室不整脈による突然死予防の切り札として開発された．1980年に初めて臨床応用されて以来，デバイスの小型化・電池寿命の延長・頻拍治療プログラムの向上など著しい発展を遂げ，今日では多くの患者がその恩恵を受けている．2016年の本邦における新規ICD植込み患者は6,300人を超えており（両室ペーシング機能付き植込み型除細動器を含む），今後も患者数の増加が予想される．

ICDによる頻拍の停止：defibrillationとcardioversion

ICDによる頻拍停止の方法は大きく分けて2種類存在する．一般的にショック治療といわれる①直流通電（defibrillationとcardioversion）と，②ペーシング刺激によって頻拍停止を試みる抗頻拍ペーシング（antitachycardia pacing：ATP）である．defibrillationとcardioversionはどちらも直流通電であるが，両者の違いは通電を行う際のR波同期の有無である．R波同期を行わない直流通電がdefibrillationであり，R波が不明瞭な心室細動（ventricular fibrillation：VF）やQRS幅が広く形態が一定しないためにR波同期が困難な心室頻拍（ventricular tachycardia：VT）が対象となる（**図1**）．一方，R波認識が可能な安定したVTに対し，受攻期であるT波から離れたR波に同期して行う直流通電がcardioversionである（**図2**）．R波同期を行う意義は心室興奮時に通電することによりVFの誘発を避けることにある．R波同期が必要なcardioversionは充電が終了しても充電中に頻拍が変化してR波同期ができなくなったりアンダーセンシングをしてしまった場合には通電が行われないことが起こりうる．一方，defibrillationはR波に関係なく頻拍が持続していれば充電完了後に自動的に通電が行われる．よって，VFゾーンの頻拍に対しdefibrillation，VTゾーン（FVT含む）の頻拍に対しcardioversionが行われるのが一般的である．ちなみに，VFゾーンにおけるdefibrillationでもVT同様にR波の鑑別が可能な場合にはR波に同期してショック治療が行われる．

ICDの効果：抗不整脈薬との比較

ICDが臨床応用される以前の心室不整脈治療の主力はamiodaroneに代表される抗不整脈薬であった．そこにICDが登場したわけであるが，当然「ICDと抗不整脈薬ではどちらが突然死予防に有効なのか」という疑問が生じた．そこでICD治療の黎明期にはこの疑問を解決すべく数多くの大規模臨床試験が行われた．

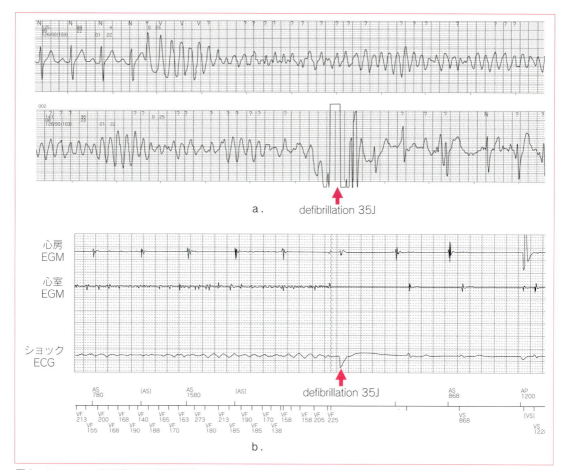

図1　Brugada症候群の50歳代男性
VFの二次予防目的にICD植込みが行われていたが，就寝前に胸部不快感を自覚し救急要請した．搬送中にVFになりショック治療が行われた．
a：搬送中のモニター心電図．R on TのPVCからVFになりICDのショックで停止している．
b：aのイベントを病院搬送後にICDチェックを行った際の心内電位．心房電位は頻脈ではなく，心房と心室が解離している．VFに対しdefibrillationが行われている．

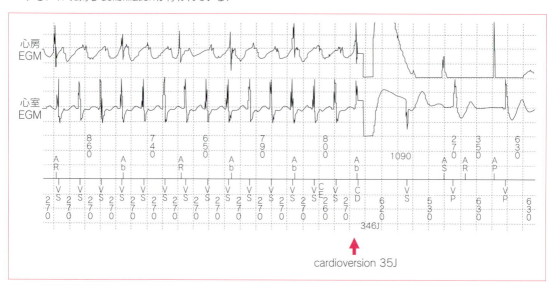

図2　拡張型心筋症の50歳代男性
安定したVTに対しcardioversionが行われている．R波に同期して通電が行われている．

二次予防患者を対象とした臨床試験

　まずはじめに二次予防患者を対象とした試験を振り返る．致死性不整脈の既往を有する患者の予後に関してICDと抗不整脈薬の効果を世界で初めて比較検討したのが1997年に発表されたAVID試験[1]である．この試験では左室駆出率（LVEF）40％以下でVFもしくは血行動態が不安定なVTを有する1,016例（81％が虚血性心疾患）をICD群と抗不整脈薬群（96％がamiodaroneを服用）に割り付けその予後を検討しているが，ICD群で有意に総死亡が少なかった（HR 0.66, 95％ CI 0.51〜0.85, p＜0.02）．その3年後にはAVID試験と他に2つの二次予防試験（CASH試験・CIDS試験）を合わせてメタアナリシス[2]が行われており，ICD群（934例）とamiodarone（932例）の2群間で二次予防効果を検討したところ，総死亡（HR 0.72, 95％ CI 0.06〜0.87, p＝0.0006）および不整脈死（HR 0.05, 95％ CI 0.37〜0.67, p＜0.0001）ともにICD群で有意に低いという結果であった．これらの結果から二次予防におけるICDの有効性が明らかになった．

一次予防患者を対象とした臨床試験

　それでは一次予防に関してはどうか．2000年代前半に多数の大規模臨床試験（MADIT試験・MUSTT試験・MADIT-Ⅱ試験・DEFINITE試験・SCD-HeFT試験）が相次いで報告されたが，その後の不整脈診療に大きなインパクトを与えた試験としてMADIT-Ⅱ試験[3]とSCD-HeFT[4]試験は特に有名である．

　2002年に報告されたMADIT-Ⅱ試験は心筋梗塞後（1ヵ月以上経過）にLVEFが30％以下の患者を対象にして，ICDの予防的植込みが生命予後を改善するかを検討した試験である．こ

れまでの試験と大きく異なっていた点は致死性不整脈の既往，心室期外収縮の有無を問わずにICD群（742例）と薬物治療群（490例）に無作為割り付けを行ったことである．結果は追跡20ヵ月の時点でICD群のほうが薬物治療群に比べて全死亡が有意に低値であることが判明したため（ICD群14.2％ vs 薬物治療群19.8％, p＝0.016）試験は途中で中止された．MADIT-Ⅱ試験の結果は，致死性不整脈の既往や，電気生理学的検査によるスクリーニングとは関係なく，心筋梗塞による低左心機能症例であればすべての患者でICD植込みを行うことで生命予後改善が期待できるという衝撃的なものであり，その後のICD植込み数の急激な増加につながった．

　一方，MADIT-Ⅱ試験は虚血性心疾患患者に限定された試験であったが，2005年に発表されたSCD-HeFT試験は非虚血性心疾患患者も含めたLVEFが35％以下の慢性心不全患者2,521例を対象にした試験であり，プラセボ（874例），amiodarone（845例），ICD（829例）の3群に無作為割り付けを行い，総死亡をエンドポイントとした．中央観察期間45.5ヵ月の間に666例が死亡しているが，内訳はプラセボ群が244例（29％），amiodarone群が240例（28％），ICD群が182例（22％）であった．ICD群はプラセボ群よりも23％の死亡率低下を認めたが，amiodarone群はプラセボ群と同等の結果であり，非虚血性心疾患患者に対するICDの一次予防効果が示された試験であった．

　この2つの試験は世界の不整脈治療のガイドラインに大きな影響を与え，一次予防としてのICD植込み数の増加につながった．

臨床試験結果の解釈

　これらの大規模臨床試験から致死性不整脈による突然死予防に関してICDは抗不整脈薬よ

りも有効であることが示されたといえる．しかしながらICDそのものに不整脈を抑制したり心不全を改善させる直接の効果はないことを忘れてはならない．最近行われたDANISH試験[5]ではLVEFが35％以下の非虚血性心疾患患者にICD植込みを行っても長期予後を改善できなかったと報告されており（突然死はICD植込み患者で有意に少なかったが総死亡は改善しなかった），ICDを植込んで終わりなのではなく，心不全管理を含めた総合的な治療が重要である．

ICDによる頻拍の停止：anti-tachycardia pacing

ICDのショック治療は突然死予防に大きく貢献した．しかしながら，ショック治療は患者に大きな肉体的・精神的負担を強いる．通電に伴う疼痛に加え意識下にショック治療がなされた場合には精神的トラウマを生じることもある．また，ショック治療は交感神経系の活性化を引き起こし，血中カテコラミンの放出と取り込みを増加させ，心筋の炎症や壊死，間質の浮腫や

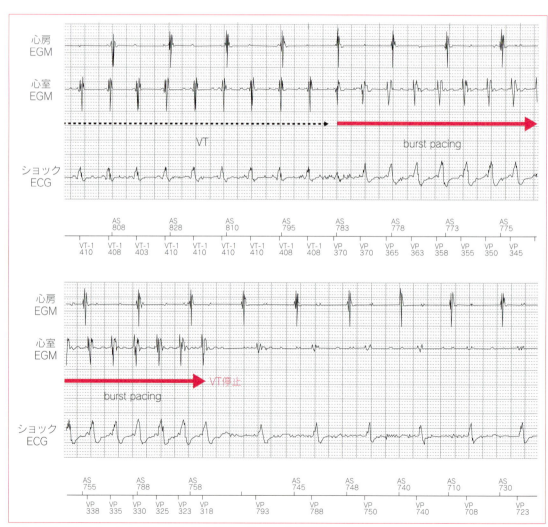

図3　肥大型心筋症・心室頻拍に対しICD植込み後の60歳代男性
VTに対し1回のATP（burst pacing）で停止に成功している．

線維化をもたらし心筋障害を引き起こすと報告されている[6]．そのため，適切なショック治療を要した患者では作動のなかった患者と比較して死亡リスクが約5倍高かったという報告[7]がある．ショックによる死亡リスクの増加は不適切作動でも同様であり，不適切作動でもショック治療が行われた患者の死亡リスクは約2倍高かった[7]．

そのため可能な限りショックを避ける努力が必要であり，そこで効果を発揮するのが抗頻拍ペーシング（antitachycardia pacing：ATP）である．ATPはリエントリー性頻拍に対しペーシング刺激で頻拍停止を試みる方法である．頻拍周期よりも短い周期でペーシングを行うことで，ペーシング刺激がうまくリエントリー回路内に侵入することができれば，ペーシング刺激を頻拍興奮前面と衝突させたり，興奮前面が不応期にぶつかることで頻拍停止が期待できる（図3）．ATPには頻拍より短い周期（頻拍周期の88％から開始することが多い）で等間隔にペーシングを行うburst pacingと，ペーシングごとに少しずつペーシング周期を短くしていくramp pacingがある．両者の有効性に関してはPITAGORA ICD試験[8]で検討されており，burst pacingのほうが停止率が高かった．また，まれにATPにより頻拍が速拍化（acceleration）することがあるが，burst pacingよりもramp pacingで起こりやすい傾向にある[8]（図4）．

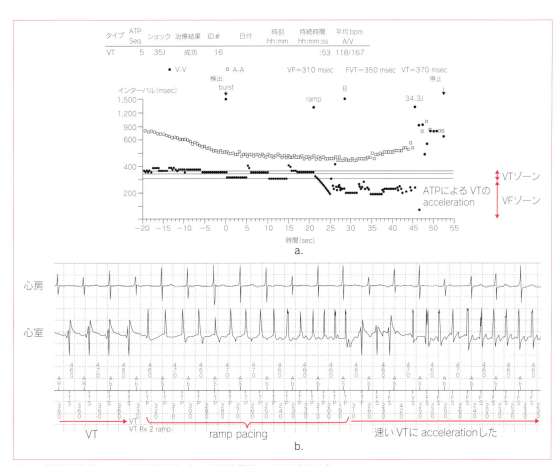

図4　拡張型心筋症の40歳代男性（二次予防目的にICD植込み）
a：VTに対し2回burst pacingが行われたが停止せず，ramp pacingの直後に頻拍がaccelerationしVFゾーンに移行した．その後，ショック治療前にATP before chargingが入っているが停止せず，最終的にcardioversionで停止した．
b：acceleration時の心内電位．

ワンポイントアドバイス

　国立循環器病研究センターではVTゾーンの治療はburst pacingを主体にし，cardioversionの前に1回だけramp pacingを組み込むようにしている．一般的にburst pacingのほうが頻拍停止率は高いが，患者によってはburst pacingは無効でramp pacingが著効する場合があり，その際はramp pacingを多めに設定することもある．また，左室リモデリングが進行し心機能が極度に低下している患者ではそれほど速くないVTでも容易に血行動態が破綻してしまうことがあり，患者によってはATPを1〜2回に減らし，早めにショック治療が行われるように設定することもある．

　基本的には極力ショックを落とさないように，しかし必要なショック治療を遷延させないように，症例ごとに患者背景や過去の不整脈イベントの特性をしっかり把握して頻拍治療プログラムを決めることが重要である．

文献

1 ）The Antiarrhythmics versus Implantable Defibrillators（AVID）Investigators：A comparison of anti-arrhythmic-drug therapy with implantable defibrillators in patients resuscitated from near-fatal ventricular arrhythmias. N Engl J Med **337**：1576-1583, 1997

2 ）Connolly SJ, et al：Meta-analysis of the implantable cardioverter defibrillator secondary prevention trials. AVID, CASH and CIDS studies. Antiarrhythmics vs Implantable Defibrillator study. Cardiac Arrest Study Hamburg. Canadian Implantable Defibrillator Study. Eur Heart J **21**：2071-2078, 2000

3 ）Moss AJ, et al：Prophylactic implantation of a defibrillator in patients with myocardial infarction and reduced ejection fraction. N Engl J Med **346**：877-883, 2002

4 ）Bardy GH, et al：Amiodarone or an implantable cardioverter-defibrillator for congestive heart failure. N Engl J Med **352**：225-237, 2005

5 ）Køber L, et al：Defibrillator Implantation in Patients with Nonischemic Systolic Heart Failure. N Engl J Med **375**：1221-1230, 2016

6 ）Cevik C, et al：Implantable cardioverter defibrillators and their role in heart failure progression. Europace **11**：710-715, 2009

7 ）Poole JE, et al：Prognostic importance of defibrillator shocks in patients with heart failure. N Engl J Med **359**：1009-1017, 2008

8 ）Gulizia MM, et al：A randomized study to compare ramp versus burst antitachycardia pacing therapies to treat fast ventricular tachyarrhythmias in patients with implantable cardioverter defibrillators：the PITAGORA ICD trial. Circ Arrhythm Electrophysiol **2**：146-153, 2009

A	ICD

2 基本的なプログラミングについて知る

植込み型除細動器（ICD）は，致死性不整脈に対する非薬物治療として，その適応が二次予防から一次予防に拡大し，本邦でも植込み数は増加しつつあり，致死性不整脈患者の予後改善効果を発揮している．

ICD治療では植込み後の管理が，合併症予防，予後改善に重要である．

ICDの頻拍診断機能

ICDは右室心内膜側に留置された電極で心拍数を常時観察し，植込み患者の心拍数が設定された値以上で一定時間持続するとき，心室頻拍（VT）ないし心室細動（VF）と診断する（**図1，2**）．VFでは電気ショックが，またVTでは抗頻拍ペーシング（ATP；オーバードライブペーシング；**図1**）と電気ショック（**図2**）を組み合わせた治療が即座に行われ，頻拍を停止させる．その治療日時，治療内容，治療前後の心内心電図が記録，保存され，遠隔モニタリングやプログラマーを使用してデータの取り出しが可能であり，治療効果判定や，不整脈の発症パターンの解析，またICDの設定変更が可能である．

基本プログラミング設定

頻拍の感知

頻拍認識は，周期（msec），もしくは心拍数（bpm）で設定する．頻拍がこの設定を満たすと，ICDは頻拍として認識し，これがR波の個数か時間（sec）で設定した頻拍の持続時間を超えて持続すると，頻拍イベントとして治療へ移行する．

心室細動

心室細動（**図1**）については，東京医科大学病院ではdetection rateを300 msec以下（200bpm以上）とすることが多い．低心機能例やamiodaroneなどの抗不整脈薬使用例では，体表面上VFを呈していても，心内波形では300 msec程度であることもある．除細動閾値（DFT）測定時に観察された頻拍の頻拍周期も参考に決定する．実際に誘発されたVFに安全域（30 msec程度）を加味してVFゾーンを設定する．

VFゾーンにかかるような頻拍でも実際にはほとんど（93％）が単形性VTであり，心拍数180bpm以上の不整脈イベントの77％では抗頻拍ペーシングで停止可能であったと報告されて

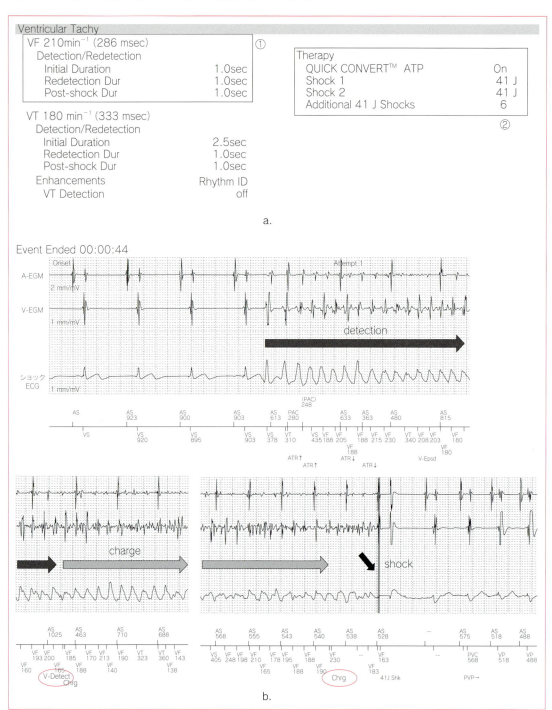

図1　VFゾーンの設定と作動

a：除細動閾値（DFT）チェックの結果から，VFゾーンを210bpm以上，1秒持続した場合にVF感知と設定している（①）．このケースでもVFゾーンにかかるfast VTに対しての効果を期待して，抗頻拍ペーシング（ATP）を設定している（QUICK CONVERT ATP）．

ショックは41Jの最大出力として，計8回のショック治療が行われる設定になっている（②）．

b：本例に認められたVF治療．頻拍周期はVFゾーンにあり，VFと認識（detection），充電が開始され，41Jのショックによりは停止した．

2. 基本的なプログラミングについて知る

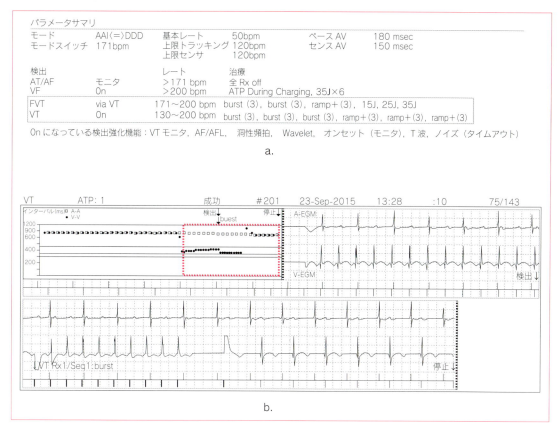

図2　VTにおける設定

a：VTの設定は2ゾーン（FVT, VT），心拍数130〜170bpmでVT，171〜200bpmでFVTと診断し，それぞれburst, ramp, ramp（+）のATPが設定されている．FVTゾーンにおいては，ATPで停止しない際には，15-25-35Jのショック治療が行われる．VTゾーンでは，ATPのみの設定となっている．

b：本VTに対してATPは非常に有効で，burst 1回でVTは停止している．

いる．現在の多くのICDではショック送出のためのコンデンサーへの充電前または充電中でも抗頻拍ペーシングを行うことが可能である．ペーシングでVTを停止させることができれば，痛みを伴うショックを回避することができる．VFゾーンの頻拍に対してもATPの設定を試みてもよい．

心室頻拍

臨床的に観察された，または電気生理学的検査時に確認された頻拍周期に安全域（40 msec程度）を加味してVT設定レートを設定する（図2）．ICD術後にamiodaroneなど頻拍周期を遅延させる薬剤の使用を開始した際は，心拍数が設定レートを下回り，感知不全を起こす可能性があり，再度VTの誘発試験を試みるほうが望ましい．

抗頻拍ペーシング（ATP）にはburst pacing, ramp pacingの2種があり，ほとんど自覚症状なしにVTの停止が可能であり，ショックよる患者の苦痛を軽減させることができる．通常1〜2回目の治療はATP，3回目以降はショック治療とする．ATPが極めて有効であり，VTが血行動態的に安定している場合にはATPを中心にVT治療設定を行ってもよい．しかしペーシングにより，頻拍が加速化（より速いVT，ないしVFへの移行）し，最大出力によるショック治療に至ることもあるため，ATP設定はburst→rampの順にすることが多い．ICDは

VFも含め，3ゾーンの設定が可能であり，VTが2種類以上出現している場合には，別々の治療を設定することができる．

VTの心拍数が低く，洞頻拍時にVTゾーンに達する可能性がある患者の場合には，運動負荷試験により自己の最大心拍数を確認し，ICDの再設定ないし，洞頻拍をおさえる薬剤の追加を行うことで不適切作動の予防が可能である．

文献
1）Poole, JE, et al：Prognostic importance of defibrillator shocks in patients with heart failure. N Engl J Med **359**：1009-1017, 2008

A ICD

3 ICD 植込みに関する検査について知る

植込み型除細動器（ICD）の突然死予防における有効性は確立している．近年，症例数もそれに関わる医療者も増加し，ICDの種類や機能も多様化している．患者の一生涯にわたって関わっていく治療法であることから，手術の安全性が担保されることはもちろん，植込み後長期間のトラブル回避をも考慮した，適切な検査を行っていくことが重要である．

心機能を評価する

ICDの適応となる疾患はさまざまである．一般的には虚血性心疾患や拡張型心筋症などの低心機能例が多い．一方でBrugada症候群やその他の特発性心室細動既往例などの心機能正常例も決して少なくないことが，本邦における特徴である．また，患者背景は若年者から高齢者まで多岐にわたる．

低心機能症例では，術中に血行動態が悪化する場合がある．特に，鎮静薬の使用や除細動テスト後に低血圧が遷延する可能性がある．また肺うっ血が十分にコントロールされていない症例では，臥位により症状が増悪するとも考えられるため，術前の心機能，血行動態の把握が重要である．原則，心不全が改善した後に手術を行う．

そのため，術前に心エコーで，左室駆出率や弁膜症，推定の肺動脈圧等を計測しておく．また，

血液検査や胸部X線写真も必須の検査となる．

基礎疾患別の注意点を把握する

基礎疾患によって，注意点が異なる場合もある．虚血性心筋症の場合，運動負荷・薬剤負荷心筋血流シンチグラフィーを行い，残存する虚血の有無を評価することが望ましい．一次予防かつ虚血部位が広範な場合は，血行再建術により心機能が回復しICDの手術を回避できる可能性がある．また，残存虚血がある場合，除細動閾値が上昇することから，テストは行わないことが適当であろう．右室または心室中隔に器質的な病変が存在する心疾患患者においては右室リードの留置部位が問題となる．代表的な疾患として不整脈原性右室心筋症が挙げられ，右室の心室波高が十分に取れないことが多く，また留置後も経時的に低下することが報告されている[1]．したがって，術前に主要な病変の部位を把握しておくことが望ましい．特に心臓MRIを施行している場合は，遅延造影のある部位を認識しておくとよい．また，心エコーや右室造影で壁運動が低下していたり，瘤化している部位も留置部位としては適当ではない．

さらに，もし術前に電気生理学的検査やカテーテルアブレーションを行っている症例であれば，心内のマッピングの所見は最も有用な情報といえる．

ワンポイントアドバイス

- 不整脈原性右室心筋症では，リード留置部位として triangle of dysplasia の1つである右室心尖部はできるだけ避ける．
- 電気生理学的検査を施行する場合は，心内波高値が保たれている部位（>5mV）を確認する．

成人先天性心疾患においては，幼少期の術式や術前の画像評価が重要となる．

また，いずれの心疾患にも共通するが，術前にCTやMRIを施行している場合は，必ず右室心尖部の位置と右心耳の解剖を確認しておく．右室リードはコイル部分が三尖弁を越える必要があり，リード先端が右室心尖部の付近まで進むことも多い．また，基礎心疾患による長年の心房負荷に伴い右心耳の電位波高が減弱している場合があり，心耳内でのリード位置の調節が必要になるためである．

術前の鎖骨下静脈造影

植込み側の鎖骨下静脈，腕頭静脈の開存，および左上大静脈遺残（persistent left superior vena cava：PLSVC）の確認のため，術前に鎖骨下静脈造影をすることが望ましい．特にペースメーカからのアップグレードの症例では，静脈造影は必須といえる．リードの本数が増える場合はさらに静脈閉塞の確率が高まる．また，植込みと同側にPICCカテーテルや中心静脈カテーテルが留置された既往のある場合も，注意が必要である．

静脈造影の際は通常，正面像のみの撮影としている施設が多いと考えられる．動脈硬化が強い症例では大動脈弓部の動脈硬化に伴い，腕頭静脈の走行が蛇行している場合が多く，リード操作が少し難しくなることがある．これは正面の透視画像では捉えにくいことを認識しておく．

PLSVCは胸腔内静脈奇形で最も頻度が高い（0.3～0.5％）．①左右上大静脈が存在する上大静脈型，②右上大静脈が存在しない右上大静脈欠損型，③左上大静脈が左房へ還流する左房型の3型に分類される．PLSVC例でも左側から経静脈的にICDの留置が可能な症例が存在する．右上大静脈欠損型はPLSVCの10～15％と極めてまれであるが[2]，デバイス植込み時にはPLSVC，冠静脈洞経由での挿入のため，長めのリード選択が必要となる．また，PLSVCではほぼ全例に冠静脈洞の拡大が認められるとされ，心エコーでも術前診断が可能である．

術前の抗血小板薬・抗凝固薬の取り扱い方

ICDはペースメーカに比べてジェネレータ本体の容量が大きく，機種によっても異なるが，およそ3～4倍の容積を持つ．したがって，皮膚切開部やポケット内部からの出血のリスクはペースメーカ植込み術と比較し高くなる．

国立循環器病研究センターでは，原則として術前のヘパリン置換は行っていない．これは，2013年にNew England Journal of Medicine誌に掲載された，「デバイス植込み手術における周術期のヘパリン置換は，出血性の有害事象を有意に増加させた」とする報告に基づいている[3]．その後の各ステートメントでもヘパリン置換は推奨されていない．この原因として，抗凝固薬の内服下において術中の十分な止血が，術後の血腫形成のリスクを減少させたと考えられる．これまでの報告では抗凝固薬単剤の継続下での植込み部血腫の形成の頻度は2～6％と報告されている．日本循環器学会の「心房細動治療（薬物）ガイドライン（2013年改訂版）」において，「術後出血への対応が容易な体表の小手術（ペースメーカ植込みを含む）時の抗凝

表1 デバイス周術期の抗血小板薬・抗凝固薬の運用（国立循環器病研究センター）

抗血小板薬
・単剤：継続
・2剤併用：継続（ただし，図2を参照し，不必要な継続を避ける）

非ビタミンK拮抗経口抗凝固薬
・原則として継続

warfarin
・以下のとおり

	2日前	前日	術日	術後
PT-INR＜2	○	○	○	○
2≦INR＜2.5	半量	○	○	○
2.5≦INR＜3	×	減	減	減
3≦PT-INR	個別に検討			

（○は通常量の内服）

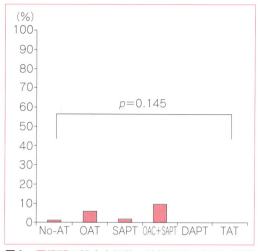

図1 周術期の抗血小板薬・抗凝固薬の内服の程度と，臨床的に重要な血腫形成の発症率の関係

臨床的に重要な血腫形成：デバイス植込み部に形成された血腫のうち，血腫除去，入院期間の延長，抗凝固薬の中断，血液製剤の投与のいずれかを必要としたもの，と定義した．
AT: antithrombotic therapy, DAPT: dual antiplatelet therapy, OAT: oral anticoagulant therapy, PH: pocket hematoma, SAPT: single antiplatelet therapy, TAT: triple antithrombotic therapy

固薬や抗血小板薬の内服継続」はClass IIaとなっている．

　国立循環器病研究センターでの，デバイス周術期の抗血小板薬・抗凝固薬の運用を示す（**表1**）．いずれも原則的にはヘパリンの置換を行わずに施行している．後ろ向き300例の出血性合併症に関して図1に示すが，抗凝固薬単剤・抗血小板薬単剤・抗凝固＋抗血小板薬・抗凝固薬では臨床的に重要な血腫形成の確率に有意な差は認めなかった．ただし，基礎心疾患に弁膜症があること，HAS-BLEDスコアが高値であることが臨床的に重要な血腫形成の有意なリスクファクターであり，これらの症例に関しては特に注意が必要である．

　抗血小板薬＋抗凝固薬の併用に関しては，近年抗血小板薬の内服期間が短縮される傾向にある．2016年に欧州心臓病学会から発表されたガイドラインでは，心房細動患者で経皮的冠動脈形成術を行った場合，最終的には抗血小板薬を中止し抗凝固薬単剤でのフォローアップが可能とされた（図2）．

　ICD等のデバイス植込み手術を，薬剤溶出性ステントの留置より先行して行うことも考慮すべきである．

> **ワンポイントアドバイス**
> ・デバイス植込み手術の周術期のヘパリン使用は推奨されていない．
> ・経口抗凝固薬・抗血小板薬は基本的に継続下で手術可能である．ただし，直近のガイドラインを参照し，抗血小板薬が不必要に継続されていないか確認する．

電気生理学的検査

　現在，ICDの適応判定に電気生理学的検査は必須の検査ではない．ただし，一次予防の評価におけるICDの適応判断のための電気生理学的検査の重要性は失われていない．電気生理学的検査の際には，心室頻拍・心室細動の誘発性の検討はもちろんのこと，その後のICD植込みも考慮した検査とする必要がある．

　もし単形性の心室頻拍が誘発された際は，その周期の長さ（cycle length）を必ず計測する．

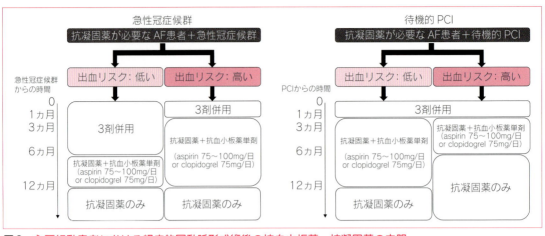

図2 心房細動患者における経皮的冠動脈形成術後の抗血小板薬・抗凝固薬の内服
(Piepoli MF, et al：Eur Heart J 37：2315-2381, 2016 より引用, 改変)

ICD植込み後のプログラミングの際には, このcycle lengthをカバーする治療設定とする. また, 心室頻拍誘発時, 血行動態が保たれるかあるいは破綻するかは, 植込み手術の安全性の向上にとって重要である. 植込み術時のリード操作により, 心室期外収縮から心室頻拍へと移行することがあり, その際の迅速な対処につながる.

ICDが正常に心内電位を感知するには, 通常5mV以上の心内電位波高が必要となる. 電気生理学的検査中に右室中隔の心内電位波高を計測し, パルス幅0.5 msecでペーシング閾値が2V以下で心筋捕捉されるのを確認しておくとよい.

術後の検査

術後は皮下血腫, 気胸, リードのずれ, リードによる右室穿孔によって生じる心タンポナーデ, 心不全の増悪等に注意してフォローアップしていく必要がある.

皮下血腫が生じた場合, 長期間の圧迫が必要になることもある. あらかじめCavilon®などの表皮保護材で周りのテープ付着部を保護することは重要である.

肥満・女性などの場合は術後に予想以上にデバイス本体が下方へ移動し, リードのdislodgeを認めることがある. 植込み時に十分なたわみを確保する必要があり, 入院中に胸部X線写真で確認する.

右心室の自由壁や, 心尖部に留置した場合, 心嚢液貯留を認めることがある. 術後早期のみに発症するわけではないことに注意が必要である. そのため, 貧血の進行や右心不全徴候がないか確認しておく. また, 右室ペーシングで左横隔膜神経の捕捉を認めた際はリード先端の一部が心室穿孔をきたしている場合があり, 要注意である.

低心機能症例でPQ間隔が長い, あるいは房室ブロックでRVペーシングが入る症例では, 心不全の増悪がないかフォローする.

文献
1) Mugnai G, et al：Implantable cardioverter-defibrillators in patients with arrhythmogenic right ventricular cardiomyopathy：the course of electronic parameters, clinical features, and complications during long-term follow-up. J Interv Card Electrophysiol 41：23-29, 2014
2) Ellenbogen KA, et al：Clinical Cardiac Pacing and Defibrillation. Philadelphia, WB Saunders, p623-624, 2000
3) Birnie DH, et al：Pacemaker or defibrillator surgery without interruption of anticoagulation. N Engl J Med 368：2084-2093, 2013

A ICD

4 ICDの植込み手技を知る

ICD植込みの一般的注意事項

植込み型除細動器（ICD）は，20年の歳月をかけて小型軽量化が進んだ現在，ペースメーカとほぼ同様の手技での植込みが可能となっている．これによりICD植込み手技の安全性が向上し，よりハイリスク患者に対しての適応を可能とした．これまでに構築されてきたICDの有効性に関するエビデンスは，このICDの小型化があってこそ生まれたものといえる．しかしながら，いくら小型軽量化が進んだとはいえ，小柄な体格や皮下組織が薄い患者にとってのICDデバイスの負担はやはり大きく，植込み手術時の合併症リスクのみならず，術後も長期的に植込み部トラブルの懸念がつきまとう．さらにペースメーカより短い電池寿命は，より多くの交換手技を強いることとなり，総じて経静脈的ICD植込み患者におけるデバイス感染発症率は，ペースメーカ植込み患者のそれよりも高い．いったんデバイス感染が起こるとデバイス抜去を検討する必要が生じ，予後は極端に悪化する．経静脈リード抜去も可能となっているが，長期にわたる入院と致命的合併症リスクは患者のみならず医療サイドにとっても大きな痛手となる．これらの経験から，改めて，デバイス植込み手術時の感染対策が重要視されるようになっている．

ICD植込み手技の基本は，概ねペースメーカ植込みと同様と捉えることができるため，手技の実際についてはⅢ章4「ペースメーカの植込み手技を知る」（p53）を参照されたい．以下では，ペースメーカ植込みとの相違点，感染予防対策，胸郭外アプローチ法，および除細動閾値測定の実際を中心に解説する．

ペースメーカ植込みとの違い

除細動閾値テストを行う場合において，閉創する前に静脈麻酔と心室細動の誘発およびICD作動テストを行う以外，術前の準備および基本的手技はペースメーカ植込みとほぼ同様である．しかし，手技上の違いはさほどなくても，患者背景は大きく異なる．ICDの適応となる患者は，その適応の特性上，心機能・腎機能の低下や合併症を多く有しており，全身状態が良好とはいえない患者が多く含まれる．さらに，ショックリードやデバイス本体はペースメーカと比較して大きく，抗血栓薬を内服していることも少なくない．これらは，術中や術後の血行動態の悪化，出血や感染トラブルの要因となる．また，除細動閾値測定を行う場合では，鎮静や心室細動そのものによる呼吸循環動態の破綻が呼吸不全や心不全の発症に直結するかもしれない．

このような要因から，ICD植込みはペースメーカ植込みよりリスクが高い．また，リード

植込み時の機械的刺激による期外収縮の連発によって，心室細動が誘発されることも想定しておかなければならない．術者は患者の状態を正確に把握し，必要な対処をあらかじめ講じておく必要がある．おおまかなチェックポイントを**表1**に示す．

ICD植込み術における感染予防対策

基本は手術室

陽圧換気，HEPAフィルター等の設備がきちんと管理されたカテーテル室（カテ室）であれば，理論的には手術室と同等にまで感染率を低下させられる．手術に伴う感染防御の観点から，手術室のドアの開閉や出入りする人員は少ないほうがよいわけであるが，カテ室では通常のカテーテル検査やインターベンションがメインに行われるため，どうしても不要な人員の出入りやドアの開閉が多くなる．もしかすると，術衣に着替えずに出入りするスタッフも存在するかもしれない．手術室と同じ設備があったとしても，手術室と同じ環境とは限らないのである．

前述のようなことがなければカテ室でもまったく問題ないはずであるが，これらを踏まえて，ICD植込み手術を行う場所はハイブリッド手術室が望ましい．

手術室でもカテ室でも，清潔環境を維持するためにスタッフ全員の意識の統一が求められることに変わりはない．少しでも感染リスクを減少させたいならば，必要な物品はすべて術前に揃えておき，手術中に外部へ取りに出なくてもよいように準備する．研修医や学生見学等，手術に関係ない人員が手術室にいることも好ましいことではない．手洗いや消毒方法，清潔操作，ドレーピング等の基本的な部分は決しておろそかにしてはならないことはいうまでもない．

不要な心房リードは入れない

わが国ではVVI-ICDと比較してDDD-ICDの植込み率が圧倒的に多いが，必ずしも心房リードが必要でない場合も多く含まれていることが明らかとなっている．心房リードを留置することで，心タンポナーデ等の手技に伴う合併症や将来のリード損傷の発生率を高めてしまう．さらに，VVI-ICDと比較して植込み手技の時間が長くなることや，短い電池寿命による電池交換手術の回数増加は，将来のデバイス感染発生率の増加につながるかもしれない．本当に心房リードが必要か，もう一度よく吟味してから手術に臨む必要がある．

ポケット作製は余裕をもって

ICDは本体が大きいためにペースメーカより圧迫壊死が起こりやすい．圧迫壊死の原因はデバイス本体による皮膚や皮下組織の機械的圧迫による血行不全である．デバイス本体による皮膚へのストレスを軽減するためには十分に余裕をもった大きさのポケットの作製が必要である．ただしポケットが大きすぎると，デバイスが移動したり患者自身の操作によってデバイスとリードが回転し（twiddler's syndrome），ペーシング閾値が上昇したり，あるいはリードが完全に外れてしまい再手術が必要となる場合があることも知っておかなければならない．また，デバイスを固定する際は，必ず筋膜越しに縫合することが重要である．脂肪組織に固定すると，容易に糸が外れてしまい本体の移動の原因となるからである．

図1の症例ではICD植込み後にデバイス本体の移動に伴ってリードが引っ張られてしまって

表1 ICD植込み時のチェックポイント

手術室のチェックポイント
・心電図モニター
・サチュレーションモニター
・除細動器
・救急カート
・人工呼吸管理

術前のチェックポイント
・アレルギーの有無
・抗血小板薬や抗凝固薬内服の有無
・ステロイド内服の有無
・熱発や貧血の有無,血液型
・血糖値
・腎機能
・発熱や感染徴候がないか
・除毛は行わない
・禁煙
・抗菌薬投与（cefazolin等を術前1時間以内に投与,vancomycinは必要時のみ）

術中のチェックポイント
・体外式除細動器パッチの貼付
・使用デバイスの大きさの確認とマーキング
・適切な手洗いと清潔操作
・イソジン®ドレープの使用
・スタッフの出入りは最小限にとどめる
・胸郭外穿刺は必須
・圧迫壊死予防を念頭においたポケットデザイン
・電気メスでの確実な止血
・大胸筋膜下留置
・ポケット内の十分な洗浄
・創部のテンションはかかりすぎないように
・ドレーンはやむをえない場合に限定

術後のチェックポイント
・ドレッシング（カラヤヘッシブ®）
・術側上肢の安静と創部の圧迫止血（圧迫バンドの使用）
　血腫ができても吸引はしない（感染リスク増大）．なるべく圧迫で対処し創部離開のリスクがあれば再手術検討
・血腫，貧血進行の程度
・感染徴候の有無
・胸部X線（気胸，リードdislodge，遅発性心タンポナーデ）
・連続心電図モニターによる頻脈性不整脈の増加やペーシング不全出現の有無
・術後1週間後でのデバイスチェックによるリードパラメーターの推移

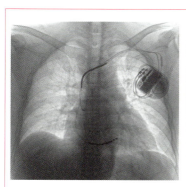

ICD植込み当日

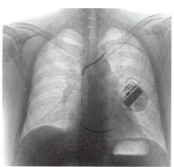
術翌日

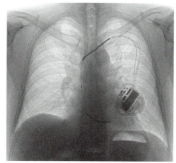
術後5年

図1 ICDデバイス移動を認めた症例（36歳，男性）
特発性心室細動の二次予防でICD植込み術を施行．手術翌日にすでにデバイス本体が下方に移動し右房，右室リードともに引っ張られてしまっている．ICD植込み5年後までにさらに移動が見られるが，幸いリード閾値やセンシングに問題を認めていない．本体の固定はしっかりと行わなければならない．

いる．幸い，植込み後8年間リードパラメーターに問題はなくリードの再固定は行っていないが，植込み時のデバイスの固定が不十分であった可能性がある．

基本は大胸筋膜下

デバイス植込み後の創傷治癒と術後の感染に，局所の血流不全は大きく関与する．皮下血管系の構造より，大胸筋膜下より筋膜上の血管網を温存するほうが局所の組織灌流が保たれやすい．さらに，筋膜が緩衝材として働くことで皮膚へのストレスが減り，皮下組織が薄い患者での皮膚圧迫壊死のリスク減少にも有利である．当院では，大胸筋膜下留置をスタンダードとし，特に皮下組織が薄い患者や圧迫壊死の既往のある患者において大胸筋下留置をオプションとしている．

図2の症例はBMI 19の皮下組織の薄い男性患者である．左側から大胸筋膜下にICD植込みを行ったが，経過中に皮膚圧迫壊死をきたした．全システム抜去のうえ対側からの再植込み手術を余儀なくされたが，この際は大胸筋下にデバイスを留置し，以後経過は良好である．

出血と抗血栓療法

術後血腫の存在は，植込みデバイスの術後感染リスクを上昇させる．ICDは，ペースメーカよりもデバイス本体が大きくリードも太い．さらに，心房細動や虚血性心疾患の存在による抗凝固療法や抗血小板療法，併存する肝腎機能低下等は，さらに術後出血をきたしやすくする．ヘパリンブリッジを行いながらの抗凝固薬中止下に侵襲的手術を行うことは，塞栓症の発生を減少させないばかりか，出血性トラブルを増加させるために有効ではない．最近では，warfarinによる抗凝固療法は中断せずに手術を行う

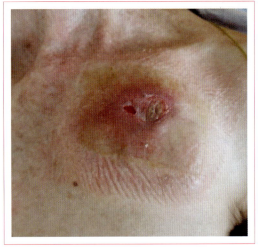

図2　ICDによる皮膚圧迫壊死（75歳，男性）
患者はBMI19.2．Brugada症候群の一次予防でICD植込み術を施行されたが，手術8ヵ月後に植込み部皮膚圧迫壊死を発症．全システム抜去後，対側より大胸筋下に再度植込み術を行った．

ことが主流となっている．電気メスを使用しての確実な止血が求められることはいうまでもないが，術前にはまめにINRをチェックし，手術当日のINRがコントロール域の上限以上にならないように調整しておかなくてはならない．当院では，warfarin服用患者ではINRを調整しての継続下，DOAC（直接作用型経口抗凝固薬）では術当日朝のみか，症例によっては前日から中止し，手術翌日からの再開を基本としている．抗血小板薬を内服している場合は，aspirinのみの内服患者では継続，clopidogrelやprasgrelとの2剤併用患者で薬剤溶出性ステント留置後1年が経過していれば，aspirin単剤として手術を行っている．透析患者や大胸筋下植込み等の通常よりも出血が多くなることが想定される場合は，抗血栓薬を中止するかどうかを個別に判断する必要がある（薬剤の継続・中止についてはp126〜127も参照）．

特に，抗血栓薬内服患者では手術中に完全に止血ができていたとしても，術後に出血を起こすことがある．当院では，術後から2日後まで圧迫バンドを用いて創部の圧迫を行っている．血腫ができてしまった場合でも，穿刺吸引によ

る除去は行ってはならない．血腫への穿刺が感染リスクを上昇させるからである．圧迫を継続しても血腫が増大する場合は，血腫除去手術を行う．

ショックリードの留置

右室に留置するICDのショックリードは，スクリューインリード（active fixation）を用いて確実に心筋に固定する必要がある．特に右室の器質的障害を有する患者では，術後のリード移動に伴うセンシングの低下は，心室細動の感知不全に直結する．リードのたわみは，仰臥位と立位，呼吸によって変化する．術者はこの点を考慮してリードにたわみをつけて固定する．特に皮下脂肪の多い女性患者では，この体位による変化が大きい．また，ICD本体の固定が不十分であると，皮下組織を下方まで移動する結果，リードが引っ張られてしまい，ずれてしまうこともある．術者はショックリードをある程度たわませて留置し，ICD本体をしっかり固定するよう心がける．心尖部留置の場合ではリードのテンションが強すぎると穿孔のリスクが高まるため，ICDショックリードは，心尖部ではなく中隔心尖部よりにスクリューして留置するのがよい．

ICD植込み患者は心機能低下症例が多く含まれる．ICDショックリードによる右室心尖部ペーシングに依存すると，将来的に心不全が悪化することが懸念されることから，心尖部ペーシングよりは高位中隔ペーシングが好ましいという意見もある．ただし，解剖学的に高位の心室中隔にきちんと留置することは困難な場合があり，中隔と思って留置しても実際は自由壁留置となってしまっている場合がある．右室自由壁は薄いために自由壁でのスクリューインリード留置は心タンポナーデの発症に直結するし，将来的に感染を起こしてしまった際に，高位中

隔にリードが留置されていると心尖部留置に比べて抜去しづらい．これらの理由から，最近は高位中隔にショックリードを留置することは少なくなった．

胸郭外アプローチ法

橈側皮静脈のカットダウン法

橈側皮静脈のカットダウンによるアプローチは，動脈の誤穿刺や気胸のリスクがない最も確実な胸郭外アプローチ法といえる．リードに対するストレスも少なく長期的なリード損傷予防の観点からも有利である．一方で，胸郭外穿刺法に比しリード導入位置が外側となるため，どうしてもポケット作製位置が外側となってしまう．ポケットが外側に寄りすぎるとデバイス本体が機械的ストレスを受けやすくなるため，特に本体の大きなICDを植込む際には注意が必要である．また，橈側皮静脈の血管径はショックリードを含めた複数のリードを挿入するには小さい場合があり，別途胸郭外穿刺法によるアプローチが追加して必要になることもある．

胸郭外穿刺法

腋窩静脈は鎖骨と第1肋骨の間を胸郭内に入り鎖骨下静脈となる（**図3**）．ブラインドで行う鎖骨下静脈穿刺は，血気胸のリスクを有するのみならず，肋鎖靱帯による機械的ストレスを受けることによるリード損傷（subclavian crush syndrome）の原因となる．そのため，近年ではよほどの理由がない限り鎖骨下静脈穿刺法は用いられなくなっている．穿刺法にて胸郭外の腋窩静脈へアプローチする方法としては，

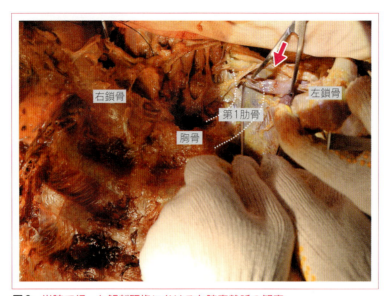

図3 当院で行った解剖研修における左腋窩静脈の観察
左鎖骨を胸骨より外して持ち上げたところ．白の破線に示す第1肋骨の上縁を走行する腋窩静脈（赤矢印）が観察できる．腋窩静脈は第1肋骨と鎖骨の間を走行し胸郭内に入り鎖骨下静脈となる．

エコーガイド法，鎖骨下静脈造影ガイド法，ピッグテールカテーテルを用いたターゲット法などが一般的である．それぞれメリット，デメリットがあるがいずれも慣れれば比較的容易に可能である．施設，術者によって最も慣れた方法で行うとよい．以下に当院で施行しているターゲット法を解説する．

ターゲット法

胸郭外の静脈を確実穿刺するために，あらかじめ腋窩静脈に留置したピッグテールカテーテルを目印（ターゲット）として穿刺する方法である．当院では2004年にKawakamiらによって報告されたdouble target method[1]を簡略化して行っている．

① 消毒，ドレーピング後に右大腿静脈から5Fシースを挿入．
② 0.035インチガイドワイヤーを無名静脈から左腋窩静脈まで挿入（この際，静脈弁を通過させるのに少し慣れが必要であるが，ピッグテールカテーテルによるバックアップを利用するとよい）．
③ ピッグテールカテーテルを腋窩静脈まで挿入できたらガイドワイヤーを抜去する．
④ 透視を見ながら，ピッグテールカテーテル先端の円形の部分が目的とする穿刺位置に来るように調節する（図4a）．
⑤ 穿刺針に小さめのシリンジを装着し，左前斜位（LAO 40°）でピッグテールカテーテルの円形とシリンジの丸い部分が重なる位置で穿刺位置を決定．シリンジの十字マークの中心が穿刺針と一致する角度を維持しながら，まっすぐ穿刺針を進める（図4b）．
⑥ 術者は穿刺針の角度が変わらないように注意しながら，右前斜位（RAO 30°）で穿刺針を進め，ピッグテールカテーテルを貫通することを確認．右前斜位を見ることで，穿刺針が深く入りすぎて胸郭内まで到達することによる気胸の発生を回避することできる（図4c）．
⑦ 外筒の逆血が確認できればシースのガイドワイヤーを上大静脈まで挿入する．複数本の穿刺が必要ならピッグテールカテーテルを少し引いて次の穿刺を行うが，この際にあらかじめ挿入しているガイドワイヤーが抜けてしまわないようしっかり固定しておく．

この方法であれば，自由に穿刺位置を設定できるためすでにリードが挿入されているCRTアップグレード症例でも透視下にリード損傷を回避しながら穿刺することが可能である．鎖骨

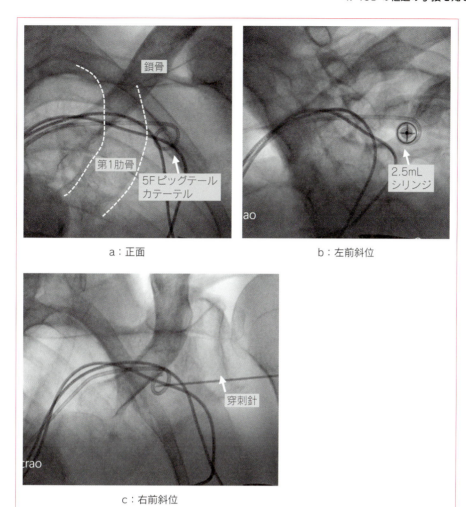

図4 ターゲット法による胸郭外穿刺法（DDDからCRTへのアップグレード症例）
正面像で穿刺ターゲット位置を決定しピッグテールカテーテルを留置する（a）．左前斜位で穿刺位置を決定．透視下で穿刺針とシリンジの中心が重なった状態で，シリンジの外円とピッグテールが一致するように保持したまま穿刺を行い（b），ある程度の深さまで穿刺できたら右前斜位で穿刺針がピッグテールを貫通することを確認する（c）．正しく穿刺できていれば，この時点で針先端は腋窩静脈を貫通したか静脈内にあるはずである．
本症例のように，すでにリードが挿入してある場合でも，透視を見ながらリードの誤穿刺を回避できる適切な穿刺ポイントを設定可能である．また右前斜位を確認することで，胸郭内穿刺となる前に穿刺が深くなっていることを察知できる．
腋窩静脈であればどこでも穿刺ターゲットとなるわけではない．あまりに末梢すぎるとポケットが外側となり，デバイスによる皮下組織に対するストレスが大きくなる．さらに，橈側皮静脈や胸肩峰動脈の穿刺を防ぐ観点から考えると，第1肋骨外縁より数cmまでで穿刺を行うのがポイントである．

下動脈から腋窩静脈中枢側に狭窄がある場合はピッグテールカテーテルが通過しにくい場合があるため，症例によっては左肘部からのピッグテールカテーテル挿入を行っている．この場合は，尺側正中皮静脈にシースを挿入するようにする．また，一旦ピッグテールカテーテルからガイドワイヤーを抜いてしまうと，カテーテルを押して末梢側に移動させるのが困難である場合があるため，末梢側から穿刺を開始し中枢側へ引いてくるほうがよい．

　右前斜位を確認することで気胸のリスクを回避できること，穿刺ポイントを比較的自由に決定できること，正面像で透視を見ながら穿刺を行う造影法と比較し穿刺角度が浅くなるため

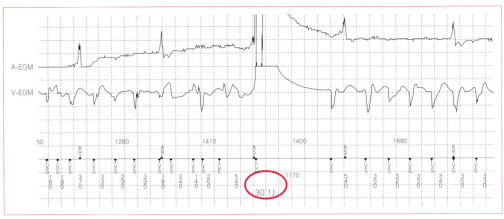

図5　除細動閾値上昇を認めた症例（30歳代，男性）
肥大型心筋症に対し通院加療中．心室細動による心肺停止の既往がありICD植込み術を施行されていた．発作性心房細動が出現したためamiodarone内服によるリズムコントロールが開始されたが，その2週間後に心肺停止となり搬送された．心肺蘇生を行ったが救命できず，ICDの治療履歴よりDFTの上昇が判明した．ICDは最大ショックが30Jのもので現在より低出力であったが，植込み時に測定されたDFTは15J以下であり10Jマージンは達成されていた．

リードに対するストレスの軽減が期待できること，スパズムによる穿刺困難が起こりにくいことがメリットとして挙げられる．一方で，ピッグテールカテーテル用の血管アプローチが必要なことによる血管損傷や感染リスク，放射線被曝がデメリットであろう．橈側皮静脈や胸肩峰動脈の誤穿刺を回避するためには，第1肋骨外側より末梢側数cmまでの範囲ですべての穿刺を行うほうがよい．

当院では，デバイス植込み症例の全例においてターゲット法を用いた胸郭外穿刺を施行しているが，過去5年間での約300例において穿刺が不可能であった症例は1例もなく，血気胸や大出血等の合併症も発生していない．

除細動閾値（DFT）

ICD治療はデバイスを植込んで終了ではない．主治医は，患者の自覚症状，全身状態や心機能の変化などによって，デバイス設定や使用薬剤が現状でよいか否かをフォローしなければならない．そして，心室頻拍や心室細動が発生した際には，デバイスがこれを的確に感知し，プログラムされた治療を行い，さらにこの治療が成功する必要がある．

ショックリードの波高が低いために心室細動が感知されない，あるいはショック治療がなされても，除細動閾値（defibrillation threshold：DFT）が高いために心室細動が停止しなければ，ただちに患者の死亡に直結する．筆者らも最高出力でのショック治療にもかかわらず心室細動が停止せず患者が死亡した症例を経験している（**図5**）．DFT上昇を事前に把握すべく，人工的に心室細動の誘発を行ってのショック治療の確認が行われてきた．以前は，可能な限り全症例でDFTテストを行うことが推奨されていた．しかしながら，近年の除細動効率やエネルギーの向上によって，デバイスによる除細動不能例が少なくなり，DFTテストの有用性に関して否定的な見方がなされるようになってきた．一方で，症例によってはやはりDFTテストが必要との意見もある．DFTについての現状の考え方と，どのような症例でDFTテストが必要となる可能性があるかを解説する．

表2　DFTに影響を与える可能性がある要因

- 薬剤（amiodarone，Ⅰ群抗不整脈薬）
- 交感神経緊張
- 男性
- 心筋虚血
- 心不全
- 左室拡大
- 左室収縮機能低下
- 肥大型心筋症
- 日内変動
- 腎不全
- 心室細動持続時間
- 右側ICD植込み

DFTに影響する因子

　DFTに影響を与える要因を**表2**に示す．薬剤や心機能低下がDFTを上昇させることはよく知られているが，交感神経緊張や心筋虚血もDFTに関与する．したがってDFTは同一患者内でも変動しうるし，虚血性心疾患や，肥大型心筋症患者では労作時に心筋虚血を起こすことによりDFTが上昇する可能性がある．このことは，ICD植込み術時にDFTを知ることの意義の限界ともいえる．また，以前はDFTを低下させる目的でシングルコイルよりもデュアルコイルが使用されることが多かったが，SVCコイルは血管内で癒着しやすく，将来的に感染等でのリード抜去が必要となった際に大きな障害となることが問題であった．ICDの高出力化によってDFTの上昇に悩まされることが少なくなった現在，デュアルコイルはほとんど用いられなくなっている．

DFTテスト

　DFTテストは選択したデバイス本体とリードが，実際の留置位置で的確かつ有効に作動することを確認するものである．つまり，単に除細動閾値上昇の有無のみならず，デバイス本体とリード接続や心室細動感知の的確性の確認も行うことができる．DFTテストは，植込み手術中，デバイス本体とリードの接続がすべて終了しデバイス本体がポケットに収納された段階で行われることがほとんどである．あるいは植込み時にはDFTテストは行わず，術後退院前に施行されることもある．T波ショックや50Hz burstで心室細動の誘発を行い，あらかじめ設定した治療が行われることを確認する．ショック治療には苦痛を伴うため，十分な鎮静下に行う必要がある．万が一心室細動が停止しなかった場合に備えて，体外式除細動器の準備も忘れてはならない．

　DFTは変動するため，植込み時のDFTが将来のDFTをそのまま反映するわけではない．ステップダウン・アプローチを用いてショック出力を細かく調整し，除細動できる最小のエネルギー（除細動閾値）を厳密に決定する方法もあるが，変動幅として設定された10J以上の安全域が得られていることを確認することで臨床的意義は満たされる．40Jのデバイスであれば30Jで除細動されれば（DFT 30J以下），10J以上のマージンが得られたこととなり手術終了可能と判断する．偶然の成功の可能性を排除するため，除細動の確実性を検討する意味合いから2回連続で10Jマージンをもって除細動に成功するのを確認することが推奨されている．**図6**にDFTテストの実例を示す．当院ではDFTテストを行う際は，初回ショックを15J，停止しなければ2回目を25J，それでも除細動不能なら3回目をICDデバイスの最大出力で設定している．

　もし10J以上のマージンが得られなければ除細動閾値を低下させる手段を検討することとなる．DFTを上昇させうる薬剤の変更，リードの位置変更，ショックパルスの極性変更，チルトの変更は比較的容易に可能である．これらで対処が困難な場合は，上大静脈や奇静脈コイル，皮下アレイリードの追加等の新たな侵襲を伴う

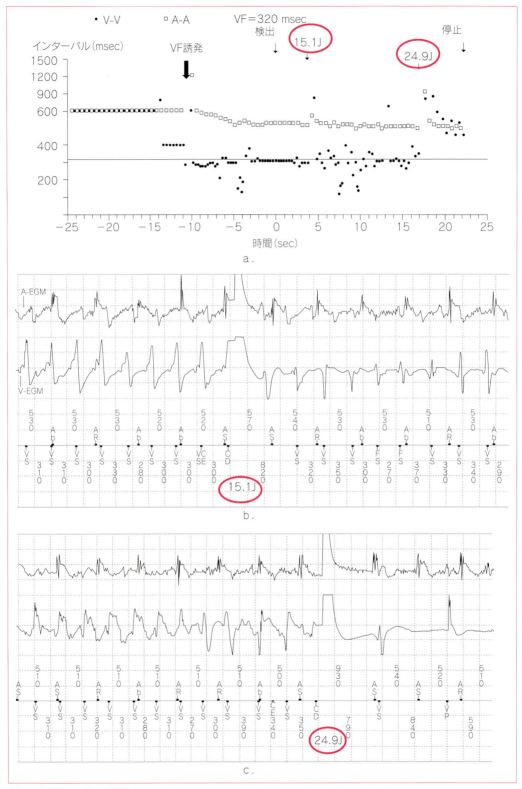

図6 DFTテストの実例
Medtronic社製ICDを左前胸部に植込んだ症例である．初回15J，2回目25J，VFゾーン320 msec以下で設定（a）．shock on TにてVFの誘発を施行したところ，周期300 msecの心室頻拍が誘発された．治療域320 msec以下を満たしたため，初回ショック治療が15Jで施行されたが頻拍は停止せず心室細動となった（b）．再度25Jにてショック治療がなされ心室細動は停止（c）．セーフティマージン10J以上が確保されることを確認した．

処置を行うこととなる．2〜12％で追加処置が必要となると報告されているが[2]，多くは心機能不良例である．仮にこれらの対処方法でICD植込み時のDFTが低下したとしても，実際に心室細動イベントが発生した際にも同様の効果が期待できるかは不明であるとなれば，追加のリスクを犯してまでこれらの手技を行うメリットが本当にあるのかを，症例に応じて慎重に判断しなければならなくなる．

📄 memo ステップダウン・アプローチ

たとえば初回DFTテストを20Jで行い，除細動に成功したときに引き続き除細動が不成功となるまでショックエネルギーを5Jずつ低下させて行う方法．もし初回テストにおいて20Jで除細動できない場合は除細動される5Jずつ増加させる．

こうすることでほぼ正確なDFTが測定可能であるが，この方法の臨床的意義は少ない．

DFTテストは必要か

2相性ショックの採用やショックエネルギーの上昇等のICDテクノロジーの進化により，除細動閾値とデバイス最大出力の差はほとんどの症例で10〜20J以上となった．そのため，現在はDFT上昇による除細動不成功例を経験することはほとんどなくなった．さらに，近年はショック治療そのものによる心筋障害がICD植込み患者の予後を悪化させる要因となる可能性が示されており，不要なショック治療はなるべく回避することが望まれている．さらに，DFTテストの長期的な信頼性が不明なことや，心室細動の誘発そのものにリスクがあることから，当然のように行われていたDFTテストの意義が再評価されることとなった．最近10年で術中DFTテストの有効性について数多くの研究成果が報告されているが，その多くでDFTテストの有用性を明らかにすることができなかった．2015年に報告されたDFTテストの有用性と安全性に関する多施設共同前向き試験

（SIMPLE試験）においてもDFTテスト有効性は証明されず，現在はわが国においても，ルーチンでのDFTテストは行われなくなっている．

📄 memo SIMPLE試験

方法：18ヵ国，85施設において2009年から2011年に初回ICD植込みを施行された2,500人を対象として，DFTテストが施行された1,253例と，施行されなかった1,247例について平均3.1年における予後を検討した単盲検無作為化非劣性試験である[3]．ショックリードの留置にあたっては，最低でもR波が5mV以上記録されることが目標とされ，DFTテスト成功の条件は17Jで1回もしくは21Jで2回除細動に成功することとされた．DFTテスト不成功なら極性の変更を行い，それでも成功とならない場合は退院前に再度テストを施行した．主要有効性分析における評価項目は，不整脈死と適切ショック作動無効の複合アウトカムであった．また，DFTテストの安全性について，術後2日目と1ヵ月後に有害事象の評価も行われた．

結果：DFTテストを施行された群において104例（8％/年），施行されなかった群において90例（7％/年）で不整脈死か適切ショック作動無効の発生を認め，これは両群で同等であった．さらに，安全性主要項目についても両群間で差を認めず（DFTテスト群6.5％，非DFTテスト群5.6％），DFTテストが直接の原因と思われる有害事象のみを対象としても有意差は見られなかった．

結論：ICD植込み時のDFTテストは，重大なトラブルなく施行可能であるが，ショック治療の有効性の改善や不整脈死の減少にはつながらない．

DFTテスト施行のメリット

DFTテストの主な目的は除細動閾値の確認である．DFT上昇と関連するとの報告がある要因は**表2**を参照．ルーチンで行うDFTテストの有効性は否定されたわけであるが，表に例示した要因を有する患者においてはDFTを確認しておく理由となるかもしれない．たとえば，DFTテストで10Jマージンが得られなかった場合で，amiodarone等のDFTを上昇させる薬剤を内服している場合には，これらの薬剤を減量変更することによって将来の治療不成功を回避

できるかもしれない．右側にICDが留置されている症例では左側留置に比しDFTが高いとされている．前述のSIMPLE試験では右側留置症例が除外されており，右側ICD症例におけるDFTテストの有効性についての見解は定まっていない．このような理由から，当院では，amiodarone内服症例や右側ICD留置症例では，積極的にDFTテストを検討している．

DFTテストで，その患者のDFTが十分に低いことがわかれば，より低出力で初回ショックを設定する根拠となりうる．過去の報告では，植込み時に10Jマージンが証明され，初回ショックをDFT＋10Jに設定した場合，この設定での初回ショック成功率は約90％であった．初回ショックの出力が低ければ，治療までの時間短縮とショックによる心筋障害の軽減につながるメリットが期待できるが，この点を補強するエビデンスは現時点では存在しない．実際の臨床では仮にDFTが低くても，初回ショックでの停止が最優先されることから，心室細動の治療は初回ショックから最大出力で設定されることが多い．初回ショックの出力の低減を目的としたDFTテストは現時点では現実的ではなさそうである．

DFTテストのもう1つの目的は，心室細動時の感知不全の確認である．ICDはほとんどのケースにおいて適切に心室細動を感知し治療を行うが，心室細動時のR波があまりに低いために生じるアンダーセンシングがごくまれに生じる．アンダーセンシングによる心室細動の感知不全は，治療の遅延や治療自体が行われない可能性を生じる．DFTテストを行うことで，誘発された心室細動のアンダーセンシングが生じていないことを確認することができる．心筋障害が原因で，ショックリード留置部位における植込み時のR波が小さいと，心室細動時にはさらに心内心電図が減高することが予想されるが，実際にICDが心室細動時のR波を十分感知しう

るかどうかは，植込み時調律下におけるR波高によりある程度予測可能であることが示されている．これまでのデータからは，心室細動時のアンダーセンシングを防止するためには，植込み時のR波高が7mV以上確保することが推奨されており，5mV未満においては心室細動を誘発してアンダーセンシングが起こらないことを確認しておいてもよい．しかしながら，心室細動時のR波高が低くても比較的安定していればアンダーセンシングは起こりにくく，最近は2.5mVをカットオフとする報告もある．そのため，もし右室心筋障害を有する患者で，植込み時のショックリードから得られるR波高が十分でない場合，術者は5mV以上の波高を得るべくしてリード留置を行い，達成できなければDFTテストを行い心室細動時のアンダーセンシングの有無について確認することが望ましいといえそうである．また，心筋症において心筋障害が進行性である場合，植込み時にはR波高が十分であっても長期的に見ると次第に減高してくる場合もあり，注意を要する．

DFTテスト施行のデメリット

DFTテストの最大のデメリットは合併症である．誘発された心室細動による組織灌流障害や，ショックによる心筋ダメージや無脈性電気活動，心房細動が除細動されることによる心原性塞栓，心タンポナーデ，鎮静による呼吸停止や薬剤による副作用のリスク，除細動に伴うリードのdislodge，手技時間延長によるデバイス感染リスクの増大等が挙げられる．さらに，非常にまれではあるが，誘発された心室細動がICDでは停止不可能であり，体外式除細動器でも除細動が不能であった症例が報告されており，場合によっては致命的合併症を起こしうる．カナダのレジストリーによるDFTテストの致死的合併症発生率は0.016％であった．

一方で，前述の多施設前向き試験（SIMPLE試験）においては，DFTテストを行うことによる有意な有害事象発生率の増加は認めていない．しかしながら，生じた合併症がICD植込み手技によるものなのか，DFTテストによるものかを明確に区別することは困難なことも多いと考えられる．

どのような症例でDFTテストを行うか

これまでの研究結果からはDFTテストを全例において行うメリットは証明されていないため，DFTテストの適応は症例において個別に決定するしかない．DFTが高いため除細動が不成功となる症例は間違いなく存在しており，これらの症例に限っては前もってDFTを低下させる対処を講じておくことが望ましい．さらに，突然死一次予防患者よりも二次予防患者のほうがICD作動の可能性が高く，DFTテストの重要性も増すと考えられる．

心機能低下症例においては心室細動の誘発や電気的除細動によるさらなる心機能低下から心不全の悪化を招く可能性があるし，慢性心房細動や心室内壁在血栓を有する症例ではDFTテ

ストが血栓塞栓症をもたらすかもしれない．高度な心機能低下や大動脈弁狭窄を有する場合，心室細動の発生による急激な血行動態の変化に耐えられなければ致命的な合併症となりかねない．虚血性心疾患で高度の虚血があってそれが解除されていない場合も同様であろう．患者の全身状態がDFTテストを安全に行うことができると評価されていることが必須条件であり，そのうえで，DFTが高い可能性が示唆される状況があればDFTテストの恩恵があると考えられる．

> 📄 **memo　DFTテストが推奨されるケース**
>
> amiodarone内服，肥大型心筋症，右側ICD植込み，先天性心疾患，植込み時R波高5mV未満等が候補となりうる．

文献
1）Kawakami T, et al：Double target method（double marker-guided extrathoracic introducer insertion）. Pacing Clin Electrophysiol **27**：818-820, 2004
2）Russo AM, et al：Is defibrillation testing necessary for implantable transvenous defibrillators?：defibrillation testing is necessary at the time of implantable cardioverter defibrillator implantation. Circ Arrhythm Electrophysiol **7**：337-346, 2014
3）Healey JS, et al：Cardioverter defibrillator implantation without induction of ventricular fibrillation：a single-blind, non-inferiority, randomised controlled trial（SIMPLE）. Lancet **385**：785-791, 2015

A　ICD

5　ICD植込み患者のフォローアップを行う

電磁干渉

デバイス植込み患者が術後に不安を感じることなく日常生活を送ることは生活の質（QOL）を保つために非常に重要であり，正しい情報を患者に提供する必要がある．携帯電話をはじめ，電磁干渉について耳にする機会が多いだけに不安を抱いている患者が多い．電磁干渉が生じると，デバイスがノイズを拾うため，ペースメーカではペーシングが停止してしまうし，ICDでは不整脈と誤認識してしまい，場合によっては不適切な治療が行われてしまう．

一概に電磁干渉といってもその機序は大きく3つに分けて考えることができる．①伝導電流，②変動磁界，③高電圧交流磁界の3つであり[1]，シチュエーションがどの機序にあてはまるものかを考えることでデバイスへの影響の有無を判断することができる．

伝導電流

身体に直接電流が流れるシチュエーションであり，手術の際の電気メスの使用やEMS（いわゆる腹筋ベルト），低周波マッサージなどがこれにあたる．必ずノイズが入り込むので避けられるものであれば避けるように指導する必要がある．電気メスのように使用する必要がある場合には，ICDの頻拍認識はオフにし，ペーシングに依存している患者であればペーシングを固定モードにする必要がある．

日本特有のものかもしれないが，電気風呂も体に電流が流れるため絶対避ける必要がある．電気風呂に隣接する湯船がつながった風呂は電流が漏れていることがあるため，電気風呂に近寄らないように指導する必要がある．

変動磁界

多種多様なものが存在するが，携帯電話やIH調理器などによるものがこれにあたる．「閉回路を貫く磁束が変化すると回路に起電力が生じ，その誘導起電力の大きさは磁束の変化する速さに比例する」というファラデーの電磁誘導の法則で説明できる．単極電極のペースメーカは特に変動磁界の影響を受けやすいが，ICDは双極電極であるためペースメーカに比べれば影響を受けにくい．それでも注意は必要である．伝導電流と異なり，体に直接接するものがなく，目に見えない磁界が影響を及ぼす，という点で患者も医療者側も神経質になりがちであるが，通常の生活では身の回りに大きな影響をもたらすものはほとんどなく，少しだけ影響のあるものは体との距離を離すことで影響を受けなくなる．「身の回りの電磁界について」の解説[2]が環境省から，「各種電波利用機器の電波が植込み型医療機器等へ及ぼす影響について」の指針[3]は総務省から公表されている．日本デバイス工

業会からも「デバイス植込み後の生活上の注意点」がホームページに掲載されている[4]ので参考にされたい．以下に例を挙げる．

- ・携帯電話端末は植込み型医療機器の装着部位から15cm程度以上離すこと．
- ・電子商品監視装置（EAS機器＝盗難防止装置）が設置されている場所では，立ち止まらず通路の中央をまっすぐに通過すること．
- ・スマートキーシステムを搭載した車を利用するときは車載アンテナから22cm以上離すこと（過剰に意識することはなく，普通に座っていれば問題ない）．
- ・IH炊飯器やIH調理器が使われているときには植込み部位が近づくような姿勢をとらないこと（普通の姿勢で使用すれば問題はない．使用中の炊飯器を抱きかかえたりしないこと）．
- ・電気自動車の充電に関しては，急速充電器を設置している場所には可能な限り近づかない．普通充電器を使用する場合でも充電中は充電スタンドや充電ケーブルに密着するような姿勢はとらないこと．

総務省が所轄の割りあてられた電磁波の影響は十分調査されているが，他にもソレノイドコイルを使用したマッサージ器（見た目で判断が難しい），自動麻雀卓（使用禁止），アーク溶接機（自分が使わなくてもコードの周囲も危険なので近寄らないこと）など身の回りに原因となるものを挙げればきりがない．多くのものは普段の生活で問題になることはないことを説明し，既知の危険性が高いものについて注意点を説明しておくことが重要である．

工場内など特殊な労働環境の可否は判断することが困難な場合があり，そうした場合には使用しているICDのメーカーに環境調査を依頼することができる．特殊な機器の周囲で記録される電磁場を測定することで安全な距離を伝えることが可能であり，必要に応じて利用されたい．

高電圧交流磁界

代表的なものが高圧架線の下である．一般の人が立ち入れる場所は電界の規制があり問題にならないが，電力会社などの特殊な職場環境や電位治療器といったものがデバイスに影響するおそれがある．結果的に起こる可能性のある事象は身体に電流が流れることであり，必ずノイズが入り込むため伝導電流と同じで避ける必要がある．

注意が必要な 特殊な医療機器について

体外式除細動器

デバイス植込み患者が心房細動を停止させるなどの理由で体外式除細動を必要とする場合，リードを通じて電流が心筋に流れ，それにより心筋が焼灼されてペーシング閾値が上昇するなどの影響を及ぼす可能性がある．影響を最小限にするため，除細動の2つのパドルを結ぶ線とデバイス本体とリード先端を結ぶ線が直交するようにパドルを配置するとよい．除細動施行後はデバイスのパラメーターや動作に問題がないことを確認する．

MRI

従来，デバイス患者のMRI撮像は禁忌であった．強力な静磁場の中で金属が影響を受けるというだけでなく，MRI撮像中には変動磁界が発生するため，前述のようにノイズが入り込んだり，心筋に電流が流れて高頻度ペーシングをして致死性不整脈を誘発したり，心筋が焼灼されてペーシング閾値が上昇するする可能性も指摘されていた．

そのような状況の中，2012年ごろからMRI対応デバイスが登場した（p95参照）．これら

のデバイスはMRIの影響を受けにくいよう設計され、撮像時には専用のMRIモードが選択できるようになっている。このMRIモードでは、ペーシングを行わないか、固定レートでペーシングするか、のどちらかを選択し、ICDの場合は頻拍の認識は必ずオフになる。このため、撮像中は心拍のモニタリングが必須である。撮像が終了すれば元の設定に戻す必要がある。本体がMRIに対応しているだけでなく、使用しているリードもMRI対応でなければMRI対応にはならないし、本体に接続していない遺残リードがあってもMRIは許可されない。植込み後6週間が経過していることも撮像の条件である。こうした条件を満たし、MRIモードに変更する必要があるという点で、条件付きのMRI対応機種といえる。

CT（コンピュータ断層撮影）

ペースメーカの本体上をスキャンした際の強い放射線の影響でデバイス内の半導体の書き換えが起こり、出荷時設定にプログラムが変更されてしまう、いわゆるリセット現象を生じたペースメーカが過去に存在したが、現行機種では報告されていない。ペースメーカは特別な注意を要さない。ICDにおいては本体上をスキャンした際にノイズが混入するリスクがゼロでないため、本体を含む部位の撮影（ほとんどの症例では胸部CT）の際には頻拍の認識をオフにして不適切作動を防止するよう勧告されている。

放射線治療

デバイス本体に治療用放射線があたると本体の故障のおそれがある。デバイスを通らないように注意が必要である。放射線治療後の室内には中性子が飛び回っており、これがデバイスに

ヒットするとリセット現象を生じることがあると報告されている。放射線治療後はデバイスの設定に変更がないかを確認する必要がある。

植込み後の自動車運転

ICD植込み患者は原則として運転が許可されない。2014（平成26）年6月に施行された改正道路交通法により、免許取得や更新時に「一定の病気の症状等」があるかの質問票に答える必要があり、ICD植込み患者は「再発性の失神」のおそれのある患者として申告が必要であり、虚偽の申告には罰則が科せられる。しかし、特に公共交通機関が発達していない地方では自家用車が使えないことが生活の質を著しく損ねかねない。ICD植込み患者におけるICD作動による運転中の意識障害の予測発生率を、全運転免許保持者の年間交通事故発生率と比較し、前者が後者に比し十分低値であると考えられる場合に、「運転を控えるべきとはいえない」旨の診断書をICD認定医師が発行し、これを警察署に届けることで一定の条件を満たしている患者は運転が許可される例外規定が存在する。

日本不整脈心電学会他のワーキンググループは「運転を控えるべきとはいえない」旨の診断書を発行できる条件を定めて公表している。2017（平成29）年9月の見直し[5]では**表1**に示す条件を満たす場合に発行できるとしている。これらの条件は今後も変更されると予想されるため、最新の情報に基づき判断する必要がある。

問題となりやすいのが、条件を満たして運転していた患者が、経過中に適切作動を経験した場合である。近年積極的に行われるようになったデバイスの遠隔モニタリング（p229以下参照）は患者が病院を受診することなく作動の有無を簡便に確認でき、診断書交付の可否の判断に利

5. ICD植込み患者のフォローアップを行う　145

表1　ICD植込み後に「運転を控えるべきとはいえない」旨の診断書を発行できる条件

1) ICD新規植込み例では，植込み後6ヵ月間が経過し，ICDの適切作動（抗頻拍ペーシングを含む），意識消失ともに生じていなければ診断を考慮してよい．ただし，一次予防ICD適応患者においては，ICD新規植込み後7日が経過し，ICDの適切作動（抗頻拍ペーシングを含む），意識消失ともに生じていなければ診断を考慮してよい．

2) ICD植込み後にICD適切作動，あるいは意識消失を生じた症例（不適切作動により意識消失した症例を含む）においては，運転を控えるよう指導し，その後3ヵ月間の観察によりICDの作動（抗頻拍ペーシングを含む）も意識消失もみられなければ「運転を控えるべきとはいえない」旨の診断を考慮してよい．

3) ICD交換の前に「運転を控えるべきとはいえない」患者において，ICD本体交換後は7日間を観察期間とし，その間は運転を控えるよう指導（免許保留）する．また，ICDリード交換または追加を行った際には，術後7日間を観察期間とし，その間は運転を控えるよう指導（免許保留）する．

4) CRTはペースメーカと，CRT-DはICDの植込み後と，それぞれ同様に取り扱う．

5) ICD適切作動による3ヵ月間の運転制限終了後，運転再開時には新たに公安委員会へ医師の診断書を提出する．

（渡邉英一ほか（改訂ワーキンググループ）：不整脈に起因する失神例の運転免許取得に関する診断書作成と適性検査施行の合同討委員会ステートメント，改訂のための補遺3より引用，改変）

用することができる．しかし，適切作動が判明した場合には，その旨を速やかに患者に伝える必要があるし，作動がない場合であっても診断書の交付のためには失神がないことを患者に確認する必要がある．

　不整脈から命を守り，安心して暮らすためのICDであるが，植込み後に患者が過度の不安やストレスを抱えてしまい生活の質を低下させてしまったのでは本末転倒である．正しい情報を的確に伝えてデバイス植込み後の患者の生活をサポートすることが重要である．

文献

1）豊島　健：デバイス植込み患者における電磁干渉．Heart View **14**：434-439, 2010
2）環境省：身のまわりの電磁界について（http://www.env.go.jp/chemi/electric/material/minomawari.pdf#-search = '% E7% 92% B0% E5% A2% 83% E7% 9C% 81＋ % E8% BA% AB% E3% 81% AE% E5% 9B% 9E% E3% 82% 8A% E3% 81% AE% E9% 9B% BB% E7% A3% 81% E7% 95% 8C% E3% 81% AB% E3% 81% A4% E3% 81% 84% E3% 81% A6'，2017年11月閲覧）
3）総務省：各種電波利用機器の電波が植込み型医療機器等へ及ぼす影響を防止するための指針（http://www.tele.soumu.go.jp/resource/j/ele/medical/H27guide1.pdf，2017年11月閲覧）
4）日本デバイス工業会：デバイス植込み後の生活上の注意点（http://www.jadia.or.jp/caution/index.html，2017年11月閲覧）
5）渡邉英一ほか（ワーキンググループ）：不整脈に起因する失神例の運転免許取得関診断書作成と適性検査施行の合同討委員会ステートメント，改訂のための補遺3（http://new.jhrs.or.jp/pdf/guideline/statement201708_02.pdf，2018年4月閲覧）

B | トラブルシューティング

1 high DFTへの対応

植込み型除細動器（ICD）の植込み手術の際，除細動閾値（DFT）の確認をするのが一般的であった．実際はDFTを確認するというより最大出力より十分低いエネルギーで誘発した心室細動を停止できること（10J以上のセーフティーマージン）を確認することでショックの効果をテストしていた．しかし，ICDデバイスの高出力化，10Jのセーフティーマージンがとれないhigh DFT症例がまれであること，特に低心機能患者におけるショック作動が予後を悪化させるという報告[1] などにより術中のDFTチェックを行わないケースが増加している．DFTテストを行う，行わない，にランダマイズした研究で実際の作動の除細動成功率に差がないことが示され[2]，今後この傾向が加速することが予想される（p137以下参照）．

しかし，ICDの最大ショックで不整脈が停止せず搬送される事例は現実に存在するのも事実である．

対応の基本

DFTに影響を与える要因には，植込み側（右側植込みは左側植込みよりDFTが高い），内服薬（amiodaroneはDFTを高くする，sotalolは低くする），除細動する心筋量（肥大型心筋症はhigh DFTの予測因子），上大静脈（SVC）コイルの使用の有無（high DFTを解決するためにSVCコイルが開発されたという歴史がある[3]）などが挙げられる[4]．よってhigh DFTの対応はこれらの要素で改善できるものがあればそれを改善してゆく，ということになる．

SVCコイルについては，前述のようにDFTを低下させる目的で導入されたSVCコイルを1本のリードに組み込んだデュアルコイルリードは一時期ほぼ全例で使用されていたが，近年経静脈リード抜去が行われるようになり，SVCコイルの静脈への癒着がリード抜去のリスクになると報告されていることから，近年ではSVCコイルのないシングルコイルリードが選択されることが増加している．ほとんどの症例はシングルコイルで問題ないが，前述のhigh DFTが予想される症例ではデュアルコイルリードを検討する必要がある．

デュアルコイルリードとシングルコイルリードではショック抵抗が大きく異なる．デュアルコイルリードではショック抵抗が小さくなるため，ショックパルス幅がせまくなり[5]，多くの症例でDFTの観点では有利である．

♡ ワンポイントアドバイス

現在のICDは2相性ショックが採用されており，電圧の低下率（% tilt）が2相目への移行のタイミングを規定しているが，一部のICDでは1相目のパルス幅を固定できる機種も存在する．このような機種ではシングルコイルリードのままでパルス幅を設定してみるのもよいであろう．

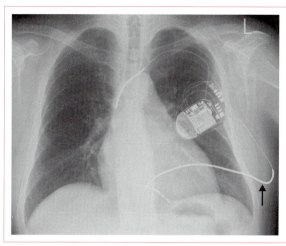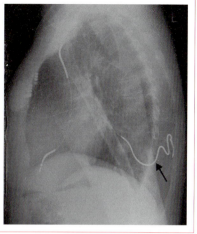

図1　high DFT のため皮下コイルリードを使用した一例
肥大型心筋症の症例でデュアルコイルリードが使用されていたが，心室頻拍が最大ショックで停止しなかった．矢印の皮下コイルリードを皮下にトンネルし，コイル部分を心臓の背側に位置させ，SVCコイルの代わりにこの皮下コイルを使用することでDFTの劇的な改善が得られた．

その他の方法

これまで述べたDFTを高くする要因を是正できない場合，SVCコイルの代わりに皮下コイルを図1のように心臓の背側に位置させることでDFTが劇的に改善することが報告されており[6]，本邦でも用いることができる．high DFT対応の決定打として活用されたい．また，最大出力が少しでも大きいほうが除細動に有利なことはいうまでもない．

近年のICDは35J以上の出力が可能であるが41Jを出力できるデバイスを選択するのもhigh DFTへの対応の選択肢の1つである．

S-ICDでの注意点

近年発売された完全皮下植込み型除細動器（S-ICD）は血管内にリードの留置が不必要な画期的なデバイスであるが，体表面からの除細動となるためDFTが既存のICDより高い[7]．このため最大出力が80Jという大きなショックが可能な本体となっている．植込み時は65Jで心室細動を停止できることを確認する必要がある．

> **ワンポイントアドバイス**
>
> もしセーフティーマージンがとれない場合には，左側胸部におく本体をより背側に位置させ，コイルと本体が心臓をよりはさみこむようにするとよい．

ショックにより確実に除細動できてのICDである．最大ジュールによるショックが2回連続して失敗するような症例ではDFTを改善するために何ができるかを十分検討する必要がある．

文献

1) Poole JE, et al：Prognostic importance of defibrillator shocks in patients with heart failure. N Engl J Med **359**：1009-1017,2008
2) Healey JS, et al：Cardioverter defibrillator implantation without induction of ventricular fibrillation：a single-blind, non-inferiority, randomised controlled trial（SIMPLE）. Lancet **385**：785-791,2015
3) Bardy GH, et al：Prospective, randomized comparison in humans of a unipolar defibrillation system with that using an additional superior vena cava electrode. Circulation **89**：1090-1093,1994
4) Boriani G, et al：Hypertrophic cardiomyopathy with massive hypertrophy, amiodarone treatment and high defibrillation threshold at cardiovert-

er-defibrillator implant. Intern J Cardiol **83**：171-173,2002

5）Okamura H, et al：Single-coil defibrillator leads yield satisfactory defibrillation safety margin in hypertrophic cardiomyopathy. Circ J **80**：2199-2203,2016

6）Juchem G, et al：Successful use of transvenous coil electrodes as single element subcutaneous array leads. Europace **11**：391-394,2009

7）Bardy GH, et al：An entirely subcutaneous implantable cardioverter-defibrillator. N Engl J Med **363**：36-44,2010

B トラブルシューティング

2 不適切作動を回避する：プログラミングの工夫

なぜ不適切ショック作動を回避する必要があるか

植込み後2年以内にICDの適切作動が50〜70％の症例で認められ，心臓突然死予防効果は多くの大規模臨床試験で実証されてきた．生命予後を改善する一方で，不適切作動も予想以上に多く，10〜35％の患者が経験するとされる．その中でも一次予防の植込み患者の不適切作動は約10％とされるが，今までまったく心室頻拍や心室細動のなかった患者におけるショック作動であり，ICD患者管理上大きな問題である．

不必要なショック治療は，①QOLの悪化，②心室頻拍（VT）/心室細動（VF）を誘発する催不整脈作用の危険性，③ショック治療自体が患者の予後を悪くする，という懸念がある．③に関しては，ICDのショック作動は不適切作動でさえも予後を悪化させているのではないかとの報告が散見されるようになった[1,2]．一方，同じ不適切作動でも，心房粗細動以外の洞性頻脈やノイズやアーチファクトなどのオーバーセンシングによる不適切作動は，予後を悪化させないとする報告もある[3]．つまり不適切作動といってもショックそのものではなく，それが生じる病態により予後が異なる可能性もある．

いずれにしても，最近ではデバイス植込み後のショック治療やプログラムの工夫に関するエビデンスが出てきており，プログラムに対する新しい認識も必要になってきている．

不適切作動の原因

不適切作動の原因を**図1**に示す．具体的には**表1**に示すような形で作動が起きる．

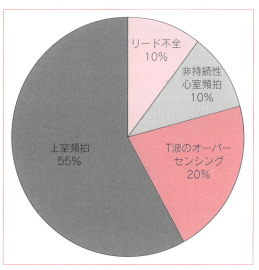

図1　不適切作動の原因
（Auricchio A, et al：Europace 13：1484-1493, 2011 より引用，改変）

表1　不適切作動の具体例

・上室頻拍に対する不適切作動
・オーバーセンシング（T波・QRS波のダブルカウントやリード不全，ノイズ）（p155参照）
・心室不整脈停止後の不適切作動
・心室頻拍に対しICDが作動しない（徐拍化，不規則RRなど）

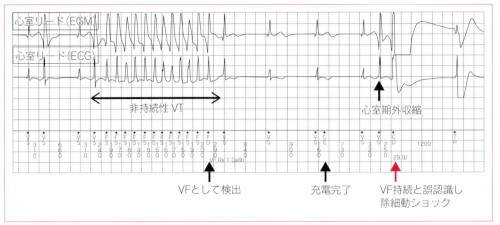

図2　非持続性VTに対する不適切作動例
シングルチャンバーICD．VTはICD充電中に停止したが，充電完了後の再確認インターバル内に心室期外収縮が出現したため，頻拍が持続していると判断され，除細動ショックが行われた．

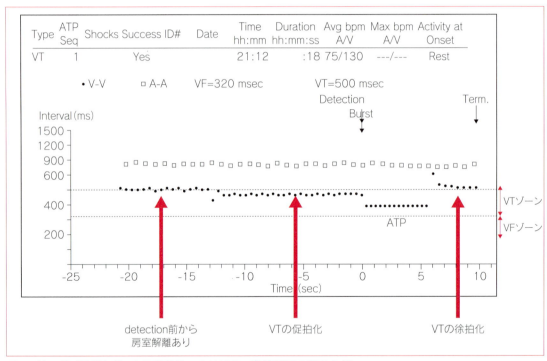

図3　抗不整脈薬投与後のVT徐拍化によりICDの作動遅延を認めた例
VTゾーンの設定レートぎりぎりのVTはICDに感知されていなかったが，途中でVTが促拍化しVTの診断基準が満たされ，抗頻拍ペーシングの治療が行われた．しかしその後もVTは徐拍化したのみで持続している．

　ICDショック治療のための充電終了後の再確認時に，たまたま心室期外収縮が出現したり，洞頻拍などで心室レートが速くなっている場合は，不整脈停止後も頻拍が持続していると判断されて治療が行われる（図2）．最近のICDには，充電中にVT/VFが停止した場合は，電気ショック作動直前の再確認により治療が抑制される機能が備えられ改善している．

　さらに，薬剤追加や増量によりVTが徐拍化したため，VTの心拍数がVTゾーンの設定レートより下がりICDが作動しない例（図3）が，抗不整脈薬を服用している症例では25％に認められたとされている．この場合の多くは心拍数が100～130bpm前後のslow VTであり，失

神や死亡の原因とはなりにくいが，頻拍により動悸症状や心不全の原因となることがあり，その場合は治療を要する．

不適切作動の回避のための プログラミングの工夫

プログラミングの工夫によりショック作動の回避を試みることが非常に重要であり，以下の対応が有効である．

①ショック作動前に抗頻拍ペーシング（ATP）を使用する
②ICDが作動するまでの時間を延長する
③設定レートを変更する
④遠隔モニタリングにより不適切作動につながる異常を早期に発見する
⑤上室頻拍の識別プログラムを工夫する（次項参照）

治療開始を遅らせる場合は，自然停止する頻拍に対する不要な治療を避けることと，血行動態的に不安定となる頻拍の治療が遅れないようにすることとのバランスで考える必要がある．最近ではVFの検出インターバルを30/40まで延長することの安全性・有効性が一次および二次予防で示されている[4,5]．

ICDはVFとVTの鑑別を心内波形から行うわけではなく，心拍数のみで判断している．設定レートは，VFは220bpm前後，VTは記録されている最も遅いVTから10～20bpm低いレートとするのが一般的である．VTの心拍数が不明のときは150～160bpmとすることが多い．徐拍化したVTに対しては患者に応じて，VTゾーンの①設定レートを下げる，②治療開始を遅らせる，③ATPのみ作動しショックは作動しないようにするなど，設定を工夫する．VTの設定レートを下げると上室頻拍に対する不適切作動のリスクが高まるため，ICDの設定のみで問題が解決されない場合は上室・心室頻拍に対するアブレーションを併用する．

ピットフォール

不適切作動軽減目的のプログラミングの工夫は大事だが，大幅な設定変更により心室細動のアンダーセンシングにより，ショック治療が行われないという事態は避けなければならない．

文献

1）Poole JE, et al：Prognostic importance of defibrillator shocks in patients with heart failure. N Engl J Med **359**：1009-1017, 2008
2）Daubert JP, et al：Inappropriate implantable cardioverter-defibrillator shocks in MADIT Ⅱ：frequency, mechanisms, predictors, and survival impact. J Am Coll Cardiol **51**：1357-1365, 2008
3）Powell BD, et al：Survival after shock therapy in implantable cardioverter-defibrillator and cardiac resynchronization therapy-defibrillator recipients according to rhythm shocked. The ALTITUDE survival by rhythm study. J Am Coll Cardiol **62**：1674-1679, 2013
4）Wilkoff BL, et al：Strategic programming of detection and therapy parameters in implantable cardioverter-defibrillators reduces shocks in primary prevention patients：results from the PREPARE（Primary Prevention Parameters Evaluation）study. J Am Coll Cardiol **52**：541-550, 2008
5）Sterns LD, et al：Extended detection time to reduce shocks is safe in secondary prevention patients：The secondary prevention substudy of PainFree SST. Heart Rhythm **13**：1489-1496, 2016

B トラブルシューティング

3 上室頻拍と心室不整脈の鑑別：DDD-ICDかVVI-ICDか

ICDやCRT-Dにおいて不適切作動の原因の多くが上室頻拍とされており（p149の**図1**参照）[1]，ICDにとってリードノイズやT波オーバーセンシングと同様，上室頻拍の鑑別除外は不適切作動を回避するために非常に重要である．デバイス各社で上室頻拍の鑑別アルゴリズムに多少の違いはあるが，ここでは詳細な各論は避け，各社に共通する代表的な鑑別アルゴリズムとその仕組みについて解説する．

VVI-ICDの場合

心室リードのみとなるVVI-ICDの場合は心室内電位の情報のみで上室頻拍と心室不整脈の鑑別を行う必要があるため，鑑別のために用いることができるアルゴリズムが限られる．ICDの設定において基本となる心室レートによる頻拍治療基準の設定に加えて，VVI-ICDにおける上室不整脈鑑別の中心となるアルゴリズムは以下の3点である．

①心室レートが安定しているか．不整，不安定か（ventricular stability）
②心室レートはなだらかに変化しているか．急激な変動はないか（ventricular onset）
③頻拍中に心室内電位波形（R-wave morphology）の変化がないか

このうち①，②に関しては各社ほぼ共通したアルゴリズムが採用されている．具体的に心房細動（AF）と心室頻拍（VT）の鑑別を例にとると，頻拍中に心室レートの不整（変動）が大きければAF，小さければVTの可能性が高いためventricular stabiltyを用いた鑑別が有用である．洞性頻脈とVTの鑑別には同じ心室レートに到達した場合でも心室レートのなだらかな上昇か急激な上昇かを判断（ventricular onset）することで精度を上げることができる（**図1**）．また，心房頻拍（AT）や心房粗動（AFL）とVTの鑑別には洞調律時の心室心内電位と頻拍時の心室心内電位の波形（R-wave morphology）認識により鑑別を行うことができる場合が多い．

しかしながらこれらのアルゴリズムは単独ですべての鑑別が可能となるわけではなく，たとえば①のventricular stabilityのみでは心室レートが安定した上室頻拍の鑑別は困難であり，頻拍中の心室レートが安定している場合は，洞性頻脈，AT，心室レートのばらつきが少ないAF，VTの4つの鑑別が必要になる．そこで，次に②の頻拍開始時の情報を重ねて考えることがこの4つの鑑別を進める際に必要となる．さらに，VTが生じる前の洞調律時の心室レートとVTが生じたときの心室レートが近い状況，特に運動誘発性VTなどの場合，②のventricular onsetでも鑑別が困難となる場合が生じる．また，R-wave morphologyを用いた解析においても変行伝導を伴う上室頻拍の場合はVTとの鑑別がさらに難しくなるため，VVI-ICDでは上室頻拍とVTの鑑別には限界がある．

3. 上室頻拍と心室不整脈の鑑別：DDD-ICD か VVI-ICD か　153

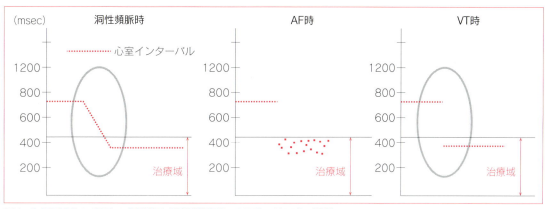

図1　VVI-ICDにおける典型的な洞性頻脈時，AF時，VT時の比較
頻拍中の心室インターバルのばらつきが大きい際にはAFと判断できるが，洞性頻脈時とVT時には頻拍の始まり方が緩徐か急激かを判断する必要が生じる（丸かこみ）．

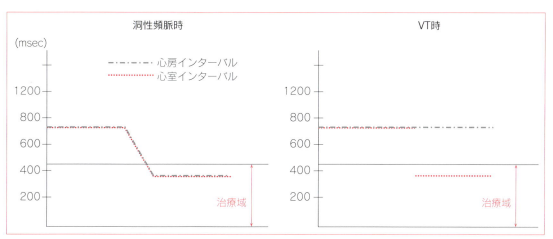

図2　DDD-ICDにおける典型的な洞性頻脈時とVT時の比較
洞性頻脈時には心房：心室は1：1のままインターバルは徐々に短くなるが，VT時には急激に心室インターバルのみが短縮し，心室＜心房（房室解離）となる．

DDD-ICDの場合

心房リードを追加したDDD-ICDとなるとVVI-ICDと比べ，前述の3項目に加えて頻拍開始時の情報や頻拍中の心房と心室の関連を解析できるようになるため鑑別の精度は向上する．DDD-ICDで追加されるアルゴリズムは主に以下の3つが基本となる．

① 頻拍中の心房レートと心室レートの比較（どちらのレートが速いか）
② 頻拍の開始（心房と心室どちらから始まるか）
③ 頻拍中の心房，心室興奮の相関

この中でも心室レートが心房レートを上回る場合（心室レート＞心房レート）は心室不整脈と確実に診断できる（図2）．心室レートが心房レートと同じ安定した頻拍の場合，1：1伝導のATとVTの鑑別はventricular onsetのみでは難しいためさらなる鑑別を行う必要があり，頻拍の開始（心室興奮が先か心房興奮が先か）等も考慮する必要が生じる．遭遇する頻度はやや少ないが，ここでも房室ブロックを伴うAT

の場合や，1：1のATや心房粗動であっても
PVCから頻拍が始まっている場合には鑑別が
難しくなることにも注意すべきである．

　一方，実際の鑑別アルゴリズムが正常に機能
するためにはセンシング異常等がないことが前
提である．たとえば，心室レート＞心房レート
となる状況であっても心房細動時には心房電位
の波高値が小さくなる場合があるため，心房
リードでのアンダーセンシングが生じることで
心室レートより心房レートが遅いとみなされ不
適切作動が生じる場合や，上室頻拍でもT波の
オーバーセンシングにより心室レート＞心房
レートと判断され不適切作動に至ることがある
ので注意が必要である．

VVI-ICDとDDD-ICDの選択と注意点

ICD植込み患者には低心機能例や既知の上室
頻拍があるケースが多いためDDD-ICDを選択
することが多い．一方で，VVI-ICDを選択す
るのは心房ペーシングの必要がない慢性心房細
動症例や，上室頻拍を有さない心機能の保たれ
た患者が多い．しかしながら，いずれのICD
植込み患者においても同時に心室不整脈予防目
的に抗不整脈薬を内服している症例が多く，筆
者の経験でも抗不整脈薬内服下でも繰り返し生
じた心室不整脈に対して複数回の除細動が行わ
れることにより，慢性心房細動も同時に洞調律
化され心房リードを追加した症例も存在する．

💡 ワンポイントアドバイス

　VVI-ICD植込み後も基本調律の確認と心房
リード追加の必要性については適宜見直す必
要がある．

文献

1）Noda T, et al：Appropriate duration of driving restrictions after inappropriate therapy from implantable cardiac shock devices-interim analysis of the Nippon Storm Study. Circ J **78**：1989-1991, 2014

| B | トラブルシューティング |

4 オーバーセンシングへの対応

オーバーセンシングの問題点

オーバーセンシングとは

オーバーセンシングとは，ICDがR波以外のものをR波と認識してしまうことである．原因として，遠隔電位（クロストーク），心室におけるT波の誤認，筋電図や家電などの心臓以外からの電磁干渉による影響，リード損傷によるものなどがある．

オーバーセンシングにより何が起こるか

1．ペーシング不全

ノイズなどをR波と認識することにより，ペーシングが抑制されてしまうため，徐脈を合併したICD植込み患者では徐脈や心停止のリスクが生じる．

2．頻拍治療の不適切作動

R波に加えてノイズなどをカウントすることにより，頻拍と診断されショック治療が誤作動する可能性がある．意識下に作動することになるため患者への苦痛が大きく，またリード損傷の場合はノイズが除去されずショック頻回作動となる可能性があり，要注意である．

ワンポイントアドバイス

リード断線が疑われた場合は，ノイズ混入による不適切作動予防のため，ショック治療をoffにしたり，頻拍検出までのカウント数を伸ばしたりして対応する．当然，心室不整脈出現時に迅速な対応ができるよう，入院のうえ厳重なモニタリングを必要とする．

オーバーセンシングへの対応

以下のような内容を確認する．

①ペーシング不全による徐脈の出現や，不自然な頻拍イベントを認めたら，オーバーセンシングを疑う．

②デバイスチェックを行い，リード測定値に変動がないか，頻拍イベントがあればイベント時の心内心電図を確認し，オーバーセンシングの原因を検索する．

③場合によって，体位変換や両手を合わせて力を入れる「おがみ試験」による筋電図の混入がないか，高出力ペーシングすることによってノイズが混入しないかなどのテストを追加する．

④クロストークやT波のオーバーセンシングの場合は，感度を鈍くすることやブランキング期間の調整によって再発予防できる場合が多く，体外からの電磁干渉には生活指導で十分な場合が多い．最も頻度が高く注意を要するのはリード損傷・断線であり，疑わしい場合は入院によるモニタリングを考慮するなど，慎重な対応をすべきと考えられる．

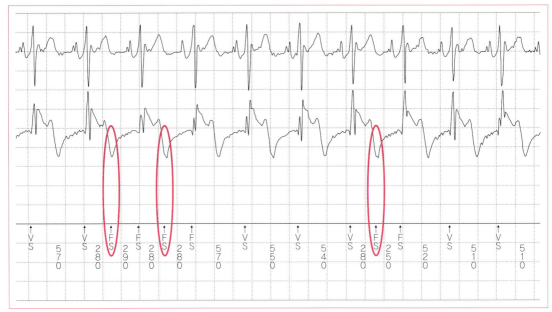

図1 T波のオーバーセンシング
上段：Can-リード心電図，下段：心室心内電位．
T波の位置で心室波を検知しており，VFゾーンと認識されていた（感知イベントにはFSタグがついている）．

ケースで学ぶ対応の実際

T波のオーバーセンシング

35歳男性．1年前に無症候性のBrugada症候群に対してICD植込み術が施行された．デバイス外来定期受診時に短時間のVFイベントあり，心内心電図にてT波のオーバーセンシングが疑われた（図1）．

感度を鈍くすることで，以後同様のイベントは起こらなくなった．

体外からの電磁干渉

72歳男性．7年前に失神歴・家族歴のあるBrugada症候群に対してICD植込み術が施行された．植込み2年後に頻脈性心房細動による不適切作動があったが，投薬調整にて再発なく経過していた．今回，銭湯で入浴中，ショック作動を自覚したため緊急受診となった．チェックにてVFイベントに対するショック治療記録が残っており，心内心電図上は上室頻拍イベントなく，リード断線を疑うような所見もなく閾値・波高値も良好であったため，体外からの電磁干渉が疑われた（図2）．心房と心室EGMで同様にノイズが入りこんでいる点に注目されたい．

状況を詳しく聞くと，銭湯には電気風呂があり，その隣の浴槽で入浴した際にショック作動があったとのことで，今後は電気風呂に近づかないよう生活指導を行った．

リード損傷・断線

46歳男性．9年前にBrugada症候群に対して一次予防でICD植込み術が施行された．以後，不整脈イベントは認めなかったが，植込み後数ヵ月で左上肢の腫脹あり，精査にて左鎖骨下静脈から左腋窩静脈の血栓による閉塞を認めた．

4. オーバーセンシングへの対応　157

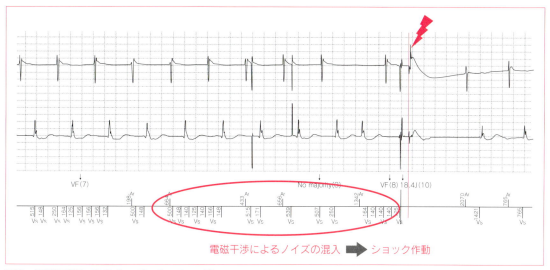

図2　電磁干渉によるオーバーセンシング
上段：心房心内電位，下段：心室心内電位．
心内心電図にてR波は明瞭に認められるが，VFゾーンと認識される何らかのノイズが混入していた．この症例ではその後ショック治療の不適切作動が生じていた．

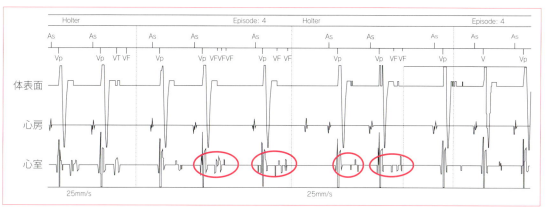

図3　リード損傷によるオーバーセンシング
自己脈検知後に再現性をもってノイズが混入し頻拍と認識されていた．この症例ではリードインピーダンスの急上昇と合わせて，リード断線と診断した．

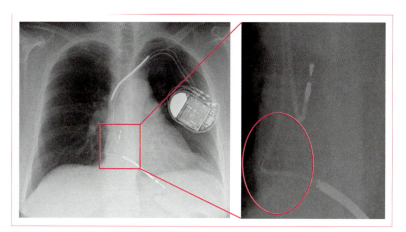

図4　リード断線を疑う胸部X線写真
心室リードの右房屈曲部にてリード露出を疑う所見を認めた．

腫脹は自然軽快した．その後，ICDからアラーム音が4時間おきに鳴るとのことで予約外受診．

チェックにて心室リードのインピーダンスの急上昇（480Ω→2,000Ω）を認め，ノイズのオーバーセンシングによるVFイベントも記録されていた（**図3**）．リード断線を起こしやすいためClass Ⅰリコールの対象となっていたリード（St. Jude Medical社〔現Abbott社〕製RIATA®シリーズ）でもあり，胸部X線単純撮影でも中間部にリード内部の露出を疑う所見があり（**図4**），リード断線と診断した．

心室リード追加が必要と判断したが，静脈閉塞があり，断線リードの抜去および同側からの新規リード追加を行うこととなった．

💡 ワンポイントアドバイス

リコールリードへの対応：ここで取り上げたSt. Jude Medical社製RIATA®シリーズや，Medtronic社製Fidelis®シリーズなど，構造的な脆弱性から断線をきたしやすいリコールリードについては，即時のリード追加は不要であってもフォローには細心の注意を要する．

国立循環器病研究センターでは，フォローアップ時に胸部X線撮影を頻回に行いリード形状に異常がないか確認するとともに，可能であれば遠隔モニタリングの導入を行っている．ジェネレータ交換時には除細動テストまたは高出力ペーシングを行いノイズ混入がないか確認しているほか，リードノイズを検出しやすい機種へ変更するなどの対応を行っている．

C　S-ICD

1 スクリーニングと植込み手技を知る

S-ICDとは

　経静脈的植込み型除細動器（T-ICD）は経静脈的にリードを留置する必要があるが，これに伴っていくつかの問題が生じうる．植込み手技に伴う合併症として，短期的には気胸や心穿孔，心タンポナーデなどが，長期的にはリード留置に伴う感染や静脈閉塞などが生じ，リード抜去が必要となるケースもある．しかし，リード抜去術は致死的な合併症が生じる可能性があり[1]，特に超高齢者や腎不全，糖尿病，呼吸不全，心不全などのハイリスク例が増加していることを考慮すると[2]，リード留置に伴う合併症は今後大きな問題となると考えられる．

　このようなT-ICDに伴う問題点を解決するために完全皮下植込み型除細動器（subcutaneous ICD：S-ICD）が開発された．S-ICDでは，リードは前胸部の皮下に，ジェネレータは側胸部の皮下に植込まれる．除細動は，皮下のリードとジェネレータの間で行われる（図1）．心内からのペーシングが行えないという制約があり，現時点ではペーシングを必要とする症例は適応外とされるものの，リードを静脈内，心腔内に留置する必要がなく，必要であれば安全に抜去可能であるというメリットがあり，T-ICDに代わる新たな治療法として注目を集めている[3]．

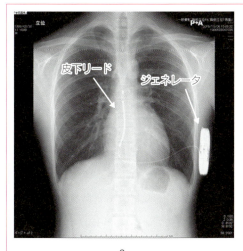 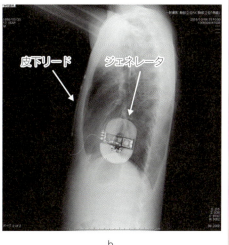

図1　S-ICD植込み後の胸部X線写真（a：正面，b：左側面）
コイルは前胸部に，ジェネレータは左側胸部に植込みが施行されており，この間で除細動を行う．

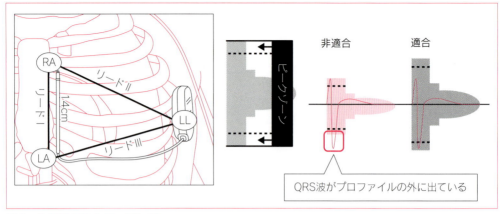

図2　S-ICDのスクリーニング
S-ICDが植込まれる位置での双極誘導の心電図を記録する．記録された心電図のQRS波とT波が，仰臥位と立位のそれぞれの姿勢でプロファイル内に収まっていることを確認する

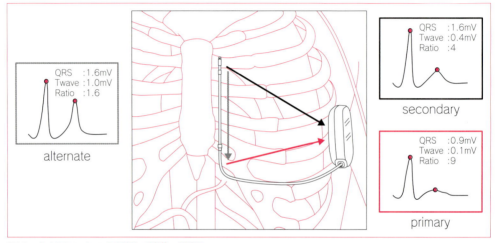

図3　S-ICDによる3種類の誘導の選択
S-ICDではprimary・secondary・alternateのいずれかの誘導が自動的に選択される．

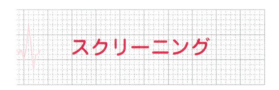

スクリーニング

S-ICDでは，リードとジェネレータの間での双極誘導を記録し，VT/VFを感知する．ただし，用いる誘導によってはT波のダブルカウントが生じ，洞調律でも心室頻拍と誤認識する可能性がある．そのため，S-ICD植込みを行うにあたっては，術前に心電図感知のためのスクリーニングを行い，心電図波形が基準内にあり，T波のダブルカウントが生じないことを確認する必要がある．

スクリーニングを行うにあたっては，リード，ジェネレータが植込まれる位置で記録した心電図を用いる（**図2**）．この心電図のQRS波とT波が推奨されたプロファイルの中に完全に収まっているか，すなわちT波に対してR波が十分に大きいかを確認する．体動による変化も考慮して，仰臥位・立位の双方でプロファイル内にQRS波とT波が完全に収まる誘導が少なくとも1つあることが確認されればS-ICDが適合とされる．実際にはprimary・secondary・alternateのいずれかの誘導がS-ICDで自動的に選択され，最も適した誘導で鑑別が行われる（**図3**）．

術前の準備

 全身麻酔下に手術を行うことが推奨されているが，意識下鎮静法でも可能である．国立循環器病研究センターでは，propofol静注で鎮静し，呼吸補助が必要であればASVを用い，さらに適宜fentanylで鎮痛し，局所麻酔下で手術を行っている．

 まず植込み前に植込み部を確認，マーキングする．患者を仰臥位とし，左上肢を約60°まで外転し，両腕を固定する．そのうえで，デバイスの留置部位，剣状突起切開部，胸骨上切開部，リード留置部位にマーキングを行う．実際にはデモのリードとジェネレータを用いてマーキングを行う（図4a）．透視で位置関係を確認し，留置部位を決定する．ジェネレータ留置部は中腋窩線上で第5および第6肋間の間が理想的である．ジェネレータ留置部を透視で確認するときには，正面と側面と2方向から撮影を行い，第5肋間と第6肋間の間の中腋窩線に留置され，リードとジェネレータが心陰影を挟み込んでいることを確認する．リード位置に関しては，透視にてリードの電極・コイル部分が胸骨正中線に平行であり，胸骨左縁に沿う位置に留置されていることを確認する．

 植込み後に除細動テストを行うが，除細動の失敗に備え，心電図と体外式除細動器電極パッドを装着する．心電図は背側に，除細動パッドは右上前胸部と左背面に装着する（図4）．いずれも滅菌野に影響を与えないように注意する必要がある．消毒を行うときは右側臥位にし，左背部・頸部・上腕・腋下にまで消毒を行う（図4b）．その後，清潔シーツを敷き込んだうえで仰臥位に戻し，左腋下・前胸部の広範囲に消毒を行う．ドレーピングはマーキング部位がすべて見える形で行う必要がある．当院では胸部外科用の全面ドレープを用いている．

植込み手技の手順

 以下に手順を示す．
① 左側胸部植込み部に皮下ポケットを作製する．
② 次に，剣状突起部に皮膚切開を行う．開創し，

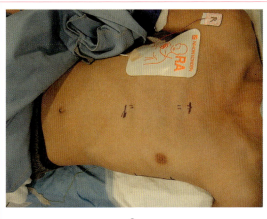

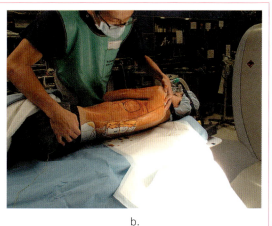

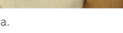

図4　術前の準備
a：ジェネレータ留置部・前胸部皮切部・リード留置部にマーキングを行う．除細動パッドは術野を考慮して右前胸部と左背面に装着する．
b：消毒は，前胸部・腋窩を含めて広範に行う．特に背面は右側臥位にし，左背部・頸部・上腕・腋窩にまで行うこと．

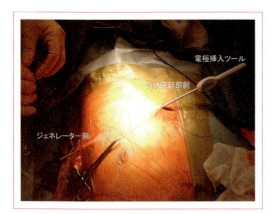

図5　皮下トンネルの作製①
剣状突起部から左側胸部に向かって電極右挿入ツールを挿入し，皮下トンネルを作製する．

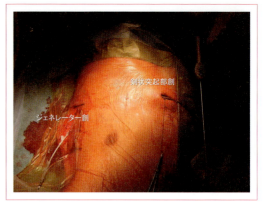

図6　リードの誘導
リードを剣状突起部の方向に牽引し，リードを皮下に留置する．

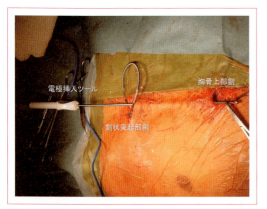

図7　皮下トンネルの作製②
電極挿入ツールを胸骨部に向かって挿入し，皮下トンネルを作製する．その後，リードを固定していた糸を牽引して皮下に誘導する．

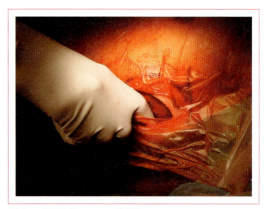

図8　皮下ポケットの作製
用手的に皮下ポケットを作製する．

　　皮下の筋組織にリード固定用のためナイロン糸で2ヵ所縫合する．
③続いて，デバイスセット付属の電極挿入ツールを剣状突起側から左側胸部のジェネレータ創部に向かって皮下を推し進めるように挿入し，皮下トンネルを作製する（図5）．
④リード先端のアンカリングホールに糸を通して電極挿入ツール先端に結びつけ，剣状突起側に引き戻して，リードを剣状突起部位側に誘導する（図6）．コイルより約1cm離してスリーブを装着し，リードと固定する．
⑤その後に先ほどのナイロン糸をスリーブのコイルから遠位側にて固定する．
⑥胸骨上部に皮膚切開を行う．電極挿入ツールを胸骨上の皮膚切開部の方向に挿入し，皮下トンネルを作製する（図7）．このときに電極挿入ツールの先端が胸骨にあたっている感触を確かめながら進めていく．胸骨の皮膚切開部位でリード先端と結んだ糸を切断し（糸は胸骨上部に保持する），電極挿入ツールを抜去後，糸を牽引することで，リードを胸骨前面の皮下に誘導する．そしてリード先端を皮下の筋組織に固定する．
⑦コイル周囲を十分にマッサージし，コイル周囲に残存している空気を除去する（ノイズ混入を防ぎ，ショック抵抗値を下げるため）．
⑧剣状突起部のスリーブを残りのナイロン糸で皮下の筋組織と固定する．

⑨最後に皮下ポケット側でジェネレータと接続し，ジェネレータを皮下ポケット内に挿入する．除細動テストを行い，誘発された不整脈が問題なく感知され，除細動が成功したことを確認し，閉創する．

💡 ワンポイントアドバイス

　済生会熊本病院では皮膚割線に添った皮膚切開を行い，皮下ポケット作製を行っている．皮膚切開部位から背側に皮下ポケットを作製する（**図8**）．用手的に開創して皮下ポケットを作製していくと，広背筋の存在が確認される．広背筋の下層にポケットを作製し，ジェネレータ留置部位をより深側とすると，術後のポケットをより目立ちにくくできる．

　以上，S-ICDのスクリーニングと植込み手技について解説したが，わが国のS-ICD治療は始まったばかりであり，今後の経験の積み重ねで

さらに簡便かつ確実な植込み手技が考案されるかもしれない．大切なことは，患者負担を軽減し，除細動を確実に行うことである．そのためにはスクリーニングを適切に実施し，適応となる症例を選択し，基本に則って手技を実施することが重要である．

文献
1）Wazni O, et al：Lead extraction in the contemporary setting：the LExICon study：An observational retrospective study of consecutive laser lead extractions. J Am Coll Cardiol **55**：579-586, 2010
2）Greenspo AJ, et al：16-year trends in the infection burden for pacemakers and implantable cardioverter-defibrillators in the United States 1993 to 2008. J Am Coll Cardiol **58**：1001-1006, 2011
3）Burke MC, et al：Safety and efficacy of the totally subcutaneous implantable defibrillator：2-Year results from a pooled analysis of the IDE Study and EFFORTLESS Registry. J Am Coll Cardiol **65**：1605-1615, 2015

C | S-ICD

2 S-ICDの適応を知る：選択すべき症例とは

経静脈的ICD（T-ICD）にはリード留置に伴う合併症（リード感染，リード穿孔，心タンポナーデ，リード位置異常，静脈閉塞，等）が報告され，ICD留置後の長期予後をみた試験では，再手術を要する症例が2.61％，その他入院を要する症例が3.48％と，短期的あるいは中長期的な合併症が問題となっている[1].

最近，完全皮下植込み型除細動器（S-ICD）が使用できるようになり，従来のT-ICDと比較して除細動率などに差がなく手術に伴う合併症は減少すると報告され[2]，治療の選択肢が広がった．そこで重要なのがどのような症例にS-ICDを選択し，どのような症例ではT-ICDを選択するかである．

気をつけなければいけないのがICDの適応が広がったわけではなく，従来ICDの適応とされていた症例の中からS-ICDにより適した症例を選択するということである．そのためにICDと比較したS-ICDのメリット，デメリットを十分に確認しておく必要がある（**表1**）.

この点を踏まえてS-ICD適応についてまとめると**図1**のようになり，以下で理由を解説する．

疾患別の適応

肥大型心筋症（HCM）

肥大型心筋症（hypertrophic cardiomyopathy：HCM）のうち単形性心室頻拍が捉えられておらずICDの適応になり，禁忌がなければS-ICDを積極的に考慮してもよい．しかし，深い陰性T波を認める症例が多くT波のオーバーセンシングから不適切作動が起こりうる．安静時の体表心電図スクリーニングで問題なくても，運動時に波形が変化する症例もあり[3]，積極的に運動時の心電図スクリーニングをすべきである．

表1　S-ICDのメリットとデメリット

メリット
・心内リード留置に伴う合併症がない（リード感染，静脈閉塞，リード穿孔，心タンポナーデ，リード位置移動）.
・感染により致死的にならず，抜去が容易である.
・解剖学的な血管異常に影響されない.
・前胸部の美容面で優れている.

デメリット
・抗頻拍ペーシング（ATP）作用がない.
・ペーシング作用がない.
・T波のオーバーセンシングによる不適切作動が多い.
・両室再同期療法（CRT）ができない.

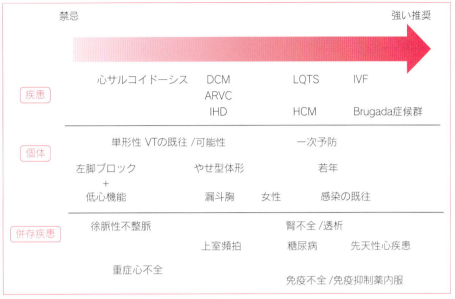

図1 S-ICDの適応

Brugada症候群

　心室不整脈として心室細動が予想され，若年で留置することも多く適応になりやすい．特発性心室細動とともにS-ICDの適応となる代表的疾患といえるだろう．ただし，心房細動を10〜15％程度合併するとの報告もあり，不適切作動にも注意しなければならない．また，Brugada症候群も心電図の日内変更を認めることがありオーバーセンシングに注意してスクリーニングする必要がある．

特発性心室細動（IVF）

　特発性心室細動（idiopathic ventricular fibrillation：IVF）はBrugada症候群とともにS-ICDの適応となる代表的疾患である．禁忌がなければ是非選択したい．

QT延長症候群（LQTS）

　QT延長症候群（long QT syndrome：LQTS）は一般的には単形性心室頻拍は認めず，多形性心室頻拍もしくは心室細動を生じることが多い疾患であり，S-ICDを考慮することができる．しかし，β遮断薬増量に伴い徐脈を認めるようであれば心房ペーシングが必要であり，頻脈発作の予防にもペーシングが有効なこともあり個別に十分な検討が必要である．

拡張型心筋症（DCM）

　拡張型心筋症（dilated cardiomyopathy：DCM）では心収縮力が低下している症例も多く，また将来CRTを考慮することもあり，慎重に適応を考慮するべきである．S-ICDを選択した場合で単形性心室頻拍も認めるようであればカテーテルアブレーションや薬物治療も含めた多面的な治療が必要になる．

虚血性心筋症（IHD）

　虚血性心筋症（ischemic cardiomyopathy diseases：IHD）では拡張型心筋症と同様に単形性心室頻拍を認めることもあり，慎重に適応

心サルコードーシス

心サルコードーシス（cardiac sarcoidosis）では心室不整脈を合併することも多くICDが必要になることは多々あるが，房室ブロックを合併することもありペーシングを要することが多く積極的な適応にはならない．

不整脈原性右室心筋症（ARVC）

不整脈原性右室心筋症（arrhythmogenic right ventricular cardiomyopathy：ARVC）ではICDリードにて右心室内の心内電位が十分に取れないことや，継時的に波高値が低下することも経験する．リードの位置決めが困難であると合併症が増加するとも報告されており[5]，この点に関しては新たな方法が期待されるが，やはり単形性の心室頻拍が生じることが予想され，積極的な適応にはならない．

患者の特徴からみた適応

一次予防

持続性単形性心室頻拍がすでに見つかっている場合には抗頻拍ペーシング（ATP）が必要になることが多く積極的な適応にはならない．

しかしATPで停止する心室頻拍の発症率は年間2%以下でそれはT-ICDのリード異常のリスクよりは少ない[5]．またATPによって心室頻拍が加速することもあり，ATPの有用性に関しては絶対的なものではなくS-ICDに関するESCのガイドラインでも「ATPを要すること」に関しては絶対的ではなく相対的な禁忌となっている．ただし，現状では単形性心室頻拍を認めるものは避けたほうが無難である．また二次予防の中でも心室細動や多形性心室頻拍の場合，あるいは非持続性心室頻拍のみが捉えられている場合は特にS-ICDを回避する要因にはならない．

年齢

若年であれば電池寿命から入れ替えを行う回数も必然的に増える．手術回数が増えれば感染率が上昇することが知られており，若年であればよりS-ICDを考慮するべきかと思われる．また，子どもにも問題なく植込みされ，サイズは大きいものの合併症は成人と変わらないことが報告されている[5]．

体格

やせ型であるとICDもS-ICDも技術的に植込みがやや困難となり，あまりに皮下脂肪が少ないとデバイス周囲に皮膚びらんを形成するリスクがある．また漏斗胸でもリードの周囲に皮膚びらん形成するリスクがあり注意が必要である．

性別

植込む場所の問題でS-ICDのほうが前胸部の開いた洋服を着ても美容上気にならないこともあり，若年の女性に推奨される．ただし，S-ICDはデバイスそのものも大きく，患者個人の好みも重要になる．

デバイス感染や感染性心内膜炎の既往

術後の感染のリスクが高いと予想され，S-ICDが強く推奨される．

併存疾患からみた適応

心不全

ICDを必要とする患者にしばしば合併する.
軽症であればS-ICDを考慮してもよいかもしれない. しかし低左心機能で左脚ブロックも合併していれば, 今後CRTの適応でありS-ICDは適応とはならない.

先天性心疾患

経静脈的なアプローチが困難であることが多く積極的にS-ICDを考慮すべきである. またスクリーニングがクリアしない場合には, 胸骨右側にリードを植込むことも提唱されている[6].

腎不全/透析

GFR 30mL/min以下の患者ではICD植込みの合併症として感染, ポケット内出血が有意に増加するとの報告もあり[7], S-ICDがより適しているといえる. また透析症例や将来透析が見込まれる症例では静脈アクセスが制限され, 静脈閉塞のリスクを避けるためにも推奨される.

免疫不全疾患/免疫抑制薬内服/糖尿病/人工弁置換術後

感染のリスクが高くS-ICDが強く考慮される.

上室頻拍

不適切作動の原因の1つでありT-ICDでもしばしば問題になることがある. しかし設定の工夫でT-ICDと比較して上室頻拍による不適切作動は少ないとの報告もあり[8], S-ICDを躊躇する要因にはならない. S-ICDの不適切作動は7%の患者に発生しその中でT波のオーバーセンシングが24%(17/73), 上室頻拍が13%(10/73)であると報告されている[3].

徐脈性不整脈

現在あるいは将来的にペーシングを要する可能性が高く, S-ICDの適応ではない.

心電図からみた適応

極端に高いT波/高いR波/低いR波等はセンシング不全が生じる可能性もあり十分にスクリーニングを行い判断する必要がある.

ここまで解説した点を踏まえ, メリット・デメリットを十分に理解し, 患者, 家族に十分に説明してS-ICDの適応を検討する必要がある.

文献
1) van Rees JB, et al：Implantation-related complications of implantable cardioverter defibrillators and cardiac resynchronization therapy devices：a systematic review of randomized clinical trials. J Am Coll Cardiol **58**：995-000, 2011
2) Hauser RG：The subcutaneous implantable cardioverter-defibrillator：should patients want one? J Am Coll Cardiol **61**：20-22, 2013
3) Adducic FP, et al：Eligibility for the subcutaneous implantable cardioverter-defibrillator in patients with hypertrophic cardiomyopathy. J Card Electrophysiol **26**：893-899, 2015
4) Schinkel AF, et al：Implantable cardioaverter defibrillators in arrhythmogenic right ventricular dyspplasia/cardiomyopathy：patient outcome, incidence of appropriate and inappropriate interventions, and Complications.Circ Arrhythm Electrophysiol **6**：562-568, 2013
5) McLead CJ, et al：The subcutaneous implantable cardioverter defibrillator：state-of-the-art review. Eur Heart J **38**：247-257, 2017
6) Okamura H, et al：Right parasternal lead place-

ment increases eligibility for subcutaneous implantable cardioverter defibrillator therapy in adults with congenital heart disease. Circ J **80**：1328-1335, 2016

7）Tompkins C, et al：End-stage renal disease predicts complications in pacemaker and ICD implants. J Cardiovasc Electrophysiol **22**：1099-1104, 2011

8）Gold MR：Head-to-head comparison of arrhythmia discrimination performance of subcutaneous and transvenous ICD arrhythmia detection algorithms：the START study. J Cardiovasc Electrophysiol **23**：359-366, 2012

C　S-ICD

3　適応拡大，不適切作動を防ぐ

適応拡大への取り組み

　完全皮下植込み型除細動器（S-ICD）は経静脈的にリードを右室に留置する必要がなく，胸骨と心臓の解剖学的な位置だけを指標に皮下にリードと本体を留置するだけである．ただし，術前に心電図スクリーニングを行い，primary・secondary・alternateの3つの誘導のどれかでR波高に比べてT波高が十分低いことを確認する必要がある（p160参照）．心電図スクリーニングでS-ICD不適合となる頻度は報告によりばらつきはあるものの10％前後である．

　静脈リードが留置できない症例，たとえば透析患者でアクセスできる静脈が制限されている症例や先天性心疾患（CHD）術後の症例などが極めてよい適応といえる．しかし，一方でCHD症例は脚ブロックを呈することが多く，S-ICDの植込み前に行うスクリーニング検査がパスできず，適応から外れてしまう頻度が高いことも報告されている．そこで注目されているのが，図1のように通常胸骨左縁近くの皮下に植込むリードを胸骨右縁近くに植込むというアイデアである[1]．左側傍胸骨でのスクリーニングテストで不適合な場合に右側傍胸骨でも心電図を評価することで，スクリーニングによる不適合の確率をCHD患者で21％から12％に引き下げることができたと報告されている[2]．

　図2に左側傍胸骨での心電図スクリーニングでは3つの誘導すべてでT波高がR波に対して

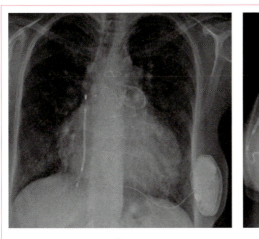
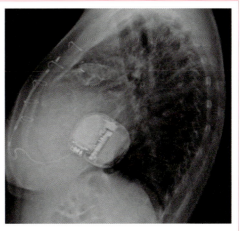

a.　　　　　　　　　　　　　　　　b.

図1　右側傍胸骨リード留置後の胸部X線写真（a：正面像，b：側面像）
（McLeod CJ, Boersma L, Okamura H, et al：Eur Heart J **38**：247-257, 2015より引用）

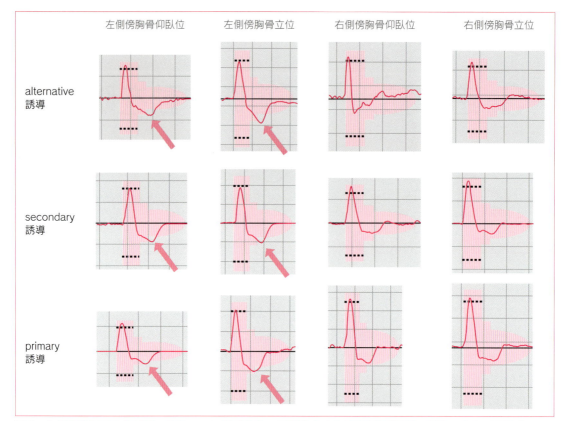

図2 左側傍胸骨での心電図スクリーニングでは3つの誘導すべてでT波高がR波に対して大きく不適合であったが，右側傍胸骨でのスクリーニングで適合と判断された代表例
（Okamura H, et al：Circ J 80：1328-1335, 2016 より引用，改変）

大きく不適合であったが，右側傍胸骨でのスクリーニングで適合と判断された代表例を示す．実際に右側傍胸骨に皮下リードを留置することは技術的には問題となることはなく，除細動閾値も通常の左側植込みよりもむしろよいという研究結果も報告されている[3]．

不適切作動を減らすために

S-ICDは体表心電図から心拍数を判断するが，経静脈ICDが判断する心内電位に比べるとT波高が大きく，T波のオーバーセンシングによる不適切作動が懸念される．実際に不適切ショックが生じたときの対応としては，心電図ベクトルの見直し・変更と頻拍ゾーンの見直しくらい

であり対応策が限られている．もし，デバイス本体が体の前側に移動している場合には，R波高が減高してしまうため，本体をより背側に移動することも考慮する必要がある．

不適切ショックを生じる予測因子の検討では，心房細動の既往，肥大型心筋症が挙げられており[4]，特に注意が必要である．大規模な植込み後調査における不適切ショックの予測発生率は13%と報告されているが，植込み時期を四分期に分けて評価したところ，図3に示すように初期の植込み症例で不適切ショック発生頻度が高く，最近の症例では低下している[5]．この要因として，上室頻拍と心室不整脈を鑑別するVTゾーンを組み込むデュアルゾーン設定が推奨されるようになり，デュアルゾーン設定を組む症例が増加したことが奏効していると考えられている．しかし，T波のオーバーセンシングによ

3. 適応拡大，不適切作動を防ぐ

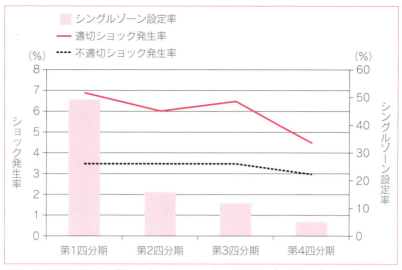

図3　植込み時期を四分期に分けたショックの頻度とデュアルゾーン設定頻度
（Burke MC, et al：J Am Coll Cardiol **65**：1605-1615, 2015 より引用，改変）

る不適切ショックはデュアルゾーン設定でも回避できないことがあり，今後の心電図フィルター等の改良が待たれる．運動中に心電図波形が変化し不適切ショックに至る症例が少なくないことから，スクリーニング心電図を立位・臥位だけでなく運動中にも評価することで不適切ショックの回避につながることが期待される．

文献
1) McLeod CJ, et al：The subcutaneous implantable cardioverter defibrillator：state-of-the-art review. Eur Heart J **38**：247-257, 2015
2) Okamura H, et al：Right parasternal lead placement increases eligibility for subcutaneous implantable cardioverter defibrillator therapy in adults with congenital heart disease. Circ J **80**：1328-1335, 2016
3) Noro M, et al：Efficacy and myocardial injury with subcutaneous implantable cardioverter defibrillators- computer simulation of defibrillation shock conduction. Circ J **80**：85-92, 2016
4) Olde Nordkamp LR, et al：Inappropriate shocks in the subcutaneous ICD：Incidence, predictors and management. Int J Cardiol **195**：126-133, 2015
5) Burke MC, et al：Safety and efficacy of the totally subcutaneous implantable defibrillator：2-year results from a pooled analysis of the IDE Study and EFFORTLESS Registry. J Am Coll Cardiol **65**：1605-1615, 2015

D 今後の展開

近年の医用電子や通信記述の進歩はめざましく，頻拍や心不全治療機器（電気的植込みデバイス）の機能は一部で我々循環器内科医の想像を超えた発展を遂げており，その速度は今後，指数関数的に上昇するであろう．その一方で，これらの優れた治療機器もその使用法を誤れば，無用の長物となりかねない．多くの機能を搭載したデバイスの利点を最大限に引き出すために，新しく発表された情報に対して，私たちの常識を常にup-to-dateする心構えが必要である．

本項ではこれまでに証明されたICDの新しい側面と今後の展開について論じてみたい．

ICDの鑑別アルゴリズム

ICDの鑑別には本章でここまで解説してきたように多くの臨床試験，メタアナリシスで研究がなされ[1-4]，さまざまなアルゴリズムが用いられているが，完全ではない．患者に感知不全や治療遅延のリスクを負わせることなく，確実な鑑別ができるアルゴリズムの登場が望まれる．最新型ICDでは上室頻拍との鑑別のみならず，断線などのノイズ，T波のオーバーセンシングを適切に感知するアルゴリズムが搭載され，かなりの威力を発揮している．

Medtronic社製ICD/CRT-Dを用いた臨床試験Pain Free SST[5]によると，デュアルチャンバーICDあるいはCRT-Dを植込んだ群での1年

間の不適切作動は1.6％であり，これまでの臨床試験の成績に比べて群を抜いている．しかし，それでも不適切作動をゼロにはできない最大の原因は，診断が心房あるいは心室の電気的情報のみに依存している点にある．今後は心臓の収縮力や血行動態を監視するような物理的情報をアルゴリズムに取り入れることにより飛躍的な診断機能改善が期待される．

図1はBIOTRONIK社が開発した心腔内の電気的抵抗の変化により，心室の収縮パフォーマンスをモニタリングする機能の概念図であり，すでにrate response機能に応用されている．さらにCRT-Dでは左室と右室のリード間の電気的抵抗の変化が心室収縮能に比例することが知られており，リアルタイムで血行動態を監視できる可能性がある．このような電気現象以外の物理的なパラメータを鑑別アルゴリズムに組み入れることができれば，上室頻拍との鑑別や適切なショックを抑制する画期的な治療アルゴリズムも夢ではない．

完全皮下植込み型ICD（S-ICD）

すでに前項目までに詳しく解説されているように，S-ICDはリードと本体すべてのシステムを皮下に植込む革新的なデバイスである．静脈アクセスを必要としないため，静脈を温存し，感染時の重症化を防ぐことができる．しかし，

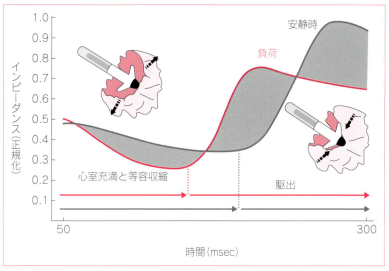

図1 心室の収縮パフォーマンスのモニタリング
(BIOTRONIK社提供)

心臓にuntouchedであるがための問題もある．除細動効率は最大80Jの出力を有するため経静脈ICDと遜色ないといわれるが，常時ペーシングができないことやT波や筋電位のオーバーセンシングによる不適切作動の問題がある．電位感知は皮下のリード2カ所と本体間の3ベクトルのいずれか1つが選択され，洞調律中のテンプレートと頻拍時の電位を比較することでQRS形態を認識する．また，shock zoneとconditional shock zoneのデュアルゾーンが設定可能であり，後者の使用は不適切作動の低減に有効であるとされる．

現行の感知アルゴリズムに関する問題は3つの異なるベクトルの心電図がモニタリングできるにもかかわらず，実際の診断は1つの誘導のみに依存している点である．将来の展開として，たとえば，同時に3つの心電図を観察し，異なる電位間の整合性を解析することができれば診断能力の改善が獲得できるであろう．

S-ICDから血管外ICD（EV-ICD）への展開

血管内へのリード挿入を避ける新たな方法として，ICDのリードを胸骨下に挿入する血管外ICD〔extra vascular（EV）-ICD〕の概念が発表された．本機器のリードは皮下のそれよりもさらに心臓へ近接するため，心電図の確実な感知，筋電位などノイズの除外，除細動効率の改善，そして徐脈あるいは抗頻拍ペーシングが可能になるとされ，S-ICDの弱点を克服する新たな方法として注目されている．

ただし，確実な心室ペーシングにはかなりの出力が必要ではないかと予想され，長期にわたる徐脈ペーシングは早期電池消耗を招来する可能性がある．また，リードは剣状突起下から胸骨下に挿入されるため，肝臓，内胸動脈，肺などへの損傷，万が一感染が生じた場合，炎症が局所にとどまらず，縦隔へ進展する危険性などの問題がある．

リードレスペースメーカとのコンビネーション

S-ICDやEV-ICDにおける心電図感知やペーシングの不確実性を克服するために，リードレスペースメーカとのコンビネーションが検討されている．皮下のICD本体と心腔内のペースメーカにBluetoothなどの通信機能が搭載され，心内電位などの情報交換が可能となれば，恒常

的で確実な徐脈ペーシングや抗頻拍ペーシングが可能になるであろう．さらに通信機能の発展，ペースメーカの小型化などが実現すれば，DDDペーシングや心臓再同期療法への応用も期待される（図2）．

MRI対応機能

2012年にMRI対応型のペースメーカが発売され，その機能はICDやCRT-Dにも拡大し，デバイスに関する新たなパラダイムシフトが興った．各企業の大変な努力の結果，現在では3テスラ対応型も発売され，MRIに関する問題は解決へ向かって大きく進んでいるかに見える．

一方，実際は撮像に際しての条件や設定変更が機種や製造会社間で異なるため，現場にむしろ混乱が生じているという負の側面がある．今後は機種や企業間を超えて条件設定を統一化する方向での協力体制が望まれる．

将来はデバイス自体がMRI電磁波環境に曝露された場合はそれを感知し，自動的に適切なモードへ変更し，環境から離れた場合には再び元の設定に戻す機能の開発が試みられている．

その他の発展（遠隔モニタリングなど）

医用電子技術と通信ネットワークの発展により，デバイスから得られたさまざまな情報が，自宅に居ながらにして医療機関へ転送される遠隔モニタリングが実現し，大きな成果を上げている．現在のトランスミッタのサイズは大きく，自宅での設置型が主流であるが，将来はiPhoneなどの携帯型の通信機器と連動し，迅速な情報伝達が可能になるであろう．

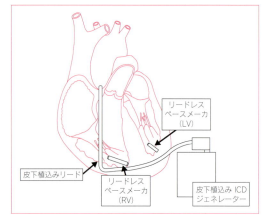

図2 将来のリードレスペースメーカとICDのコンビネーション

また，新たな生体信号として，心音（Ⅲ音），血糖値，心拍出量，血中酸素濃度などを検出する技術の開発が進んでおり，心不全などのイベント発生を予知する確率が格段に進歩すると思われる．その一方で，得られる情報が過剰になるとその適切な処理と解釈がかえって困難になる可能性が指摘されているが，その解決策として人工知能（AI）の応用が考えられている．

文献

1) Poole JE, et al：Prognostic importance of defibrillator shocks in patients with heart failure. N Engl J Med **359**：1009-1017, 2008
2) Moss AJ, et al：Reduction in inappropriate therapy and mortality through ICD programming. N Engl J Med **367**：2275-2283, 2012
3) Tan VH, et al：Cardioverter defibrillator therapies on mortality：A systematic review and impact of programming strategies aimed at reducing nonessential implantable cardioverter defibrillator therapies on mortality：A systematic review and meta analysis. Circ Arrhythm Electrophysiol **7**：164-170, 2014
4) Scott PA, et al：Impact of prolonged implantable cardioverter-defibrillator arrhythmia detection times on outcomes：A meta-analysis. Heart Rhythm **11**：828-835, 2014
5) Auricchio A, et al；PainFree SST Investigators：Low inappropriate shock rates in patients with single- and dual/triple-chamber implantable cardioverter-defibrillators using a novel suite of detection algorithms：PainFree SST trial primary results. Heart Rhythm **12**：926-936, 2015
6) Chung MK, et al：Aggregate national experience with the wearable cardioverter-defibrillator：event rates, compliance, and survival. J Am Coll Cardiol **56**：194-203, 2010

7） Zishiri ET, et al：Early risk of mortality after coronary artery revascularization in patients with left ventricular dysfunction and potential role of the wearable cardioverter defibrillator. Circ Arrhythm Electrophysiol 6：117-128, 2013

8） Kutyifa V, et al：Use of the wearable cardioverter defibrillator in high-risk cardiac patients：data from the Prospective Registry of Patients Using the Wearable Cardioverter Defibrillator（WEARIT-II Registry）. Circulation 132：1595-1596, 2015

9） Burke MC, et al：Safety and efficacy of the totally subcutaneous implantable defibrillator. 2-year

results from a pooled analysis of the IDE Study and EFFORTLESS Registry. J Am Coll Cardiol 65：1605-1615, 2015

10） Saxon LA, et al：Long-term Outcome after ICD and CRT implantation and influence of remote device follow-up：The ALTITUDE Survival Study Circulation 122：2359-2367, 2010

11） Hindricks G, et al：Implant-based multiparameter telemonitoring of patients with heart failure（IN-TIME）：a randomized controlled trial. Lancet 384：583-590, 2014

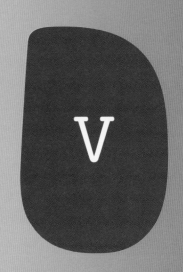

心臓再同期療法（CRT）

1 CRTの原理・構造を知る

心不全での壁運動協調性の消失

QRS幅の延長

慢性心不全は，慢性の心筋障害により心臓のポンプ機能が低下し，主要臓器の酸素需要量に見合うだけの血液量を，絶対的にまた相対的に拍出できない状態である．左室の心筋障害が進行する要因はさまざまであるが，作業心筋が変性脱落し，線維化が進行することによってポンプ力が低下し，QRS幅が延長すると考えられている．

心不全患者における心電図上のQRS幅延長については数多くの報告がある．1例を挙げると3,471名の心不全患者を対象とした研究では[1]，QRS幅が120 msec以上の症例が20.8％存在し，QRS幅の増加と左室駆出率（LVEF）低下の間には有意な線形関係が認められた．また，343名の心不全患者を対象とした別の報告では[2]，QRS幅を100 msec未満，100～119 msec，120～149 msec，150 msec以上の4群に分類すると，LVEFは平均で41％，36％，29％，25％と，QRS幅の延長に比例して左室収縮性が低下，そして左室拡大や僧帽弁逆流の合併も関連していた[2]．

心不全入院患者のQRS幅と予後の関係に関して，南北アメリカと欧州359施設でLVEF 40％以下の心不全入院患者を対象としたEVER-EST試験のデータを用いた研究[3]がある．2,962例が解析対象で，QRS幅120 msec未満を正常とすると，QRS幅の拡大は，1,321例（45％）で認められ，9.9ヵ月の観察期間において，QRS幅の拡大は，総死亡でハザード比1.24（28.1％ vs 18.7％），心血管死亡または心不全再入院に関しても，ハザード比1.28（41.6％ vs 32.4％）とリスク上昇と関連していた．最近では，LVEFの低下した心不全だけではなく，左室収縮率の保たれた心不全，いわゆるHFpEFにおいても，QRS幅の延長は，予後予測因子であることが報告されている[4]．

QRS幅と協調運動

QRS幅の延長と協調運動の関係について，これまで数多くの検討があり，QRS幅の延長は必ずしも協調運動とは関係しないというのが一般的である．すなわち，QRS幅が120 msec以上であっても協調運動が保たれている症例が約3割存在することが，CRTで，3～4割のnon-responderが発生する原因とされており，逆に120 msec以下であっても，CRTが有効であった症例を経験することや，組織ドプラやストレインにて協調運動不全が証明されることがあり，これらがその根拠とされている．

ただし，後述するように，QRS幅が150 msec以上であれば，協調運動不全を合併する

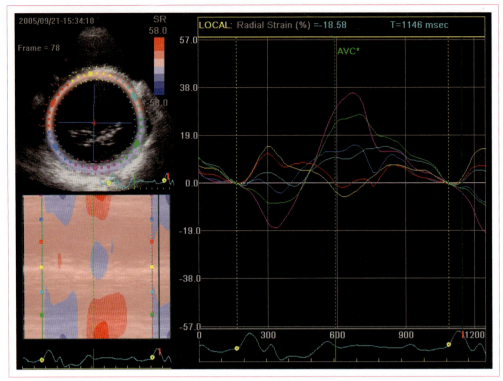

図1 心室内の協調不全
左室短軸断面像が6分割され（左上），各セグメントの心筋が一心周期に圧縮と伸展する様子が，6つの曲線として表示されている（右半分）．本症例では壁運動の協調性が消失した状態であり，CRTのよい適応と診断される．適切な再同期が行われれば，6つの曲線はほぼ一致（同期）して観察される．

割合は明らかに増加する．

心不全と協調運動

　心不全例において，協調不全が証明される頻度については，これまでさまざまな報告がある．Ghioら[5]によると，LVEF 35%未満の158例の心不全患者では，120 msec未満，120〜150 msec，150 msec以上の3群に分けると，心室間の同期不全は，それぞれ12.5%，52.4%，72%，心室内の同期不全は，29.5%，57.1%，71%で観察されることを報告した．筆者らのデータでは，心不全740例中，心室間の同期不全は7%，9%，41%，心室内の同期不全は，8%，17%，50%で認めた．

壁運動異常の画像評価

協調運動の定義

　現在では，心臓の中にある協調性に関しては，大きく3つに分類されている[6]．①心室中隔と左室自由壁の間の協調性，②右室と左室の間の協調性，そして③心房と心室間の協調性である．

1．左室内の主に心室中隔と左室自由壁の間の協調性（心室内協調運動不全）

　心室中隔側より電気的興奮が伝搬し，左室側壁ないし後壁の基部に最終的に到達することに伴い，左室の局所心筋も収縮すると考えられ，この機械的な局所壁運動の時間的遅れを計測す

るのは一般的である（図1）．典型的左脚ブロックでは，ほとんどの場合で，最遅延部位は側壁ないしは後壁である．しかし，非特異的な心室内伝導障害であったり，局所心筋の障害のパターンによっては，最遅延部位は前壁や下壁ということもありうる．

2．右室と左室の間の協調性

両心室からの血液の拍出は，本来ほぼ同時であり，左心不全であっても左心系の駆出の遅れは40 msec以内とされている．流出路にサンプルボリュームを設定して記録されたドプラ波形を用いた評価が一般的である（図2）．

心不全におけるPQ間隔およびペーシングの影響

洞調律の場合，心房と心室の収縮タイミングは，生理的に至適間隔となっていることから，心房心室間にも協調性が存在するといえる．1つには，左室に十分な前負荷をかけるためには，心房収縮が十分終了した時点での左室収縮が望ましい．その一方で，あまりにも遅い心室収縮開始は，遅い収縮終了の原因となり，結果として遅い心室拡張開始となる（図3）．相対的な頻脈があると，すぐに次の心房収縮が発生するため，拡張期流入時間が減少し，結果として1回拍出量が低下する結果となる．心拍コントロールと合わせて，プログラミングにより適切な心房心室の収縮タイミングを設定し，少しでも血行動態を改善させることが，後述のペースメーカ設定の最適化の意義である．PQ間隔が200 msecより延長している症例では，AFリスクが2.06倍，ペースメーカ植込みリスクが2.96倍，死亡リスクが1.44倍といわれている[7]．

> 💡 **ワンポイントアドバイス**
>
> CRTはその治療の性格上，左室内の最遅延部位をペーシングするのが有効であることから，術前評価では，協調性の有無だけではなく，どこが最遅延部位なのかを合わせて評価することが重要である．心エコーではスペックルトラッキングストレインを用いた評価法が一般的である[8]．最近では，discoordinationという概念[9]も提案されているが，評価法が複雑なこともあってか普及していない．

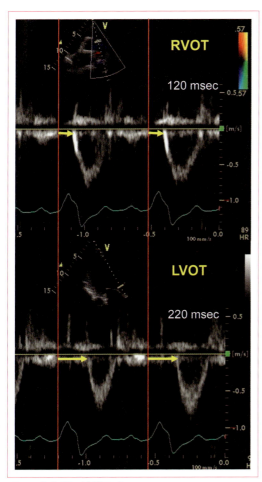

図2　心室間の協調不全
右室流出路（RVOT）からの駆出血流のドプラ波形の開始タイミングが，左室流出路（LVOT）からのものと比較して，どれくらい遅れているかで診断する．教科書的には40 msecが有意．

> 👆 **ピットフォール**
>
> 現在用いられている冠静脈洞からの経静脈リード留置システムは，左室の心外膜からのペーシングであり，右室リードも左室からすると心外膜側からのペーシングとなる．これは生理的な左室脱分極のパターンとは逆であり，実は心内膜からのペーシングが理想的である[10]．

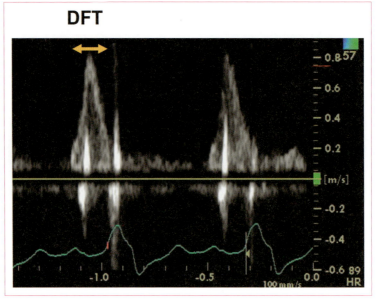

図3 拡張期流入時間
洞調律の場合，PQ伝導の遅延，あるいは心室内伝導障害のために左室収縮終了が遅れると拡張開始も遅れるため，左室急速流入血流（E波）と心房収縮期流入血流（A波）が融合して観察されることがある．本例では，左室拡張期時間が十分でないと考えられる．DFT：diastolic filling time.

心不全での致死性不整脈の発生

心不全患者においては，心房細動といった上室不整脈のみならず，致死性不整脈が発生しやすい．実際，心不全患者の死因を検討した報告では，6割近くが突然死となっている（図4）[11]．一方で，以前から心機能が低下した患者では致死性不整脈が発生する割合が多いことが報告されている（図5）[12]．その発生機序としてさまざまなメカニズムが関与していることが報告されている（図6）[13]．

自律神経の影響

心不全の状態では，反射性の交感神経活動亢進が起こり，カルシウムチャネル，ナトリウムチャネル，ポタシウムチャネルの発現変化と相

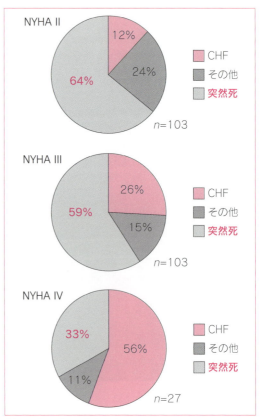

図4 心不全の重症度と死因
（MERIT-HF Study Group：Lancet 353：2001-2007, 1999より引用）

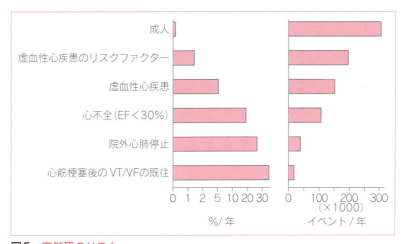

図5 突然死のリスク
(Myerburg RJ, et al：Ann Intern Med **119**：1187-1197, 1993 より引用)

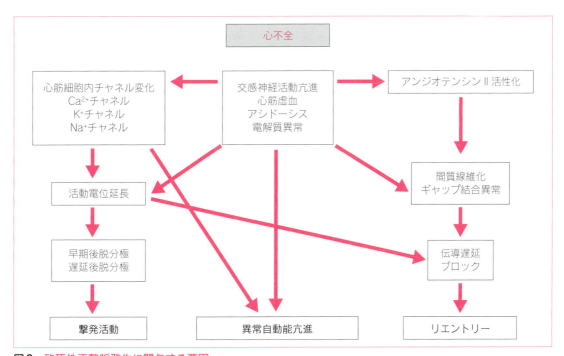

図6 致死性不整脈発生に関与する要因
(志賀 剛：心電図 **36**：365-375, 2011 より引用)

侯って，異常自動能，撃発活動，リエントリーといった不整脈を生じやすくする．自律神経は心室筋全体に分布していると考えられるが，心不全状態ではその分布が一様でなくなるいわゆる除神経が起こることも報告されており，交感神経活性の不均一性は電気生理学的特性をより不安定とし，致死性不整脈の発生を助長すると考えられている[14]．

レニン-アンジオテンシン系

心不全に伴う腎血流の低下に伴いレニン-アンジオテンシン系の活性化が起こる．特にアンジオテンシンⅡの増大により，細胞内Ca^{2+}過負荷が生じることで，撃発活動が起こりやすくなると同時に，心筋線維芽細胞の活性化ならび

に炎症性サイトカイン（TNFα，TNFβ，エンドセリン-1などを）を放出させる．その結果局所心筋の炎症を惹起し，心筋細胞障害および間質の線維化などを引き起こすことにより，伝導遅延やブロック生じやすくなり，リエントリー性不整脈を引き起こすと考えられている[15]．

心内膜虚血および伸展刺激

心不全では心内圧の上昇に伴い，心内膜下虚血が起こる．そのため心筋虚血に伴う心室不整脈の発生機序も加わるのと同時に，心内圧上昇に伴う伸展刺激（mechanoelectrical feedback）によって，伸展活性化Ca^{2+}チャネルが活性化される．その結果，細胞内Ca^{2+}過負荷の状態が惹起され，撃発活動の誘発や細胞壊死および線維化を引き起こすことにより，催不整脈作用を引き起こすと考えられている[16]．

文献

1) Shenkman HJ, et al：Congestive heart failure and QRS duration：establishing prognosis study. Chest **122**：528-534, 2002
2) Sandhu R, et al：Prevalence of QRS prolongation in a community hospital cohort of patients with heart failure and its relation to left ventricular systolic dysfunction. Am J Cardiol **93**：244-246, 2004
3) Wang NC, et al；Efficacy of Vasopressin Antagonism in Heart Failure Outcome Study With Tolvaptan（EVEREST）Investigators：Clinical implications of QRS duration in patients hospitalized with worsening heart failure and reduced left ventricular ejection fraction. JAMA **299**：2656-2666, 2008
4) Joseph J, et al：QRS Duration is a predictor of adverse outcomes in heart failure with preserved ejection fraction. JACC Heart Fail **4**：477-486, 2016
5) Ghio S, et al：Interventricular and intraventricular dyssynchrony are common in heart failure patients, regardless of QRS duration. Eur Heart J **25**：571-578, 2004
6) Kanzaki H：Mechanical dyssynchrony is not everything of substrate but is essential for cardiac resynchronization therapy. Is assessment of mechanical dyssynchrony necessary in determining CRT indication？（Pro）. Circ J **75**：457-464, 2011
7) Cheng S, et al：Long-term outcomes in individuals with prolonged PR interval or first-degree atrioventricular block. JAMA **301**：2571-2577, 2009
8) Khan FZ, et al：Targeted left ventricular lead placement to guide cardiac resynchronization therapy：the TARGET study：a randomized, controlled trial. J Am Coll Cardiol **59**：1509-1518, 2012
9) Kirn B, et al：Mechanical discoordination rather than dyssynchrony predicts reverse remodeling upon cardiac resynchronization. Am J Physiol Heart Circ Physiol **295**：H640-646, 2008
10) Derval N, et al：Optimizing hemodynamics in heart failure patients by systematic screening of left ventricular pacing sites：the lateral left ventricular wall and the coronary sinus are rarely the best sites. J Am Coll Cardiol **55**：566-575, 2010
11) MERIT-HF Study Group：Effect of metoprolol CR/XL in chronic heart failure：Metoprolol CR/XL Randomized Intervention Trial in Congestive Heart Failure（MERIT-HF）. Lancet **353**：2001-2007, 1999
12) Myerburg RJ, et al：Sudden cardiac death：epidemiology, transient risk, and intervention assessment. Ann Intern Med **119**：1187-1197, 1993
13) 志賀　剛：心不全にともなう心室性不整脈の薬物治療. 心電図 **36**：365-375, 2011
14) Eckardt L, et al：Arrhythmias in heart failure：current concepts of mechanisms and therapy. J Cardiovasc Electrophysiol **11**：106-117, 2000
15) Manabe I, et al：Gene expression in fibroblasts and fibrosis：involvement in cardiac hypertrophy. Circ Res **91**：1103-1113, 2002
16) Nattel S, et al：Arrhythmogenic ion-channel remodeling in the heart：heart failure, myocardial infarction, and atrial fibrillation. Physiol Rev **87**：425-456, 2007

2 CRTの効果を把握する

CRTに関する大規模試験

現在，CRTのClass I の適応として，ACE阻害薬やβ遮断薬を含む心不全治療が十分に行われたNYHA Class ⅢもしくはⅣの症候性心不全を有し，左室駆出率（LVEF）35%以下で，QRS幅120 msecの洞調律患者がある．これらはMIRACLE試験[1]，COMPANION試験[2] およびCARE-HF試験[3] をもとに決定されている（表1）．

MIRACLE試験[1] では前記の条件（QRS幅は130 msec以上）を満たす453例を，CRT-Pを用いたCRT群と薬物療法群に無作為割り付けをし，6カ月後のNYHA Class分類の変化，6分間歩行距離，QOLなどの自覚的指標が比較された．CRT-P群では薬物療法群と比較して，いずれの項目も有意に改善した．一方，CARE-HF試験では，2005年に発表されたCRTによる生命予後の改善を初めて報告した．813例をCRT-Pを用いたCRT群と薬物療法群に無作為に割り付けし全死亡率および心血管事故による入院の有無が評価された．平均29カ月の観察期間では，CRT-P群が薬物療法群と比較して全死亡率を36%減少させ，死亡または心血管事故による入院を37%減少させた．また観察期間を延長したextension resultsでも同様の結果であった．CRT-P群では心不全死のみならず，突然死も

減少させていたが，CRT-P群の死亡例の35%は突然死であり，CRT-Pのみで突然死を完全に予防することは不可能と考えられた．そのためCRTに除細動機能を有したCRT-Dの有用性が示唆された．一方，COMPANION試験[2] では1,520例が，CRT-P群，CRT-D群，慣習的心不全治療群（薬物治療群）に無作為に割り付けられ，薬物治療群に比較してCRT-P群で24%，CRT-D群で36%の総死亡の減少を認めている．CARE-HF試験の結果と同様に，この試験でも突然死が多数存在し，重症心不全患者では除細動機能を有するCRT機器でも，完全に突然死を予防することは不可能であった．

軽症心不全（NYHA Class Ⅱ）患者での有効性については，REVERSE試験の結果がまず発表された[4]．NYHA Class ⅠもしくはⅡでQRS幅120 msec以上およびLVEF 40%以下の症例をCRT-on群とCRT-off群に割り付けを行い，12カ月間経過を追ったが，自覚症状を含めた複合エンドポイント，死亡率，心不全入院のいずれについても両群で有意な差がなかった．ただし，その後継続したヨーロッパでの長期の結果では心不全による入院もしくは死亡の割合をCRT-on群では減少させた．一方，NYHA ClassⅠもしくはⅡでLVEF 30%以下およびQRS幅130 msec以上の1,820例をCRT-D群と植込み型除細動器（ICD）群に無作為割り付けしたMADIT-CRT試験では，左室のリモデリングに関する指標の有意な改善を認め，CRT-D群では，総死亡もしくは心不全入院を有意に減

186　V章　心臓再同期療法（CRT）

表1　CRTの効果についての報告

試験名	症例数	対象	割り付け	観察期間 （平均）	結果	掲載誌 年
MIRACLE	453例	QRS≧130 msec LVEF≦35% NYHA Ⅲ/Ⅳ 十分な心不全薬物療法 LVDd≧55mm	CRT-P vs 慣習的治療群	6カ月後の 評価	NYHA，6分間歩行， LVEF，LVEDV，LVESV がCRT-P群によって有意 に改善	Abraham WT, et al N Engl J Med **346**, 2002
Contak-CD	490例	QRS≧120 msec LVEF≦35% NYHA（Ⅱ）/Ⅲ/Ⅳ 十分な心不全薬物療法	CRT-D vs 慣習的治療群	当初は cross overも 最終的に parallel 6カ月後の 評価	総死亡，心不全入院では CRT-D群で減少傾向も有 意差なし（p＝0.45） peak VO₂，6分間歩行， QOL，LVEF，LVDd， LVDsは有意に改善	Higgins SL, et al: J Am Cardiol **42**, 2003
COMPANION	1,520例	QRS≧120 msec PR≧150 msec LVEF≦35% NYHA Ⅲ/Ⅳ 十分な心不全薬物療法	CRT-D vs CRT-P vs 慣習的治療群	11.9カ月 （中央値）	総死亡もしくは総入院に ついてCRT-D群および CRT-P群は有意に減少 （HR 0.80：p＝0.01 およびHR 0.81：p＝ 0.014）	Bristow MR, et al N Engl J Med **350**, 2004
CARE-HF	813例	QRS≧120 msec （120≦QRS＜140 msecは他条件あり） LVEF≦35% NYHA Ⅲ/Ⅳ 十分な心不全薬物療法	CRT-P vs 慣習的治療群	29.4カ月	総死亡もしくは心疾患に よる入院についてCRT-P 群は有意に減少 （HR 0.63：p＜0.001） （総死亡のみでも有意に減 少 HR 0.64：p＜0.002）	Cleland JG, et al N Engl J Med **352**, 2005
REVERSE	610例	QRS≧120 msec LVEF≦40% NYHA Ⅰ/Ⅱ 十分な心不全薬物療法	CRT-on vs CRT-off	12カ月	総死亡および心不全入院 については両群で変化な し （p＝0.63および p＝0.64）	Daubert C, et al J Am Coll Cardiol **54**, 2009
MADIT-CRT	1,820例	QRS≧130 msec LVEF≦30% NYHA Ⅰ/Ⅱ 十分な心不全薬物療法 洞調律	ICD vs CRT-D	28.8カ月	総死亡，心不全入院では CRT-D群で有意に減少 （HR 0.59，CI 0.47～ 0.74，p＜0.001）	Moss AJ, et al: N Engl J Med **361**, 2009
RAFT	1,798例	QRS≧120 msec LVEF≦30% NYHA Ⅱ 十分な心不全薬物療法 心房細動含む	ICD vs CRT-D	40カ月	総死亡はCRT-D群で有意 に減少 （HR 0.75；CI 0.62～ 0.91，p＝0.003） 心不全入院もCRT-D群で 有意に減少 （HR 0.68；CI 0.56～ 0.83，p＜0.001）	Tang AS, et al N Engl J Med **363**, 2010
EchoCRT	809例	QRS＜130 msec LVEF≦35% NYHA Ⅲ/Ⅳ 十分な心不全薬物療法 dyssynchrony（＋）	CRT-on vs CRT-off	19.4カ月	総死亡もしくは心不全入 院については両群で有意 な差はなし （HR 1.20；CI 0.92～ 1.57，p＝0.15）	Ruschitzka F, et al N Engl J Med **369**, 2013
BLOCK HF	691例	房室ブロック LVEF≦50% NYHA Ⅰ-Ⅲ ペーシング適応患者	両室 ペーシング vs 右室 ペーシング	37カ月	総死亡もしくは急性心不 全もしくは左室リモデリ ングの悪化について，両 室ペーシングのほうが有 意に減少 （HR 0.74；CI 0.60～ 0.90，p＜0.001）	Curtis AB, et al N Engl J Med **368**, 2013

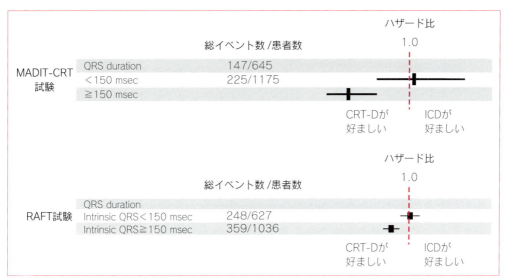

図1　臨床試験におけるCRTの有効性
いずれの試験でもQRS幅≧150 msecの群でCRTが有効である.
(Moss AJ, et al：N Engl J Med **361**：1329-1338, 2009 および Tang AS, et al：N Engl J Med **363**：2385-2395, 2010より引用, 改変)

少（HR 0.59, CI 0.47〜0.74, $p<0.001$）させた[5]. 同様にRAFT試験[6]の結果を踏まえてNYHA ClassⅡの心不全患者に対するCRTの有用性が認められた.

詳細な検討ではMADIT-CRT試験およびRAFT試験ともに, QRS幅150 msec以上の症例のみでCRTの効果が有意であった（**図1**）. 一方, QRS幅が比較的狭い患者（QRS＜130 msec）でのCRTの有効性を検討したEchoCRT試験[7]では, 心エコーでdyssynchronyがある患者においても総死亡もしくは心不全入院についてはCRT-on群とCRT-off群で有意な差はなかった（HR 1.2, CI 0.92〜1.57, $p=0.15$）.

これらを踏まえて日本のガイドラインではNYHA ClassⅡの軽症心不全患者ではLVEF 30％以下でQRS幅150 msec以上の症例にてClassⅡaの適応となっている. 一方, LVEFが軽度低下した患者では, 右室ペーシングによって形成される左室のdyssynchronyが心機能をさらに悪化させる可能性がある.

Block HF試験[8]は, 房室ブロックでペースメーカ適応のLVEF≦50％の691例の患者を両室ペーシングおよび右室ペーシングに割り付けし, 総死亡もしくは急性心不全の悪化もしくは左室リモデリングの悪化について検討された. 両室ペーシングのほうが, 右室ペーシングと比較して, これらの複合イベントを26％も有意に減少させた. このことは, 心機能の悪かった（平均LVEF 33％）ICD患者群のみならず, 心機能の比較的保たれていたペースメーカ患者（平均LVEF 43％）でも複合イベントを有意に減少させる結果であり, 今後のCRT適応に影響を与える可能性がある.

CRT responderの予測

CRTに関する大規模試験をもとにCRTの適応基準が決められており, 重症心不全患者のみならず, 心機能が低下した症状が軽い症例においてもその適応が広がっている. しかしながらCRT機器の植込みを行っても, その3〜4割の患者がCRTの効果が十分でない, いわゆる

188　V章　心臓再同期療法（CRT）

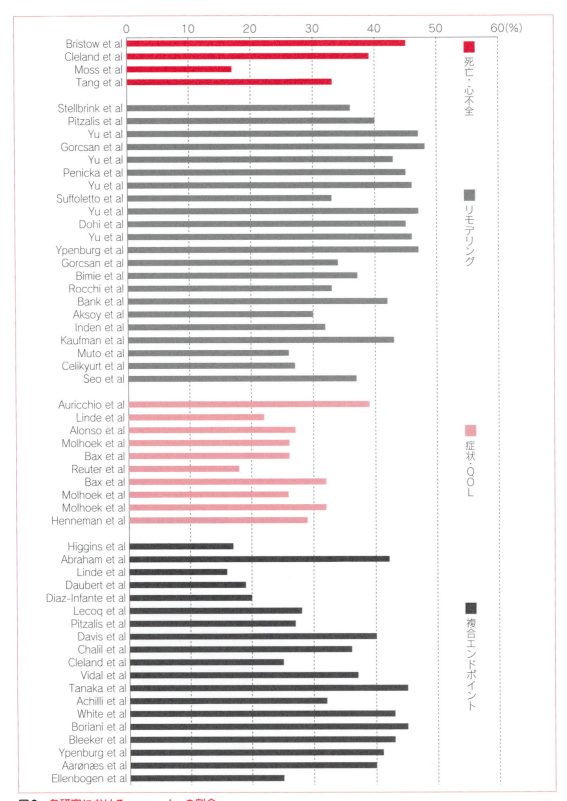

図2　各研究におけるresponderの割合
（Daubert JC, et al：Europace **14**：1236-1286, 2012 より引用）

"non-responder"となることが判明している（図2）[9]．その原因として，①患者背景の要因，②植込み時の要因，③植込み後の要因が挙げられる．

患者背景

日本のCRT植込みの基準となる「不整脈の非薬物治療ガイドライン（2011年改訂版）」[10]においては，NYHA Class IIIまたは通院可能な程度のClass IVの心不全症状が含まれるが，NYHA Class IVの患者では，NYHA Class IIIの患者よりCRTへの反応が悪いことが示されている．たとえばCOMPANION試験のサブ解析では[11]，NYHA Class IVの患者では，CRTを使用した群と使用していない群との間で，経過中の心不全入院イベントに差はなく，心不全に対する効果が弱い可能性が示唆されている．また心不全の罹患期間が長いとCRTへの反応が悪いことも報告されている．おそらく心筋の瘢痕化との関連が考えられる．実際，術前にMRIでの遅延造影が左室の側壁～後壁に存在する症例では（図3），CRTへの反応が悪いことが報告されており[12]，CRTといえども線維化した心筋をよみがえらせることは不可能であるので，CRTが必要な患者では心筋細胞が線維組織に置き換わる前の早期に導入することが重要と考えられる．また，心不全症状が軽い症例を対象としたMADIT-CRT試験[5]やRAFT試験[6]でも，CRTの有効性が示されており，症状が軽症な症例でも心機能とQRS幅を考慮して，CRTの適応を決定すべきである．

一方，QRSの形態が左脚ブロックの患者では右脚ブロックや心室内伝導障害を呈する患者より，CRTへの反応がよいことが報告されている．欧米のガイドラインでは，左脚ブロックでQRS幅150 msecの低心機能患者（LVEF≦35%）で心不全症状を呈する場合，CRTの絶対的適応（Class I エビデンスレベルA）となっている[13]．これらを踏まえると，QRS幅が広く，左脚ブロックの低心機能患者では，症状が軽症でも，早期からCRTを導入することで，non-responderを減少させることが可能である．

植込み時の要因

CRTへの反応を決定する要因に，ペーシングリードの位置がある．左室リードについては，MADIT-CRT試験のサブ解析からは，左室リードを心尖部へ留置してしまうと，CRTの反応が悪くなることがわかっている[14]．一方，近年のTARGET試験の結果などでは，心エコーの組織ドプラを利用した収縮遅延部位の評価に基づき，その部分にリードを留置しペーシングを行うことで，よりCRTの効果が高まることが報告されている[15]．そもそも，左脚ブロックやQRS幅が広い患者で，なぜCRTが効果的かというと，左室内に伝導興奮遅延部位があり，そのため非同期収縮が起こる．その伝導遅延部分をペーシングによって是正することで，非同期興奮が改善すると考えられる．QRS幅が比較的狭く（120≦QRS<150 msec），非左脚ブロックの症例でも，伝導遅延部位が存在し，その部

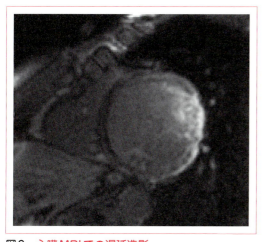

図3　心臓MRIでの遅延造影
短軸像ではhigh intensityの領域を側壁から後壁に認める．

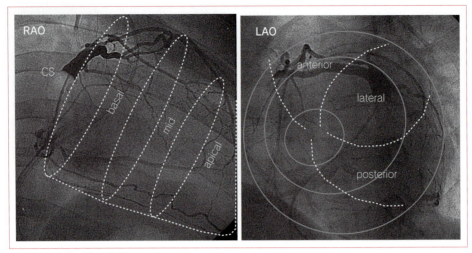

図4　冠動脈の枝の走行

分から的確なペーシングが可能であれば，再同期が可能と考えられる．

ただし，リードの留置部位については，冠静脈の枝の走行に影響を受けるため，制限がある（図4）．一方，左室リードの種類も多様化しており，単極から双極へさらに多極（4極）のものが使用可能となっている．近年では4極リードを使用して，適切な場所を選択してペーシング行うことで，CRTの反応がよくなることが報告されており[16]，植込み時に考慮すべきである．また，伝導遅延部位の認識を電気的に評価する方法も考案されている．自己の伝導が保たれている場合にはQRSの開始からLVリードの先端で得られる電位までの時間差がその後の予後と関連するという報告[17]や右室ペーシングからの伝導時間が長い部位を選択するほうがよいとの報告があり，リードの留置部位は，QRS幅が比較的狭く（120≦QRS＜150 msec），非左脚ブロックの症例では特に重要である．

右室リードの位置については，右室中隔ペーシングと心尖部ペーシングでCRTの効果に差が出ていないが，左室リードと右室リードの電気的な距離が長いほうが，効果が高いことが報告されている[18]．

植込み後の要因

CRTの植込みを行ってもnon-responderとなる原因として，不適切なAV間隔でのペーシングや心房細動や心室期外収縮などの不整脈に伴い，十分なペーシングができないことなどがある[19]．以前から適切なペーシングのタイミングを維持することの重要性は報告されており，心収縮性や心拍出量に相関する脈圧に影響を及ぼすことが判明している[20]．またCRTの有効性を報告したCARE-HF試験やCOMPANION試験ではフォローアップ時のAV間隔の調節が義務づけられており，CRTの有効性のエビデンスの条件として考慮しておかなければならない．AV間隔の適切化について，心エコーを使用する場合，心臓カテーテルを使用する場合，電気的な指標を使用する場合などがある．

以前は心臓カテーテルを用いたペーシングタイミングの適切化が行われていたが（図5a），近年では心エコーを用いた適切化が行われている（図5b）．心エコーを用いたAV間隔の調節については僧房弁流入波形をもとに決定されることが多い．実際の現状として，日本においては，ほとんどが心エコーにて行われており[21]，

(AAI : LV dp/dt 973)		LV-RV delay						(LV dp/dt)
	-20	-10	0	10	20	30	40	50
130			1000	1013	1040	1030		
140			992	983	1023	1026	1028	
150	1013	1015	1049	1052	1071	1065	1004	1023
160			1022	998	1044	1038	1040	990
170			1026	1042	1034	1056	1052	1035

（Paced AV delay が縦軸）

a.

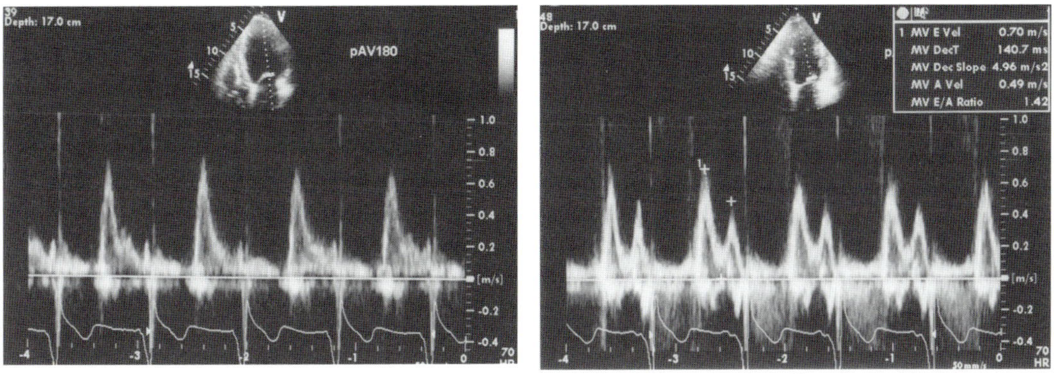

b.

図5　ページングタイミングの適切化
a：心臓カテーテルを用いた方法
b：心エコーによる方法

退院時のみの評価となっている．人的な要因などにより，受診時ごとの調節については行われていないのが現状である．

一方，電気的な指標をもとに，AV間隔を機器によって調節する方法が開発されている．St. Jude Medical社（現Abbott社）が開発したQuick Opt™やBoston Scientific社が開発したSmart Delay™などがある．しかしながら過去の検討では，このアルゴリズムの有用性については，十分なものではなかった[22]．その原因としては，安静時や運動時といった心拍数ごとの適切なAV間隔がダイナミックに変化することや経時的に適切なAV間隔が変化することに対応できていなかった点が挙げられる．

近年まったく新しい概念のページングモードを使用した心臓再同期療法がMedtronic社によって開発された（AdaptivCRT™）．自己の刺激伝導系のうち，房室伝導ならび右室内の伝導が保たれている場合には，自己の伝導に同期して左室の単独ページングを行うというアルゴリズムである（**図6**）．このアルゴリズムでは毎分の自己伝導を算出し，それに合わせてページングを行うもので，心拍数ごとのダイナミックな変化や経時的なAV間隔への変化の対応が可能となっている．実際，毎フォローアップごとに心エコーによるページング間隔を調節した群と，このアルゴリズムを使用した群で比較を行った試験では非劣性が示されている[23]．また，そのサブ解析では，左室単独ページング使用された割合が高い群では，心エコーでの調節した群より，死亡もしくは心不全入院が少なかったと報告されている[24]．現在，このアルゴリズムを評価するための大規模な試験（Adapt-Response試験）が進行中である．

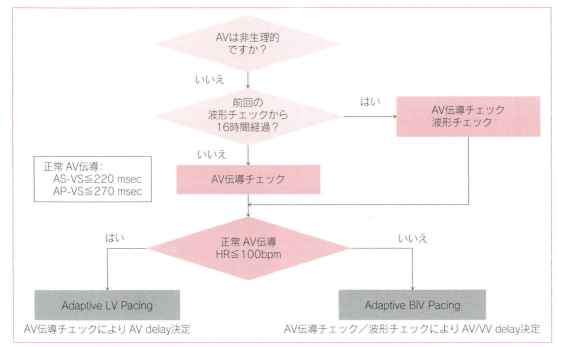

図6 AdaptivCRT™のアルゴリズム
AV伝導に伴い，左室単独ペーシングと両室ペーシングが選択され，毎分の自己伝導を算出し，それに合わせてペーシングタイミングを決定する．
（日本メドトロニック社提供）

　AdaptivCRT™と同様に自己の房室伝導を利用したペーシングアルゴリズムとして，SyncAV™がある．自己伝導の変化に合わせて，心室ペーシングのタイミング，すなわちAV delayを自動で調整する機能である．自己伝導による収縮に対して左右両方向からペーシングを行うことにより興奮を融合させ（図7），QRS幅の短縮から心臓再同期性を獲得するコンセプトである．その作動は，①256心拍ごとにAV伝導時間（心房イベント後からRVセンシングまでの時間）の自動計測を行い，②設定されたデルタ値に基づいてペーシングが行われる（図8）．

　最近，このアルゴリズムを使用することによって，QRS幅の短縮[25]やCRT後の左室のリバースリモデリングがより起こりやすい[26]ことが報告されている．

　このように，①患者背景（適応），②植込み時注意点（リードの選択や留置部位），③植込

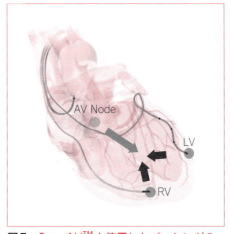

図7 SyncAV™を使用したペーシングのイメージ
（Abbott社提供）

み後の注意点（適切なペーシングの割合とタイミングの保持）に注意することでnon-responderを減少させることが可能であり，より効果的な治療となることに配慮しなければならない．

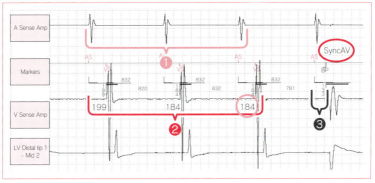

図8 SyncAV™の作動例
256拍ごとにAV伝導時間を自動で計測し，安定した3拍目が自己のAV伝導時間として採用される．この症例ではAV伝導時間が自動計測の結果，184 msecとなりデルタ値が50 msecに設定されているため，自動でAV間隔134 msecのペーシングとなる
（Abbott社提供）

CRT-PおよびCRT-Dの選択

現在のガイドラインを基準とした場合，CRTの適応患者では，心不全の症状やLVEFの低下からICDの適応となり，大部分の患者がCRT-Dを選択することとなる．しかしながら，CRTによって，左室のリモデリングが改善すれば心不全も是正され，突然死が減少することが予測される．一方で，心不全の重症度が上がると，CRTの効果も少なくなるが，死因としては心不全死が増加して突然死が減少することが報告されており，ICDの機能の有用性も弱まる（**表2**)[27]．

CRTによる突然死予防効果については，前述のCARE-HF[3]試験の結果に一部示されている．この試験では，CRT-Pの使用により，生命予後が初めて改善することが示されたが，突然死に関しては，薬物群およびCRT-P群ともに36%であり，有意な差を認めなかった．一方，その観察期間を8ヵ月延長したサブ解析では[28]，心不全死を45%減少するのみならず，突然死も有意に46%減少させることが示されており，

表2 心不全患者における年間死亡率と突然死の割合

心不全症状 (NYHA)	年間死亡率（%）	突然死の割合（%）
II	5～15	50～80
III	20～50	30～50
IV	30～70	5～30

(Vretsky BF, et al：J Am Coll Cardiol 30：1589-1597, 1997より引用)

CRT自身の効果によって，突然死が減少すると考えられるが，その効果が出現する前に突然死を起こす可能性もあり，多くの症例ではCRT-Dを選択するほうがよいと考えられる．

またCRT-DとCRT-Pを直接的に比較した試験はないが，CRT-DおよびCRT-Pを用いたCOMPANION試験[2]からもどちらが有用かの類推が可能である．COMPANION試験での死因をみてみると，全体において心不全死が44%であり，27%が突然死であった．群間比較においては，薬物群に比較して，CRT-D群のみが突然死を有意に減少させた（薬物群と比較して56%の減少)[29]．ただし総死亡という観点からCOMPANION試験をみてみると（**図9**)，CRT-D群とCRT-P群での累積生存率が最大になっているのは約2年のあたりで，4～5%程度である．一方，2年までの間にCRT-Dの適切ショック作動は19%に達している．COMPANION試験で適切

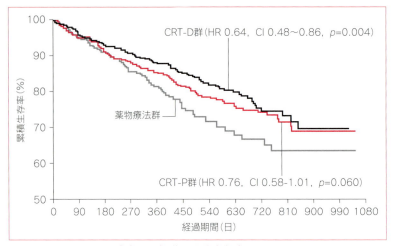

図9 COMPANION試験での各群の累積生存率
(Bristow MR, et al：N Engl J Med **350**：2140–2150, 2004 より引用)

ショック作動を受けた患者では非常に生命予後が悪いことが報告されていることを考慮すると，CRT-Dにて突然死予防が可能であっても重篤な心不全患者における心不全死の影響が大きいことが類推できる．

高齢者での，CRT-DとCRT-Pの選択については，若年者と同じように扱ってよいかは疑問である．MADIT-CRTのサブ解析では，75歳以上の症例では適切作動の割合が少ない一方で，死亡率は75歳以下と比較して有意に高かった[30]．80歳以上および80歳以下での検討でも同じような結果であった[31]．一方で，CRT-PとCRT-Dでの植込みに伴うデバイス感染の発生はCRT-Dのほうが多いとの報告もあり[32]，症例ごとに検討されるべきである．

以上をまとめると，CRTが適応となる心不全患者の多くは，突然死予防の観点からCRT-Dを選択すべきである．ただし，①CRTへの反応の予測，②非持続性心室頻拍の有無，③心不全の進行度（心不全症状の重症度，心不全罹患期間，MRIの遅延造影の状況や腎機能など），④年齢や社会的背景などを十分考慮して個々の症例でCRT-DとCRT-Pの選択を決定する．

文献

1) Abraham WT, et al：Cardiac resynchronization in chronic heart failure. N Engl J Med **346**：1845-1853, 2002
2) Bristow MR, et al：Cardiac-resynchronization therapy with or without an implantable defibrillator in advanced chronic heart failure. N Engl J Med **350**：2140-2150, 2004
3) Cleland JG, et al：The effect of cardiac resynchronization on morbidity and mortality in heart failure. N Engl J Med **352**：1539-1549, 2005
4) Daubert C, et al：Prevention of disease progression by cardiac resynchronization therapy in patients with asymptomatic or mildly symptomatic left ventricular dysfunction：insights from the European cohort of the REVERSE (Resynchronization Reverses Remodeling in Systolic Left Ventricular Dysfunction) trial. J Am Coll Cardiol **54**：1837-1846, 2009
5) Moss AJ, et al：Cardiac-resynchronization therapy for the prevention of heart-failure events. N Engl J Med **361**：1329-1338, 2009
6) Tang AS, et al：Cardiac-resynchronization therapy for mild-to-moderate heart failure. N Engl J Med **363**：2385-2395, 2010
7) Ruschitzka F, et al：Cardiac-resynchronization therapy in heart failure with a narrow QRS complex. N Engl J Med **369**：1395-1405, 2013
8) Curtis AB, et al：Biventricular pacing for atrioventricular block and systolic dysfunction. N Engl J Med **368**：1585-1593, 2013
9) Daubert JC, et al：2012 EHRA/HRS expert consensus statement on cardiac resynchronization therapy in heart failure：implant and follow-up recommendations and management. Europace **14**：1236-1286, 2012
10) 日本循環器学会，循環器病の診断と治療に関するガイドライン（2010年度合同研究班報告）：不整脈の非薬物治療ガイドライン（2011年改訂版），(http://www.j-circ.or.jp/guideline/pdf/JCS2011_okumura_h.pdf, 2017年11月閲覧)
11) Lindenfeld J, et al：Effects of cardiac resynchroni-

zation therapy with or without a defibrillator on survival and hospitalizations in patients with New York Heart Association class IV heart failure. Circulation **115**：204-212, 2007

12）Bleeker GB, et al：Effect of posterolateral scar tissue on clinical and echocardiographic improvement after cardiac resynchronization therapy. Circulation **113**：969-976, 2006

13）Prinzen FW et al：Cardiac resynchronization therapy：state-of-the-art of current applications, guidelines, ongoing trials, and areas of controversy. Circulation **128**：2407-2418, 2013

14）Singh JP et al：Left ventricular lead position and clinical outcome in the multicenter automatic defibrillator implantation trial - cardiac resynchronization therapy （MADIT-CRT） trial. Circulation **123**：1159-66, 2011

15）Khan FZ, et al：Targeted left ventricular lead placement to guide cardiac resynchronization therapy：the TARGET study：a randomized, controlled trial. J Am Coll Cardiol **59**：1509-1518, 2012

16）Forleo GB, et al：Hospitalization rates and associated cost analysis of cardiac resynchronization therapy with an implantable defibrillator and quadripolar vs. bipolar left ventricular leads：a comparative effectiveness study. Europace **17**：101-107, 2015

17）Zanon F, et al：Determination of the longest intrapatient left ventricular electrical delay may predict acute hemodynamic improvement in patients after cardiac resynchronization therapy. Circ Arrhythm Electrophysiol **7**：377-383, 2014

18）Miranda RI, et al：Maximal electric separation-guided placement of right ventricular lead improves responders in cardiac resynchronization defibrillator therapy. Circ Arrhythm Electrophysiol **5**：927-932, 2012

19）Mullens W, et al：Insights from a cardiac resynchronization optimization clinic as part of a heart failure disease management program. J Am Coll Cardiol **53**：765-773, 2009

20）Auricchio A, et al：Effect of pacing chamber and atrioventricular delay on acute systolic function of paced patients with congestive heart failure. The Pacing Therapies for Congestive Heart Failure Study Group. The Guidant Congestive Heart Failure Research Group. Circulation **99**：2993-3001, 1999

21）Doi K, et al：Current status of cardiac resynchronization therapy device optimization in Japan. J Arrhythmia **29**：175-179, 2013

22）Ellenbogen KA, et al：Primary results from the SmartDelay determined AV optimization：a comparison to other AV delay methods used in cardiac resynchronization therapy （SMART-AV） trial：a randomized trial comparing empirical, echocardiography-guided, and algorithmic atrioventricular delay programming in cardiac resynchronization therapy. Circulation **122**：2660-2668, 2010

23）Martin DO, et al：Investigation of a novel algorithm for synchronized left-ventricular pacing and ambulatory optimization of cardiac resynchronization therapy：results of the adaptive CRT trial. Heart Rhythm **9**：1807-1814, 2012

24）Birnie D, et al：Clinical outcomes with synchronized left ventricular pacing：Analysis of the adaptive CRT trial. Heart Rhythm **10**：1368-1374, 2013

25）Varma N, et al：Programming cardiac resynchronization therapy for electrical synchrony：reaching beyond left bundle branch block and left ventricular activation delay. J Am Heart Assoc **7**：pii：e007489, 2018

26）Trucco E, et al：Improvement of reverse remodeling using electrocardiogram fusion-optimized intervals in cardiac resynchronization therapy. J Am Coll Cardiol **63**：181-189, 2018

27）Uretsky BF, et al：Primary prevention of sudden cardiac death in heart failure：will the solution be shocking? J Am Coll Cardiol **30**：1589-1597, 1997

28）Cleland JG, et al：Longer-term effects of cardiac resynchronization therapy on mortality in heart failure [the CArdiac REsynchronization-Heart Failure （CARE-HF） trial extension phase]. Eur Heart J **27**：1928-1932, 2006

29）Carson P, et al：Mode of death in advanced heart failure：the Comparison of Medical, Pacing, and Defibrillation Therapies in Heart Failure （COMPANION） trial. J Am Coll Cardiol **46**：2329-2334, 2005

30）Aktas MK, et al：Comparison of age （＜75 Years versus ≥75 Years） to risk of ventricular tachyarrhythmias and implantable cardioverter defibrillator shocks （from the Multicenter Automatic Defibrillator Implantation Trial With Cardiac Resynchronization Therapy）. Am J Cardiol **114**：1855-60, 2014

31）Adelstein EC, et al：Clinical outcomes in cardiac resynchronization therapy-defibrillator recipients 80 years of age and older. Europace **18**：420-427, 2016

32）Romeyer-Bouchard C, et al：Prevalence and risk factors related to infections of cardiac resynchronization therapy devices. Eur Heart J **31**：203-210, 2010

3 CRTの植込み手技を知る

CRTの植込み方法

これまでCRTの植込みは，植込みデバイスの中でも特に技術・経験が必要な手技であり，植込み施設の中でも限られた人間のみが許される手技であった．近年，植込み型デバイスの技術的な発展により，デバイス植込み手技が容易かつ安全に施行可能となっており，基本的な知識・手技を習得すれば，術者の力量によらず，比較的均質にアウトカムを提供することが可能であると考える．翻って考えると，より困難な状況への対応も可能となり，求められる医療のレベルが高くなったともいえる．

植込みの難易度に関しては，患者の解剖学的な要素が大きく関与するため，必ずしも簡単な症例ばかりではないが，本項では標準的な手技の確立を念頭に解説したい．

左室リード挿入まで

ポケットの作製および穿刺による静脈確保の詳細はペースメーカの項目等を参照されたい．CRT植込みに関して付記すべきは穿刺部位とリードの順番である．

筆者は新規植込みの場合，通常鎖骨側（内側）から外側に向かって①左室リード，②右房リード，③右室リードの順番で穿刺・静脈確保を試みる（**図1**）．さらに左室リードの穿刺位置を他のリードの穿刺位置から離すことを意識している．

これには3つの理由があり，①他のリードとの干渉を避けることで左室リード挿入操作のストレスを低減できる，②イントロデューサーとリードの径差から生じる穿刺部周囲出血へのタバコ縫合が楽になる，③ガイディングカテーテルを右房まで引いてスリッティングを試みる際に十分にリード残長を確保できる，という利点がある．

鎖骨下クラッシュによるリードの長期成績を鑑みた場合，より重要なリードを外側に持っていくというアイデアもあるが，常識的な腋窩静脈穿刺を行っている範囲において，これまで穿刺部位が近位であることで左室リードが断線する等の経験はない．

リードを留置する順番としては，まず右室リードを置くことを原則としている．多くの教科書でいわれているとおり，CRT適応症例は左脚ブロックが多く，リード操作中に右脚ブロックを生じた場合に完全房室ブロックを呈することがあるため，バックアップペーシングを可能とする目的がある．右室リード留置に関しては，左室リードとの解剖学的距離感を重要視し，左室リードと左室を挟んだ対側に右室中隔を解剖学的留置するという発想がある．また右脚伝導が保たれた症例では，His束近傍の右房中隔に留置することで，右室ペーシングによる右室非同期を回避できるという発想もあり，右

3. CRTの植込み手技を知る　197

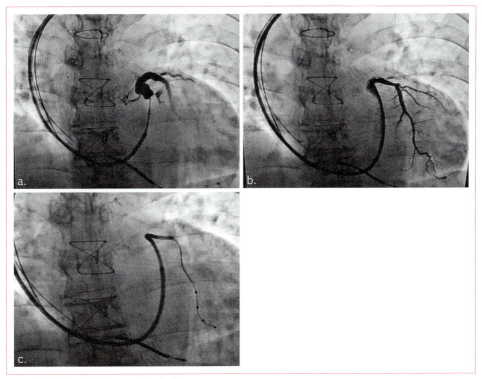

図1　冠静脈造影からリード挿入まで
a：造影用バルーンによる肝静脈造影
　　リード留置可能な血管径を持つ左室側壁を還流するantero-lateral veinが造影される．
b：インナーカテーテルのカニュレーションと先端造影
　　ガイディングカテーテルのback-upは良好であったが，標的血管の分枝角度が45°以上の屈曲があるためにインナーカテーテルを用いた．カニュレーション後先端造影にて走行を確認．
c：リードの挿入
　　左室側壁へ還流する血管を選択して留置．4極リードを選択し，先端を可能な限り進めて留置した．

室中隔ペーシングを選択して行うことには大変興味がある．しかしながら，右室中隔ペーシングがCRT効果により優れるという科学的根拠が乏しいこと，除細動閾値が上昇すること，そして場合によっては左室リード挿入後に右室リードを操作しなければならない煩雑さを考えて，国立循環器病研究センターでは現段階で原則右室中隔心尖部留置としている．今後，右室中隔ペーシングが優れているという科学的根拠が確立されれば，方針を変更することも重要と考える．

右室リードに続いて左室リードを留置することが多いが，筆者は右房リード留置に困難を伴う心臓術後症例や解剖学的高度右房変形症例に関しては，右房リードを先行して留置して，左

室リード留置後のリード位置の干渉を避けるようにしている．

左室リード挿入の6つのステップ

1．冠静脈洞へのカニュレーション

冠静脈洞へのカニュレーションは左室リード挿入の最も大切なステップの1つである．大半の症例は一定のパターンで比較的容易にカニュレーションが可能であるが，CRTの適応患者では解剖学的に正常例とは大きく条件が異なることがあり，ときにカニュレーションに難渋することもある．冠静脈解離や穿孔のリスクを常に認識しておくこと，うまく行かない場合は冷静に原因を分析することが重要と考える．

a．左側挿入

1）ガイドの選択

通常 fixed shape のガイディングシースを用いる．手技開始前から患者の解剖学的特徴を検証し，最も適正なシース形状を予測するのが理想的ではあるが，現実的に難しい．CRTを施行する患者の最も多い形態学的な特徴としては，①拡大した左室に圧排されるため冠静脈洞が後方・垂直開口（vertical takeoff），②右房が拡大を認めるため，適正として Extended Hook を最大公約数的に選択することが多い．最初から load カテーテルや可変型電極カテーテルを用いて supportive に冠静脈洞を選択する場合には，ストレートタイプを用いることもある．

いずれにせよ手技を進めながら，必要性に応じて患者の解剖学的特徴にアジャストしてガイドの形状を変更する．参考までに筆者の簡単なパターン分類を例に挙げる．

> ①右房著明拡大例：Extended Hook Extra Large または Load カテーテル＋ストレート
> ②冠静脈洞高位開口（High takeoff）：汎用型マルチパーパス
> ③低位下方開口（CABG 後など）や Thebestian valve 通過が難しい場合：Amplatz 型

2）カニュレーションの実際

医療経済・保険的な問題がなければ，loading カテーテルとして電気生理学検査使用の可変型電極カテーテルを用いて冠静脈を選択するのが最も簡単である．しかし大半の症例で電極カテーテル等は不要であり，難易度に応じて段階的に代替手段を講じる．

シースのみでカニュレーションする，いわゆるダイレクトカニュレーションが最もシンプルではあるが，シース先端が soft-tip とはいっても冠静脈洞入口部解離のリスクがあるため，筆者はガイディングシースを用いてガイドワイヤーを冠静脈内に直接誘導し（大心静脈から前心静脈まで），ワイヤー越しにシースをエンゲージする．造影剤を使用しながら冠静脈開口部を固定する方法もあるが，熟達した術者でなければ造影剤が無駄にかさむため，患者背景に応じた手技をとる必要がある．

> **ワンポイントアドバイス**
>
> 筆者は RAO view でしっかりと房室間溝（AV groove）を認識し，冠静脈洞入口部の場所のあたりをつけたうえで，軽くガイドシースに反時計のテンションをかけ，シースを冠静脈洞入口部へ向けた後にワイヤーを進める．RAO view で正しい方向にワイヤーが向いているのを確認し，LAO view を見ながら方向を調整し，僧帽弁輪に沿ってワイヤーが上がるのを確認する（LAO で右室流出路に上がっていないことを確認する）．

ガイドシース・ワイヤーのみでカニュレーションが難しければ，続いて loading カテーテルを supportive に併用する．この段階にいく判断にはあまり時間をかけない．筆者は通常 AL-1 を用いる．AL-1 は右房中隔までの距離がある場合や冠静脈洞が高位/低位開口・下方走行でも supportive にワイヤーを冠静脈に誘導することが可能である．AL-1 を入口部に置くことで，シースによる入口部解離のリスクを低減できる効果もある．AL-1 で選択する際には，ガイドシースを上大静脈方向に引き，AL-1 を心房中隔方向に反時計に回転させ，冠静脈開口部に向けてワイヤーを進める．シースの形状が著しくマッチしていないと，ガイドシースを進める際にワイヤーが冠静脈から外れてしまいカニュレーションが困難となる．多くはシース形状が右房中隔までの距離と合っていないことから起こるため，このミスマッチがある際には，ストレート型またはよりカーブがゆるいシースへの変更を考慮する．

これまで解説したやり方でどうしてもうまくいかない場合には電極カテーテルを用いる．筆者は好んで冠静脈洞留置用の可変型電極カテーテルを用いる．術者によって傾向は変わるが，筆者の場合，電極カテーテルを必要とする症例は，想像以上に冠静脈洞入口部が後方へ偏位し

ている症例が多い．この場合，反時計方向への強いトルクが必要となるため，太い口径（6Fr）の電極カテーテルが有用である．使用可能な電極カテーテルには施設間での差があるため，自分が最も操作しやすいカテーテルを見つける必要がある．なお，電極カテーテルは太くて固いため，乱雑な操作を行うと冠静脈損傷のリスクが高いことを忘れてはならない．

いずれかの方法でガイドシースを冠静脈内側壁まで慎重に挿入する．

b．右側挿入

右側からのCRT挿入は左側に比べて難しい．鎖骨下静脈と冠静脈洞入口部の2ヵ所で屈曲が生じるためである．ガイドシースは，右側用マルチパーパスまたはストレートタイプを選択する．解剖学的な理由により，ダイレクトカニュレーションができない症例が多く，loadingカテーテルまたは電極カテーテルのサポートが冠静脈選択に必要なことが多い．

> **ワンポイントアドバイス**
>
> 筆者は左側挿入同様にAL-1を用いることが多いが，右側挿入の場合カニュレーション後も良好なback up forceが得られないことが多く，インナーカテーテルを最初からloadingカテーテルとして使用することもある．十分な経験のある指導医と一緒に始めることが重要である．

2．冠静脈造影の実施

ガイディングシースを冠静脈本幹にカニュレーション後，冠静脈造影を行う．造影には，冠静脈洞本幹をバルーンで閉塞させて造影する方法とインナーカテーテルを用いて選択的に造影する方法がある．バルーンで本幹を完全に閉塞させれば，側副血管造影効果によって1回の造影ですべての分枝が造影可能であるため，筆者はバルーンを用いることが多い．腎機能に余裕があれば，最初にシース内から単独で造影して分枝を確認することもあるが，基本的には，造影剤使用量を控えるため造影は可能な限り少なく抑える．

実際にはガイドワイヤーを先行させ，造影用のアンギオバーマンカテーテルを挿入する．バルーンを膨らませた際に，静脈が損傷することがあり慎重を要する．筆者は少し冠静脈側壁枝よりやや遠位側でゆっくりバルーンをinflateし，しっかりと本幹をwedgeし10 mL程度の造影剤で造影を行うことが多い．原則RAOおよびLAOの両方向で造影を行うが，一方向造影だけでも最悪挿入は可能である．

3．標的冠静脈の選択

経冠静脈洞アプローチでのCRT挿入は完全に患者の解剖に依存する．多くの場合，左室リード挿入が実際的に可能な冠静脈分枝は1本から3本程度であり，術者は限られた条件下に標的血管を選択する必要がある．

一般的には側壁枝や後側壁枝が理想的とされ，まずはこれらの分枝への挿入を試みる．教科書的には，冠静脈洞からの分枝角度が45°未満および3mm以上の血管径への留置は容易とされる．当然のことながら，蛇行した血管へのリード挿入は難しくなる．標的血管に選択の余地がある場合には，手技の難しさと得られるアウトカムを裁量にかけながらスマートに手技を行うとよい．

側壁枝や後側壁枝に良好な血管がない場合には，他の分枝血管の末梢から左室側壁または後側壁に還流するものを同定し，リードの先端を同部位まで挿入できないか検討する．なお，リードの適切留置部位に関する解説は後述する（p201参照）．

4．左室リードの留置

左室リードの留置（標的血管へのアプローチおよび適正なリードの選択）は植込み手技の最も重要なステップである．基本的にはPCIのテクニックに類似する性質を持つ手技であるが，リード性能の向上や専用アクセサリの充実もあって，PCIに熟達してなくとも汎用的に行えるようになった．しかし経験豊富なPCIの術者

から学ぶ点は非常に多いため，ときに指導を仰ぐことも重要である．

a．標的血管へのアプローチ

前述のように，冠静脈洞からの分枝角度が45°未満および3 mm以上の血管径への留置は容易である．ガイディングシースのback up forceが多少不足していても，通過性が良好なリードであればインナーカテーテルのサポートなしでもリードを留置可能である．この場合，0.014インチの末梢血管用のフロッピータイプのガイドワイヤーを標的血管に直接クロスし，そのままワイヤーガイド下に左室リードを進めリードを留置する．

血管径が細い場合や冠静脈洞からの分枝角度が45°以上ある場合には積極的にインナーカテーテルを用いる．ガイドワイヤーを用いて，インナーカテーテルを冠静脈遠位側（大心静脈側）へ進め，心尖部方向へテンションをかけながら引いてくると直接カニュレーションすることも可能であるし，インナーカテーテルサポートでガイドワイヤーを分枝に選択しクロスすることも可能である．

> **ワンポイントアドバイス**
>
> インナーカテーテルを使用してもリードを通過させるに十分なback up forceが得られない場合には，以下の4つの方法を試みるとよい．
> ①インナーカテーテルをより分枝深くに挿入する
> ②インナーカテーテルの内筒を用いてガイディングカテーテルを分枝の深くまで挿入する
> ③ガイドワイヤーを分枝から側副血管を経て本幹に戻すほど進める
> ④ガイドワイヤーをstiffなものに変更する

b．リードの選択

近年CRT-DおよびCRT-Pの一部で4極左室リードが使用可能となっている．極間やリードの形状に関してさまざまな種類が存在し，血管形状に合わせて選択することが可能となった．リードの原則論として，血管通過性（deliverability）と固定性（stability）は相反することを念頭に置く必要がある．すなわち，通過性が不良であっても，ひとたび通過すれば抜けにくく，通過性がよければ一方でdislodgeしやすい．

基本的にはこの点を踏まえてリードを選択するのがよいと考えるが，4極リードであれば，多少リードが抜けてもペーシング可能な電極が残ることが多く，シンプルにストレートタイプのリードを分枝の深くまで挿入するという選択も可能である．

5．電気特性（閾値・波高値）の測定

左室リードの閾値・波高値および横隔神経刺激の有無を評価する．前述のように4極リードが使用可能となってからその頻度が減少したが，標的血管にリードを留置できても電気特性に問題があれば他の部位への変更を余儀なくされることもある．左室波高値に関しては，感知できるシステムとできないシステムがある．概して右室ペーシングの閾値に比して左室ペーシングは閾値が高い．筆者はパルス幅0.5 msecで3V程度でも，ペーシング部位がよく，横隔神経刺激がなければ許容範囲としている．

横隔神経捕捉は術後の大きな問題となるため，最大出力でも横隔神経を捕捉しないことを確認する．また捕捉された場合も捕捉される閾値を確認する必要がある．CRTではペーシングベクトルを変更することで閾値と横隔神経刺激の問題を回避できることも多い．

> **ピットフォール**
>
> 右室陽極ペーシング（anodal capture）：右室陽極ペーシングとは，右室陽極のみあるいは左室陰極とともに右室陽極を捕捉する現象である．左室単極-右室リング電極間でペーシングする場合に生じる．左室captureと見誤ると出力が閾値以下となり右室単独ペーシングとなる．また，仮に左室陰極を捕捉していても左室・右室同時捕捉となりVV delayは設定不可能となる．

6. 挿入ツールの抜去

スリッティングの際に，リード位置がずれることがあるため，手技上慎重を要する．特に強いトルクやリード非同軸性のback up forceがガイディングシース（または子カテ）にかかっている場合はリードのdislodgeが懸念される．筆者は，子カテであればガイディングシース内に，ガイディングシースであれば右房内まで慎重に引き抜いてからスリッティングを行うこととしている．

スリッティングの際に，スリッターの刃を持つ側の前腕を手術台に接地して固定し，シース止血弁側を数mm切れ込んだ後に，透視で確認しながら対側の手で一気に引き抜く．固定した手を押し出すとリードがたわみ，また非直線的に引くとリードに無用のテンションがかかり脱落の危険性が増える．よって，①可能な限り直線的に引き抜くことと，②固定した手は絶対に動かさないこと，に注意を払っている．

最も適切な方法でスリッティングされた場合，引き抜かれたシースの切れ込み線は直線となりスパイラルにならない．リードの位置がずれていないことを確認し，その後イントロデューサーを抜去する．最終的なリードのたわみはdislodgeを防ぐために非常に重要で，LAO方向で右房外側から三尖弁-下大静脈間の彎曲に沿うような十分なたわみで，かつRAO方向で三尖弁輪を越えてしまうほどたわみが大きすぎないことを確認する．

💡 ワンポイントアドバイス

- CRT適応患者では冠静脈洞は後方・垂直（vertical takeoff）に開口する傾向がある．
- ダイレクトカニュレーションが困難であれば，loadカテーテル・電極カテーテルをsupportiveに用いる．
- インナーカテーテルは積極的に使用する．
- 原則，リードの血管通過性（deliverability）と固定性（stability）は相反する．

リードの挿入と適切留置部位

適切な留置部位とは

報告ではCRTのnon-responderに至る約2割の原因が不適切部位への左室リード留置といわれている[1]．CRT効果を最大限にするために，適切部位への留置に配慮した手技を試みる必要がある．CRTの基本原理から鑑みて，左室リードの理想的な留置部位とは左室最遅延部位である．ここで簡単に左室最遅延部位と述べたが，それを明確に定義することは必ずしも容易ではない．ある報告では，心エコーまたは心臓MRIでの機械的最遅延収縮部位を適切留置部位とし，またある報告では，電気学的な最遅延伝導部位を適切部位としている．大まかには電気伝導と心収縮の時間的関係性はパラレルな関係にあるのかもしれないが，電気-収縮連関（electro-mechanical coupling）の不均一性と障害程度の異なる不全心筋が混成する状況では電気と機械的な遅延は必ずしも一致しないことがある．

結論が出ていない中で答えを出さなければならないが，左室リード留置部位における最低限のルールと術前・術中評価に関して解説する．

術前評価として

前述のように，経静脈的アプローチでCRTを挿入する場合，手術は解剖に完全に依存する．そのため，術前評価としては，標的血管となりうる冠静脈の解剖評価と各種モダリティーを利用した遅延部位・瘢痕部位評価の2系統での評価が必要となる．紙面の関係で詳細は割愛するが，冠静脈を視覚化するためには，冠動脈造影

検査（静脈相），冠静脈造影，マルチスライスCT，MRI検査などがある．遅延部位を評価するためには，機械的遅延部位評価ではスペックルトラッキング等を用いた心エコー検査，時間-容量変化等を元に算出した心臓MRI検査が指標となりうる．心臓MRIは瘢痕部位を同定する際にも有用である．また，一部の症例では電気的遅延部位を評価する目的で侵襲的に心室内activationマッピングを試みる．非侵襲的にvirtual unipolarでのactivationを評価する試みや，国立循環器病研究センターでは心磁図で評価した結果も参考にしている．

ただし，これらの評価法は学術的な要素も多分に含み，CRTの適応患者のような状態不良かつ施行可能検査にも制限がある状況では可及的な評価にならざるをえない．実際的には，冠動脈造影検査は経過中の施行率が高いので，以前の検査を複数回・多方向から見直し，冠静脈の解剖を把握し，心エコー/MRIのどちらかで遅延部位が評価できれば，遅延部位を含む左室区域を把握することを心がけている．必ずしも解剖学的な条件が遅延部位を満たすわけではないが，目標を定めるうえで術前に把握できる内容は努力して収集する．

術中評価として

すでに解説したように，左室リード挿入が実際的に可能な冠静脈分枝は1本から3本程度であり，条件はかなり限られる．仮に1本しかない場合はその枝を標的とするしかない．ただし，分枝を線として捉えるのではなく，ペーシングしたい部位を点として認識することが重要である．

幸いにも留置可能な血管が複数ある場合には，その中から最も適正と考える血管を選択する．選択のポイントとなる要因は，①目標適正部位との近性，②ペーシング閾値/横隔神経捕捉，

③手術の容易性/安全性，が挙げられ，理想と実際の妥協点で場所を選択することになる．

筆者らが術中の評価として重要視しているのは，左室リードで感知できる電気的遅延をアナライザーで評価するものである．代表的な方法は2つあり（**図2**），体表面心電図上のQRS波をリファレンスとして左室リードの局所電位がより遅れている場所を選択する方法と，右室-左室リード間の伝導時間を評価する方法である．QRS波-左室リード電位時間のマッピングは比較的簡便であり，房室伝導が正常な患者では特に有用性が高いと考えている．一方，両心室リード間の伝導時間で評価する際には，右室ペーシング-左室センシング時間（RVp-LVs）および左室ペーシング-右室センシング時間（LVp-RVs）の両者を計測する．当院の検証では特にRVp-LVsがCRT responderを予測できる因子であった（RVp-LVsが長いことが望ましい）．房室ブロックや房室伝導障害例では心室間リード伝導時間をマッピングすることが有用である．

術前評価で得られた機械的遅延部位のイメージと術中評価で得られた電気的遅延部位に解離がある場合には電気的遅延部位を選ぶことが多い．どちらが正しいという結論はないが，あくまでCRTは電気的非同期を改善することで機能的非同期を改善するペースメーカであるという電気生理学的原理を重要視することがその理由である．手技の難易度として許容される範囲内であれば，より積極的な選択肢を選ぶ姿勢は重要であるが，これは挑戦的な企みであり，自身の経験と実力を鑑みて行うべきである．

MADIT-CRT試験のサブ解析で報告があるように[2]，左室心尖部ペーシングはCRTの予後を悪化させるため避けなければならない．当施設でも同様の検討を行ったが，類似の結果が得られ，左室心尖部留置の患者予後は不良であることがわかっている．よって左室心尖部ペーシングは最低限避けなければならない．また理論的

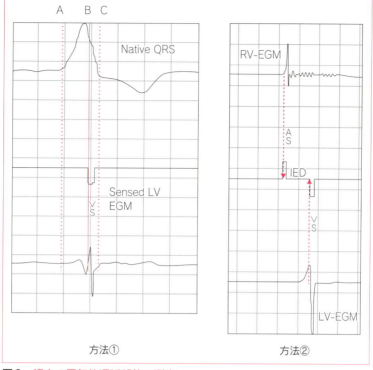

図2 術中の電気的遅延部位の測定
方法①：任意の体表面心電図のQRS onsetから左室リード局所のセンシング時間を計測．A点：QRS onset，B点：左室リードセンシング onset，C点：QRS終点．A-B間隔/A-C間隔（＝QRS幅）が50％を超える症例でCRT開始後の予後が良好であった．局所センシングに関して，単極と双極で測定部位が変わるので注意．
方法②：IED（inter-lead delays）を測定する．心室リードのactivationの起点またはペーシングspikeから対側心室リードのセンシング時間を計測．自己調律時，右室ペーシング-左室センシング時間および左室ペーシング時間-右室センシング時間を計測する．
筆者の検証では右室ペーシング-左室センシング時間が長い症例でCRT奏効率が高かった．

に効果が乏しい中心静脈（middle cardiac vein）や大心静脈（great cardiac vein）へのリード留置はあってはならないと考える．

> **ワンポイントアドバイス**
> ・術前に左室遅延部位および冠静脈の走行を確認しておくことは重要．
> ・留置部位に選択の余地がある場合には，左室リードを用いた伝導時間のマッピングが有用．
> ・左室心尖部・大心静脈・中心静脈への留置は御法度である．

植込み手技中のトラブル対処法

冠静脈洞へのカニュレーション困難

　冠静脈洞入口部が把握できない症例は，わずかではあるが存在する．解剖学的に高度変形がある，または術前の冠静脈洞評価が不十分である場合には，あらかじめ鼠径部を消毒して穿刺可能な状況を整える．必要に応じて大腿動脈に

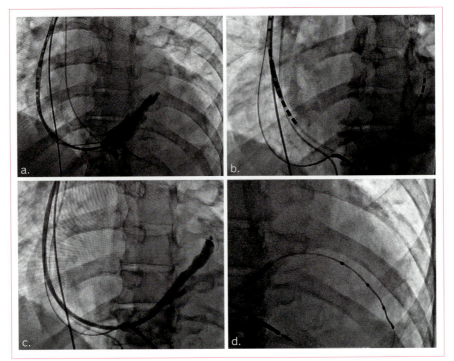

図3 冠静脈洞解離
a：冠静脈洞カニュレーション時に解離を生じた．
b：電極カテーテルで真腔内へのカニュレーションが可能であった（真腔内に進めば解離が内固定されその後の手技が可能である）．
c：非バルーン閉塞下に真腔内造影を施行し分枝を同定．
d：左室側壁にリード留置が可能であった．

シースを挿入し冠動脈造影を施行し，静脈相で冠静脈洞を把握する．ときに大腿静脈からAL-1等を用いて直接冠静脈洞へワイヤー挿入を試みるのも選択肢となる．施設によってはあらかじめ体血圧モニターと合わせて橈骨動脈にシースを挿入しておく施設もある．

Thebesian弁（冠静脈洞開口部弁）によるカニュレーション困難またはVieussens弁（冠静脈洞-大心静脈移行部弁）による避けがたい器質的障害例では小開胸下の心外膜リード挿入を選択する．

冠静脈洞解離

冠静脈洞損傷による冠静脈洞解離は避けなければならない合併症である（**図3**）．筆者の経験では，長期ステロイド使用例では繊細な手技を心がけても，ときに解離させてしまうことがある．

解離を認めた際には，まずはバイタルサインを確認し，心タンポナーデが起きていないか確認する．タンポナーデに至るような解離はまれだと考えているが，落ち着いて血行動態をモニターする．

解離の程度にもよるが，真腔内にワイヤーまたはカテーテルが入っていない状況では，冠静脈洞カニュレーションにより解離を悪化させる可能性があり，同セッション内での挿入を控えることも重要である．冠静脈洞は低圧静脈系であり，解離の進行方向と血流が逆行性であるため，1週間程度で治癒することが多い．解離が生じても，その後真腔内でプラットフォームを形成できれば内固定作用で手技の続行が可能であるが，無理をしないという判断も重要である．

3. CRTの植込み手技を知る

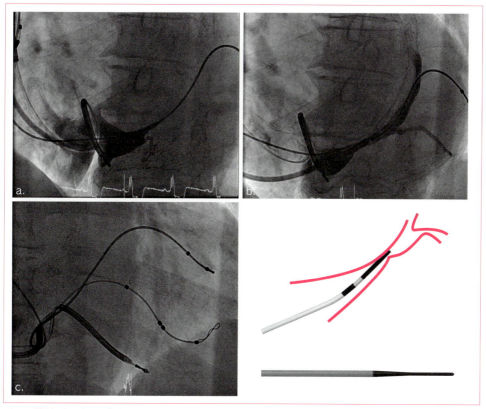

図4　冠静脈閉塞とブジーによるリード挿入
a：無機能左室リードに対する新規左室リード挿入例．前回の手技により冠静脈洞の近位での閉塞を認める．Medtronic社製のサブセレクトカテーテルAttain Select II®のインナーカテーテルは先端が非常に柔らかく，強い貫通性と安全性を持つ．0.014インチのガイドワイヤーを病変部にクロス後シェーマのようにブジーを施行．
b：ブジーにて有効な拡張が得られた．
c：インナーカテーテルを先行させ，その後標的血管にリードを留置可能であった．

冠静脈狭窄・閉塞

　冠静脈狭窄（閉塞）はまれに認めるトラブルである（図4）．高度狭窄ではリード通過は困難であり，何らかのインターベンションを要する．筆者は通常段階的に血管形成を行う．Medtronic社製のサブセレクトカテーテルAttain Select II®のインナーカテーテルは先端が非常に柔らかく，強い貫通性と安全性を持つ．0.014インチのガイドワイヤーを病変部にクロス後，前記インナーカテーテルを用いてブジーを試みる．拡張が得られたら，インナーカテーテル越しにサブセレクトカテーテルを通過させることでリードが病変部を越えて留置可能となる．十分な拡張が得られなければ，high-pressureバルーンを用いてバルーン血管形成を行う．病変血管径に沿ったバルーン径を選択し，狭窄が解除される圧まで膨らませる．緩徐に圧を上げていき，解離には配慮する．30〜60秒のインフレーションを行えば通常リードの通過が可能となる．

文献
1）Mullens W, et al：Insight from a cardiac resynchronization optimization clinic as part of a hear failure disease management program. J Am Coll Cardiol 53：765-773, 2009
2）Sngh JP, et al：Left ventricular lead position and clinical outcome in the multicenter automatic defibrillator implantation trial-cardiac resynchronization therapy（MADIT-CRT）trial. Circulation 123：1159-1166, 2011

4 CRTの条件設定を行う

ペーシングタイミングの決定方法

　CRTでは，心拍数や心房と心室のペーシングタイミングのずれであるAV間隔に加え，心室中隔と左室自由壁のペーシングタイミングのずれであるVV間隔を変更することができる．初期設定ではなく，その心臓の特性に合わせて調整することにより，さらにポンプ機能を高めることができる可能性がある．

　VV間隔のペーシングタイミングについては，心拍出量や左室収縮性に与える影響は微妙であり，心エコーで1回拍出量を計測しながらの調整よりは，心尖部四腔像で視覚的に壁運動異常が解消するように，プログラマーでタイミングを変更していくのがお勧めである．メーカーによって，先行する心室（左室か右室か）とその遅延タイミングが設定できる機種と，常に右室に対する左室のペーシングタイミングのずれ（offset）を設定する機種があるので，注意が必要である．

　次いでAV間隔を設定するが，心房が拡大したような例では，心房内伝導遅延に加え，リモデリングが進行しており，心房収縮が終了するまでに時間がかかる．初期設定のままでは，心房の収縮が終了する前に左室内圧の上昇が開始し，心房収縮が打ち消されてしまっている場合がある．パルスドプラ法を用いて，僧帽弁流入波形を記録すると，拘束型パターン（A波が小さい）が観察される．そこで，このような場合，AV間隔を延長させてみるが，E波とA波のバランスが変化しない場合は，AV間隔を延長する意味はない．一般的には，AV間隔を10〜20msecずつ延長しながら僧帽弁流入波形の変化を観察し，それ以上A波の幅が広がらないポイントが最適値となる（**図1**）．拡張期僧帽弁逆流を認める場合は，AV間隔が長すぎる．

　最終的には，①機械が電気的に推奨する設定，②用手的に求めた至適設定，③ペーシングを行わない自己伝導による設定の3種類を比較する．比較に用いる最も簡便なものに，心エコーを用いて，左室流出路における連続波ドプラ法を用いた時間速度積分値（velocity time integral：VTI）がある．時間的な余裕があれば，設定を変更して48〜72時間後に，BNP採血を含めた臨床的判断を行うことが望ましい．また，最近では，ペーシング設定を刻々と自動的に最適化してくれる機種も登場しており，この機能が臨床的に有効であったという報告もある．自動調整機能がついているのであれば，用手的な調整は，3〜6ヵ月間経過観察の後でもよいかもしれない．

memo

　国立循環器病研究センターでは，2004年にCRTが一般診療として認可されたときから，不整脈科と心不全科のエコーグループが協力して，CRT外来を行っている．CRTの術前評価から，術後のCRT設定の最適化，調整，フォローアップまでが一括して実施されているため，単なるデバイス植込みにとどまらない，包括的な心不全治療が実践できている．

4. CRTの条件設定を行う　207

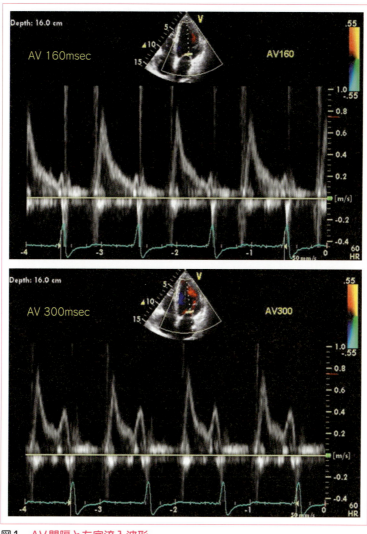

図1　AV間隔と左室流入波形
この例では，AV delayを160 msecに設定すると，心房収縮波形（A波）が観察されず，至適AV間隔より短すぎると判断される．AV delayを300 msecまで延長すると，A波が観察されるようになったが，拡張期流入時間としては，140 msec短縮していることになる．最終的には，1回心拍出量の代替指標である，VTIも参考にして，至適設定を決定する．

CRT-Dにおける不整脈認識および治療の設定方法

不整脈認識の設定方法

　CRT-Dでの不整脈の認識は，ICDと同様である（図2）．設定の原則としてはVTの心拍数や頻拍周期がわかっている場合には，捉えられたもしくは誘発されたVTの頻拍周期に30～60 msecの安全域を加えた値を設定値として用いることが多い．ただし，Ⅲ群抗不整脈薬の併用，心機能低下例（LVEF＜40％），心不全症状を有する患者（NYHA ⅡもしくはⅢ）など，CRT-D使用患者では，安全域を60 msecとしても，それ以上に頻拍周期が長いVTが起こる可能性が報告されており[1]，十分に考慮しなければならない．CRT-D使用患者ではβ遮断薬の使

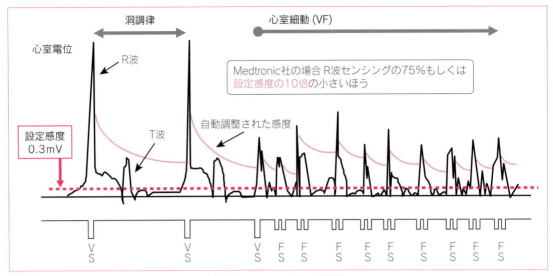

図2 ICD/CRT-Dにおける感度変化の一例(Medtronic社の場合)
感度を鋭敏にしすぎるとT波の感知もしてしまう場合があり,auto-gain controlと呼ばれる変動性の感度を用いている.

図3 CRTの一次予防目的の設定例

用や房室ブロックの存在から,上室不整脈時にも心拍数が上昇しないことがあり,設定頻拍周期を長く(心拍数を低く)することが可能な場合が多い.

一方,VTが捉えられていないようないわゆる一次予防症例では,設定が異なる.詳細は他項に譲るが(p149参照),ICD/CRT-Dのショック作動は,生命予後を悪化させる可能性が指摘されているため[2],一次予防症例では設定心拍数を高くしたり,待機時間を長くしたりするのが一般的である(図3).実際,CRT-D患者では,一次予防患者と二次予防患者で作動時の致死性不整脈の頻拍周期が異なることが報告されている(一次予防:303 msec vs 二次予防:366 msec)[3].

またCRTの効果が出て,LVEFが著明に改善した場合では,致死性不整脈の発生リスクは低くなるとの報告があり[4],作動する心拍数や待機時間の設定に考慮すべきである.

治療の設定方法

CRT-Dでの治療の設定はICDに準ずる.VFゾーンにも抗頻拍ペーシングを組み込むことや,場合によってはFVT(VT2)ゾーンを作成して,より多くの抗頻拍ペーシングを行う設定にする場合もある.抗頻拍ペーシングにはすでに解説されているように(p123参照),burst pacingとramp pacingがあるが,心拍数が高いVT(188〜250/min)に対してはburst pacingのほうが効果的である[5].一方,それ以下の心拍数では,burst pacingとramp pacingの効果は同等と考えられ,症例ごとに効果的なものを先に選択する.またパルス数はburst pacingでは8〜20パルス,ramp pacingでは8〜12パルス程度を選

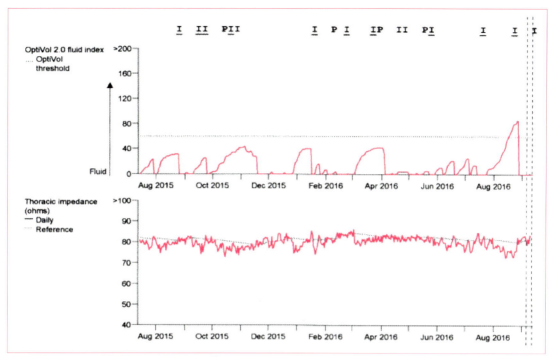

図4 胸郭インピーダンスおよびOptival® fluid indexの変化

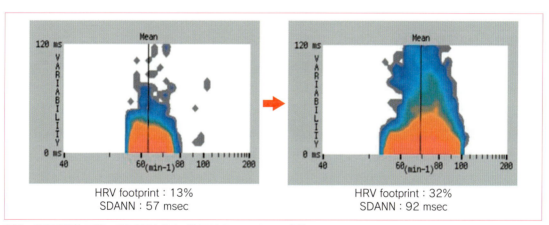

図5 CRT植込み後のSDANNおよびHRV footprintの変化

択することが多い．couplingについても84〜91％程度を選択する．

一方，CRT-Dの場合には両室ペーシングによる抗頻拍ペーシングが可能な機種もある．RV単独と比較して，両室ペーシングのほうが効果が高い[6]との報告もあり，特に虚血性心疾患やVTゾーン（心拍数150/minから188/min）では特に効果的であることが報告されている．

CRT機器での新しい機能

近年，CRTデバイスを用いたモニタリング機能も充実している．機種によっては胸郭インピーダンス（図4）や心拍変動解析による自律神経情報（図5），また呼吸状況（図6）のモニタリングが可能である．

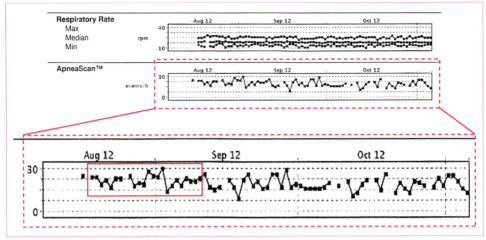

図6 呼吸状況のモニタリングの例（ApneaScan™）

胸郭インピーダンス

　胸郭インピーダンスは肺動脈楔入圧と相関することが報告されており[7]，心不全管理の有用な情報となる可能性がある．Medtronic社のOptiVol® fluid index（OVFI）は，胸郭インピーダンスを持続的に計測されるシステム（OptiVol®）から算出される指標であるが，OVFIを指標とした多施設共同前向き盲検試験であるSENSE-HF試験[8]では，心不全悪化の感度は42％，陽性的中率も38％と低かった．またNYHA Ⅱ～Ⅲ度のICD/CRT-D患者を対象としたDOT-HF[9]では，OVFI＞60でのアラート設定にて外来受診は増加したが，心不全入院および死亡の検出は統計学的に有意ではなかった．これらの結果からは，胸郭インピーダンスのモニタリングのみによる心不全の診断精度には限界があると考えられている．一方，他項で解説されているように（p182参照），心不全悪化時に致死性不整脈の発生を認めることがある．

　実際の症例を提示する．62歳男性で拡張型心筋症に伴う心機能低下および永続性心房細動の患者でCRT-D植込み後である．心不全増悪期に致死性不整脈の発生を認め，CRT-Dの頻回作動を認めた．OVFIの上昇と致死性不整脈へのCRT-Dの作動は関連しており（図7），実際作動の約2週間前からOVFIは上昇していた（図8）．

　このように症例によっては，心不全悪化の状態がわかれば，それに伴う致死性不整脈の発生が予知できる可能性があり，心不全の悪化を示唆する所見の発見が重要である．

　過去の報告では心不全の悪化を示唆するさまざまなパラメータを組み合わせた統合指標が検討された．心房細動の持続（6時間以上，発作性），心房細動時の頻脈（平均心拍数＞90/min），活動度の低下（1週間にわたり1時間未満），夜間心拍数の上昇（1週間にわたり平均心拍数≧85/min），心拍変動の低下（＜60 msec, 5日間計測），CRTペーシング率の低下（1週間のうち5日以上ペーシング率＜90％），ショック治療の送出（1回以上），がパラメータとして採用された．このパラメータにOVFI＞60の項目を加え，そのうち2個を満たすかもしくはOVFI≧100を満たす場合を，心不全統合指標陽性と診断した．この心不全統合指標陽性群では，1ヵ月以内の肺うっ血を伴う心不全入院の危険性が5.5倍になることが報告されている[10]．

4. CRTの条件設定を行う   211

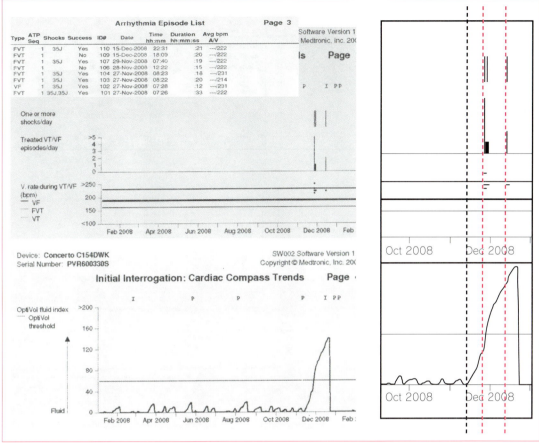

図7 CRT-Dの作動とOFVIとの関連

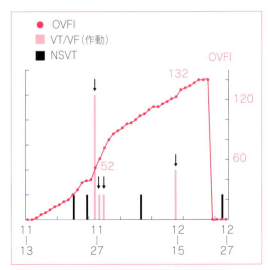

図8 致死性不整脈発生とOFVIの上昇の様子

自律神経情報（心拍変動）

　心不全患者においては，自律神経機能のうち，交感神経活性が亢進していることが知られており，心不全の悪化や致死性不整脈の出現と関わっていると考えられている．近年のデバイスでは心拍変動を利用した自律神経情報を継続的にモニタリング可能な機種がある．このような自律神経情報が生命予後と関連していることが報告されており，もともとのSDANNやHRV footprintが高く（SDANN≧67.2，HRV footprint≧30.6），CRT後にその値が十分に大きくなる症例（SDANNΔ8.2以上，HRV footprintΔ1.9以上）ではその後の死亡率が1/5となるデータもある[11]．

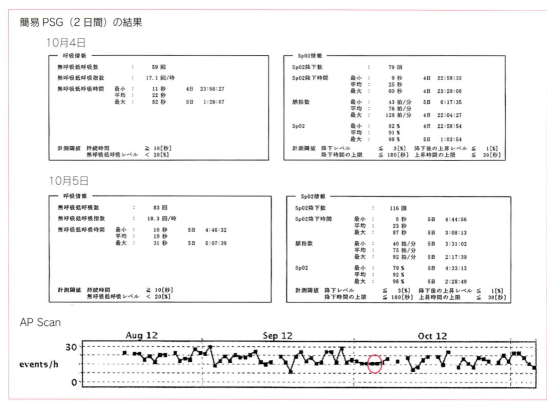

図9 簡易ポリソムノグラフィーの結果とAP Scanの関連

呼吸数トレンドおよびAP scan

　心不全患者では睡眠呼吸障害を合併することが多く,特に中枢性睡眠時無呼吸を生じやすい.一方,睡眠時呼吸障害があると,無呼吸直後の覚醒や低酸素状態によって,交感神経活性が亢進したり,閉塞性睡眠時無呼吸を合併する場合には,胸腔内圧の過剰な低下が,左室充満圧上昇や肺動脈圧上昇につながり,心不全を悪化させる.一方,無呼吸イベントが心室頻拍などの致死性不整脈のトリガーとなり,夜間にイベントを起こす症例が多いことが報告されており,睡眠時呼吸障害のモニタリングは,治療介入という観点から重要と考えられる.

　症例を提示する.71歳女性で拡張型心筋症に伴う低心機能のためにCRT-Dの植込みを行った患者である.入院中に睡眠時呼吸障害は軽度であったが,退院後には胸郭インピーダンスをもとにデバイスのアルゴリズムから算出されるAP scanでは,中等度の睡眠時呼吸障害が疑われたため,簡易ポリソムノグラフィーを行い,ほぼ一致する結果を得た(**図9**).

　このように,心不全患者の合併症としての睡眠時呼吸障害のモニタリングとして呼吸数トレンドおよびAP scanは有用な可能性がある.

その他のモニタリング

　また,現在のデバイスには搭載されていないが,直接的に肺動脈圧や左房圧を測定およびモニタリングする機器が出現しており,心不全入院の減少や心不全症状の改善が報告されている[12,13].今後はこれらのデバイスから得られる生体情報を利用して,患者の予後とQOLの改善を目的とした,早期診断ならびに対処法をいかに確立するかが重要である.

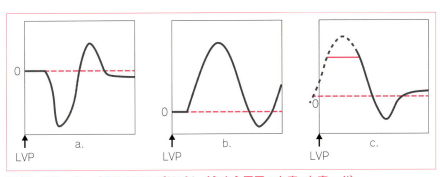

図10 Effective CRT のアルゴリズム（心内心電図：左室-右室coil）
a：有効ペーシング，b：capture lossによる無効ペーシング，c：pseudo-fusionによる無効ペーシング
LVP：左室ペーシング
（日本メドトロニック社提供）

Effective CRT

　CRTでは，両室ペーシング率は可能な限り100％を目指すことが心不全の回避や予後の改善につながる．これまではデバイスに表示される両室ペーシング率を指標に，できるだけ高い両室ペーシング率を目指して治療がされてきたが，このすべてが効果的なペーシングになっているとは限らない．Kamathらは，CRT植込み後の心房細動患者で，90％以上の両室ペーシング率が表示されている症例において，Holter心電図を行い実際の心電図波形を解析したところ，約半数の症例では真の両室ペーシング率が90％以下であったことを報告している[14]．両室ペーシングがされているように見える心電図波形には，自己伝導とペーシングの融合波形（fusion）や，ペーシングのタイミング直前の早い自己伝導のために，ペーシングは行われてしまうが心筋捕捉されていない（pseudo-fusion）ものが含まれていた[14]．

　CRTにおいて，本当に有効な（effective）な両室ペーシングが提供できているかを判定できる機能であるEffective CRTがMedtronic社のCRTデバイスに搭載されており，本邦では2017年12月から使用可能となった．Effective CRTは，ペーシング部位のunipolar電極ではペーシングが心筋捕捉した場合に心電図がQSパターンになることを利用したアルゴリズムで（図10），ペーシング時の心内心電図（LV cathode-RV coil）をモニタリングし，ペーシング直後に陰性波が出現すれば，左室心筋捕捉がされ有効なペーシングができていると判定する機能である[14,15]（図11）．Effective CRT機能使用時は，従来の両室ペーシング率に加え，有効なペーシング率（effective pacing）が表示され，無効ペーシング時の代表的な心内心電図も記録されるため，今まで気がつきようがなかった無効ペーシングの存在や原因が明らかとなり，治療介入が可能となる．

　Effective CRTの機能を検討したOLE studyによると，無効ペーシングとなっている原因としては，①左室ペーシング部位の心筋閾値上昇によるcapture loss，②心房細動や自己伝導によるfusionやpseudo-fusion，③左室ペーシングリード部位周辺の伝導遅延（latency）が挙げられている[16]．左室ペーシングリード部位周辺の伝導遅延がある場合（latency），左室ペーシングが左室心筋を刺激するのに時間を要するため，左室右室ペーシングのタイミングに十分な差がない場合は，左室興奮は右室ペーシングにより主に支配されてしまい，左室ペーシング

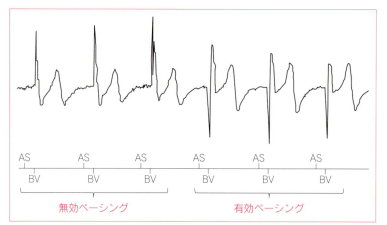

図11 有効ペーシングと無効ペーシングの心内心電図（心内心電図：左室-右室 coil）
後半3拍はペーシング（BV）後に陰性波が出現しており，有効両室ペーシングとなっている．一方で，前半3拍はペーシング後にR波が出現しており，無効ペーシングである．
AS：心房センス，BV：両室ペーシング
（日本メドトロニック社提供）

は無効になってしまう．

　Effective CRTには，心房細動中に自己伝導を感知した場合や，ペーシングが無効と診断された場合に，ペーシングレートを上昇させて，有効な両室ペーシング率を向上させる機能があるため，心房細動中のfusionやpseudo-fusionによる無効ペーシング率を減少させる効果がある[17]．latencyに対しては，左室ペーシングのタイミングを早める，刺激出力を増加させる，4極リードであればペーシング部位を変更する，といった対応が可能である．

　Effective CRTの臨床的効果についてはまだ十分に検討されていないが，有効な両室ペーシングを確実にすることにより，non-responderを減少させる可能性が期待されている．

マルチポイントペーシング（MPP）

　現行のCRTシステムは冠静脈内に左室リードを留置するという性質上，血管走行の影響を受ける．左室リードの留置可能な部位の心筋変性は，CRT non-responderの1つの要因であった．4極リードの出現により一定の改善は認めるようになったものの，広範囲の瘢痕を有する患者や心室内変行伝導を有する患者には不十分といわざるをえなかった．

　以前より左室リードを追加して複数の部位から広範囲の領域をペーシングするマルチサイトペーシング（multisite pacing：MSP）の有用性が報告されていたが[18]，4極リードの2ヵ所からペーシングしMSPに近いペーシングを1本のリードで実現したのがマルチポイントペーシング（multipoint pacing：MPP）である．本邦では2017年8月から使用可能となったシステムだが欧米では数年前から使用されており，既にCRTのresponderの比率を上げるという報告や[19]，心室内変行伝導を有する患者にも有用との報告もあり[20]，本邦のnon-responderへの成績が期待される．

　また，2極リードあるいはMPP機能を有さない4極リードでもリードの出力を増加させると広範囲の領域をペーシングできるため，MPPと同様の効果を有するとの報告がある[21]．臨床的に明らかな改善を認める症例も存在するため[22]，電池の早期消耗が許容され横隔神経刺激がないnon-responderには1つの選択肢となる（図12）．

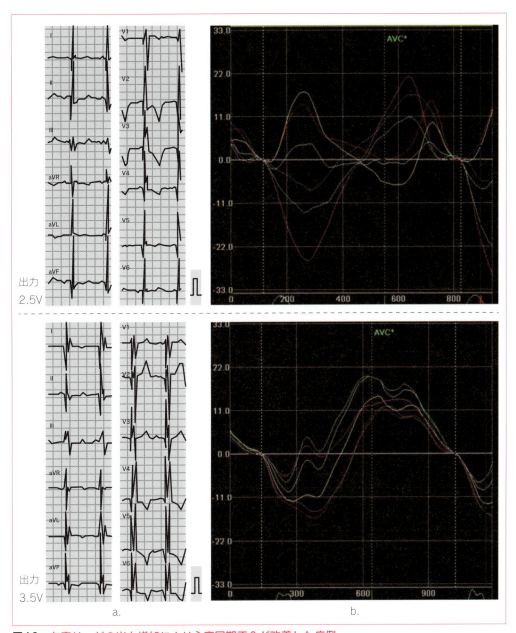

図12 左室リードの出力増加により心室同期不全が改善した症例
a：12誘導心電図．左室リードの出力によりQRS波形が変化している．
b：心エコーのスペックルトラッキング法によるストレイン解析．2.5Vの出力では心室壁運動がバラバラである（心室同期不全）が，3.5Vの出力にて改善している．

文献

1) Bänsch D, et al：Ventricular tachycardias above the initially programmed tachycardia detection interval in patients with implantable cardioverter-defibrillators：incidence, prediction and significance. J Am Coll Cardiol **36**：557-565, 2000
2) Poole JE, et al：Prognostic importance of defibrillator shocks in patients with heart failure. N Engl J Med **359**：1009-1017, 2008
3) Bunch TJ, et al：Outcomes after cardiac perforation during radiofrequency ablation of the atrium. J Cardiovasc Electrophysiol **16**：1172-1179, 2005
4) Stockburger M, et al：Time-dependent risk reduction of ventricular tachyarrhythmias in cardiac resynchronization therapy patients：a MADIT-RIT sub-study. Europace **17**：1085-1091, 2015
5) Gulizia MM, et al：A randomized study to compare ramp versus burst antitachycardia pacing therapies to treat fast ventricular tachyarrhythmias in patients with implantable cardioverter defibrillators：the PITAGORA ICD trial. Circ Arrhythm Electrophysiol **2**：146-153, 2009
6) Haghjoo M, et al：Efficacy and safety of different

antitachycardia pacing sites in the termination of ventricular tachycardia in patients with biventricular implantable cardioverter-defibrillator. Europace **13**：509-513, 2011

7) Yu CM, et al：Intrathoracic impedance monitoring in patients with heart failure：correlation with fluid status and feasibility of early warning preceding hospitalization. Circulation **112**：841-848, 2005

8) Conraads VM, et al：Sensitivity and positive predictive value of implantable intrathoracic impedance monitoring as a predictor of heart failure hospitalizations：the SENSE-HF trial. Eur Heart J **32**：2266-2273, 2011

9) van Veldhuisen DJ, et al：Intrathoracic impedance monitoring, audible patient alerts, and outcome in patients with heart failure. Circulation **124**：1719-1726, 2011

10) Whellan DJ, et al：Combined heart failure device diagnostics identify patients at higher risk of subsequent heart failure hospitalizations：results from PARTNERS HF（Program to Access and Review Trending Information and Evaluate Correlation to Symptoms in Patients With Heart Failure）study. J Am Coll Cardiol **55**：1803-1810, 2010

11) Gilliam FR 3rd, et al：Prognostic value of heart rate variability footprint and standard deviation of average 5-minute intrinsic R-R intervals for mortality in cardiac resynchronization therapy patients. J Electrocardiol **40**：336-342, 2007

12) Abraham WT, et al：Wireless pulmonary artery haemodynamic monitoring in chronic heart failure：a randomised controlled trial. Lancet **377**：658-666, 2011

13) Ritzema J, et al：Physician-directed patient self-management of left atrial pressure in advanced chronic heart failure. Circulation **121**：1086-1095, 2010

14) Kamath GS, et al：The utility of 12-lead Holter monitoring in patients with permanent atrial fibrillation for the identification of nonresponders after cardiac resynchronization therapy. J Am Coll Cardiol **28**：452-457, 2009

15) Ghosh S, et al：Automated detection of effective left-ventricular pacing：going beyond percentage pacing counters. Europace **17**：1555-1562, 2015

16) Hernández-Madrid A, et al：Device pacing diagnostics overestimate effective cardiac resynchronization therapy pacing results of the hOLter for Efficacy analysis of CRT（OLÉ CRT）study. Heart Rhythm **14**：541-547, 2017

17) Plummer CJ, et al：A novel algorithm increases the delivery of effective cardiac resynchronization therapy during atrial fibrillation：The CRTee randomized crossover trial. Heart Rhythm **15**：369-375, 2018

18) Rinaldi CA, et al：A review of multisite pacing to achieve cardiac resynchronization therapy. Europace **17**：7-17, 2015

19) Forleo GB, et al：Multipoint pacing via a quadripolar left-ventricular lead：preliminary results from the Italian registry on multipoint left-ventricular pacing in cardiac resynchronization therapy（IRON-MPP）. Europace **19**：1170-1177, 2017

20) Sohal M, et al：Mechanistic insights into the benefits of multisite pacing in cardiac resynchronization therapy：The importance of electrical substrate and rate of left ventricular activation. Heart Rhythm **12**：2449-2457, 2015

21) Ishibashi K, et al：Improvement of cardiac function by increasing stimulus strength during left ventricular pacing in cardiac resynchronization therapy. Int Heart J **56**：62-66, 2015

22) Ishibashi K, et al：Clinical impact of increasing left ventricular pacing output in cardiac resynchronization therapy – the new optimization strategy. Clin Case Rep **4**：629-632, 2016

5 CRT植込み患者のフォローアップを行う

フォローアップ時の各パラメータの見方

CRTのフォローアップについては，3〜6カ月ごとに行うことが多いが，近年遠隔モニタリングの導入も可能となっており，安定している症例ではより長期間でのフォローアップが可能となってきている．実際のフォローアップ時には，さまざまなパラメータを確認し，デバイスの作動や設定が適切かを確認しなければならないが，まずはサマリーを確認し（**図1**），大きな異常がないか確認する．

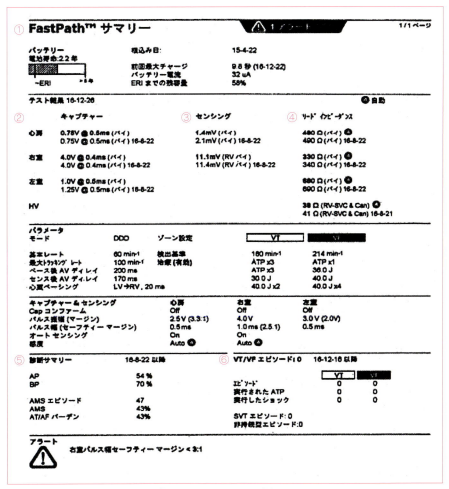

図1　CRT機器から得られるパラメータのサマリー例

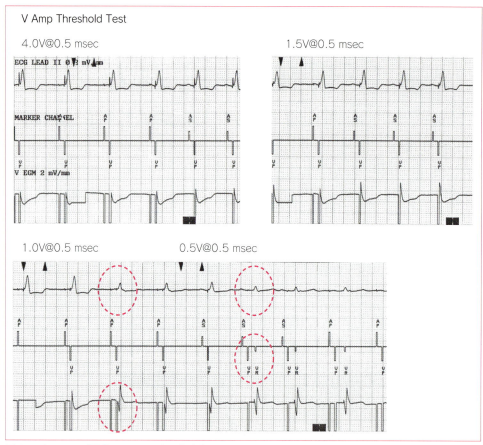

図2　ペーシング閾値チェック時の体表心電図，マーカー，心内心電図の変化
マーカー上は0.5V/0.5 msecで心筋捕捉不可となっているが，実際の閾値は1.5V/0.5 msecである．

電池（バッテリー）の状態

　近年のCRT機器では，推定電池寿命が示されることが多いが，計算上のものであり，電池電圧や電池電流，抵抗や残量などを確認する．また，CRTにおいては，ペーシングの閾値の変動や致死性不整脈への作動によって，変化するため残量が少なくなった際には注意が必要である．ERI（elective replacement indicator），RRT（recommended replacement time），ERT（elective replacement time）はいずれも交換指標を表すが，一部の機能が使用できなくなることがあり，ペーシング閾値が高かったり，致死性不整脈の発生リスクが高い症例によっては早めに交換時期を決定すべきである．

ペーシング閾値

　ペーシング閾値は植込み部の心筋の状態や抗不整脈薬を含めた内服の状況にも変化を受けるため急激な変化を示す場合もある．LVペーシングに関しては近年では多極（4極）のリードを使用することが主流となっており，それぞれの閾値も考慮してペーシング部位を決定することも可能である．閾値の測定は，単なる心内のマーカーのみならず，体表面心電図や心内心電図を参考にする．またCRT-Pなどでは，ときにanodal captureを起こすことがあり，その解釈には注意が必要である（**図2**）．
　一方，LVペーシングでの横隔神経刺激も経過中の心臓の変化に影響を受ける．一般的にはペー

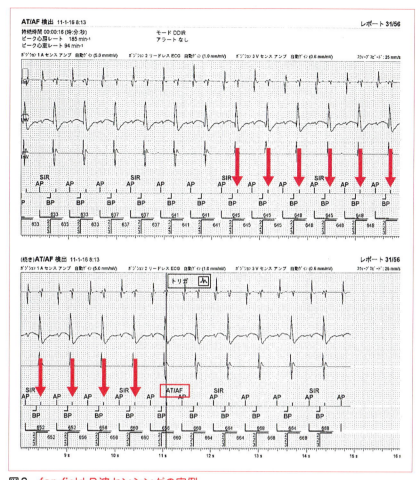

図3　far-field R波センシングの実例
心室ペーシングに伴うR波を心房電極でセンシングしている.

シング閾値は，パルス幅を一定にして電圧を変化させて測定することが多いが，電圧を一定にしてパルス幅を変化して測定する場合もある.

> **ワンポイントアドバイス**
> 経験的には横隔神経刺激は電圧が高いと出現しやすいため，電圧を下げ，パルス幅で安全域を確保することで横隔神経刺激を回避できることがある.

感度（センシング）

ペーシングレートやAV間隔を調整して，自己の心房波や心室波の波高値を確認する．特にCRT-Dの場合，心室波の波高値は心室細動時に適切に認識するために，5 mV以上は必要である．経過中に5 mV未満となるようであれば，場合によっては誘発試験を行い，機器が致死性不整脈を認識して，適切に作動するかを確認する．また心房波については，RVもしくはLVペーシングに伴うfar-field R波センシングがないか，心内電位で確認する．普段は感知されなくても，頻脈時にのみカウントされる場合があり，心房細動/心房頻拍として，モードチェンジの原因となることがある（**図3**）.

一方，頻脈時に心房電位が適切に感知されているかも重要であり，心房細動時/洞頻拍の心房電位感知不全は不適切作動の原因となる（**図4**）.

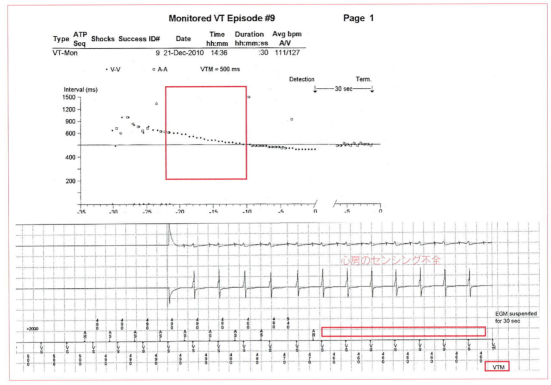

図4 心房のセンシング不足の実例
洞頻拍に伴う心拍上昇であるが，心房のセンシング不全のためにVTとして認識されている．

リード抵抗

　多くの機種で，リード抵抗は初期画面に表示されることが多く，一般的にはリード断線時には抵抗値は上昇し，リード被膜の損傷に伴うリーク時には抵抗値が低下する．いずれの場合でも心内電位の特徴としては，ノイズとして感知されるため（**図5**），損傷の報告が多いリードを使用している場合には通常のチェック以外に，上肢の挙上，おがみ試験，本体-リード部のマッサージ，高出力ペーシングなどを行うほうがよい．

　またリード抵抗は経時的変化が重要であるため，グラフの変化の確認も行う．近年ではリード異常を検知するアルゴリズムも開発されており，遠隔モニタリングと併用して使用すべきである．

ペーシング率

　CRTにおいてはペーシング率を100％に近づけるようにすべきであると同時に，有効なペーシングできているかを確認する．2015 HRS/EHRA/APHRS/SOLAECEのエキスパートコンセンサス[1]では，両室ペーシングは98％以上が推奨されており，MADIT-CRTのサブ解析では[2]ペーシング率が90％以下ではICDと予後が変わらないとの報告もある．この症例では両室ペーシングが70％と低下している（**図6**）．経過中のトレンドを見ると心房細動出現時に一致してペーシング頻度が低下しているのがわかる．

　このように両室ペーシングが低下する一番の原因が心房細動であるため，薬剤の調節やデバイスのアルゴリズム（Conducted AF ResponseやVentricular Rate Regulationなど），また場合によってはカテーテルアブレーションなどを併

5. CRT 植込み患者のフォローアップを行う 221

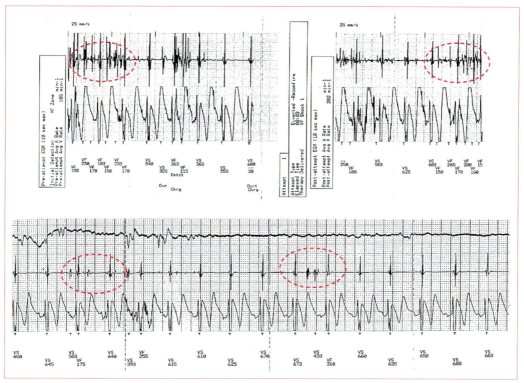

図5 リード断線例における心内心電図

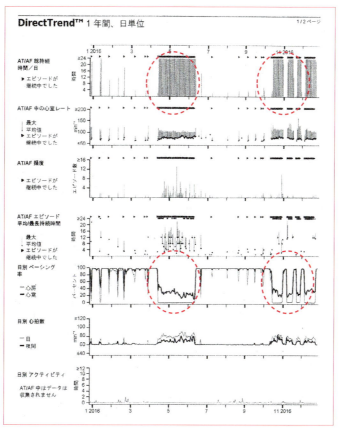

図6 心房細動時のペーシング率低下の実例

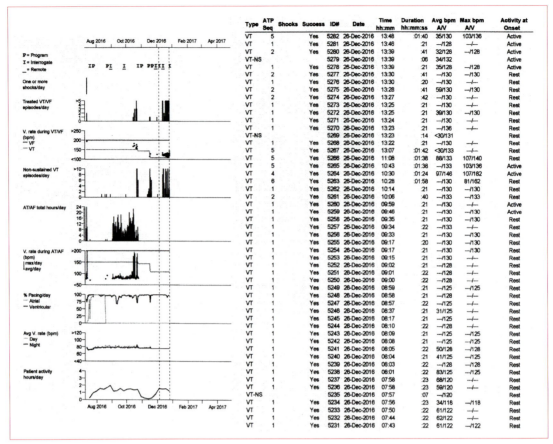

図7　無症候のVTに対する抗頻拍ペーシングの例
頻回のVTに対する抗頻拍ペーシングのエピソードがあるものの無症候であった．

用してペーシング率を高める必要がある．

致死性不整脈の出現状況の確認

　CRT-D患者での致死性不整脈発生は臨床上非常に重要である．まず，作動した日時などから誘因の有無を確認したり，新規の虚血や心不全，電解質異常などの修飾因子の評価を行うべきである．通常はβ遮断薬やIII群抗不整脈薬を増量したり[3]，カテーテルアブレーションを行い対処する．症例によっては抗頻拍ペーシングのみの患者では，自覚症状に乏しい場合もある．実際，頻回なCRT-Dの作動にもかかわらず，自覚症状がない場合もある（図7）．

　一方，NSVTについても，ログのみではなくRR/AAプロットや心内心電図の内容を確認す

るほうがよい．

フォローアップ時の注意点

心房不応期に伴うペーシングの抑制

　DDDモードでは，far-filed R sensingやAA間隔が長い心房頻拍，また心室ペーシングに伴う室房伝導のため，心室ペーシングが短い周期で追従することを防ぐため，心房不応期（post ventricular atrial refractory period：PVARP）が設定される．これにより，pacemaker-mediated tachycardiaが予防可能になるが，AV delayの設定を長くすると，心拍数が上がった状態で，両室ペーシングがなされなくなることがある．PVARPを延長して設定することにより，心室期外収縮の次の心房波のセンシングがカウントされなくなり，両室ペーシングが起こらなくなる．また心室期外収縮自身の頻発がペーシング率を下げる要因であるため，心室期外収縮を抑える薬剤やカテーテルアブレーションによる加療も考慮すべきである．

最近では，機器のアルゴリズムによって，連続した不応期内心房イベントを感知するとPVARPを短縮させ，両室ペーシングを再開する（atrial tracking recovery機能）ように設定することも可能であり，有効である．

ペーシング不全

ペーシング不全の原因としてはさまざまなものがあるが，リードの位置移動は急性期のみならず亜急性期にも起こる．特に左室リードの移動は7%との報告[4]もあり注意を要する．冠静脈側壁枝にリードを留置した後に位置移動により心不全悪化をきたした症例を提示する（図8）．この例のように，CRTを行っている患者では，左室ペーシングが不可能になると心不全を悪化することがあるため，12誘導心電図の確認や胸部X線像でリードに位置などについて確認が必要である．

一方，心疾患の進行に伴い，閾値の上昇をきたす症例もある．抗不整脈薬などの薬剤の服薬開始や電解質異常，腎不全悪化に伴うアシドーシスなどでもペーシング閾値が上昇することがあり，安全域の設定には注意を要する．近年の機器ではペーシング閾値を自動でモニターする機能もついており，横隔神経刺激の問題がなければ，使用する場合もある．

また，心拍数の変化にも注意が必要である[5]．

CRT使用後，病棟のモニターにて，一過性に心拍数が低下（70/minから47/min）した症例を提示する．図9に示すような現象が捉えられていた．本例では心内波形を検討したところ，ペーシング後の394 msecにT波センシングが起こり，その分心拍数が低下していた．患者の状態によっては，徐脈に伴い心不全が悪化するリスクがあり，注意を要する．

横隔神経刺激

通常，左室ペーシングリードは冠静脈側壁枝，後側壁枝などに留置され，心外膜側からペーシングが行われる．植込み手術時にチェックされるために植込み後の頻度は少ないが，CRTに反応して心臓のリバースリモデリングに伴って横隔膜刺激が出現する症例もあり，注意が必要である．

近年は4極の左室リードが使用されるようになり，ペーシング位置や組み合わせの変更で対処可能となっているが[6]，対処困難な場合には，電圧を下げ，パルス幅で安全域を確保することで横隔神経刺激を回避できることがある．

CRTによる催不整脈作用

左室ペーシングは心外膜側からペーシングを行うために，心室内（貫壁性）の興奮伝播は心外膜側から心内膜側に向かうこととなる．このため，心室全体での再分極時間が延長するばかりでなく，再分極分布の不均一性も増大する[7]．その結果，CRT開始後に心室性の不整脈が増悪し（図10），場合によっては心室細動をきたす症例もある．術前に非持続性心室頻拍を有したり，心房細動を有する患者では注意を要する[8]．

224　V章　心臓再同期療法（CRT）

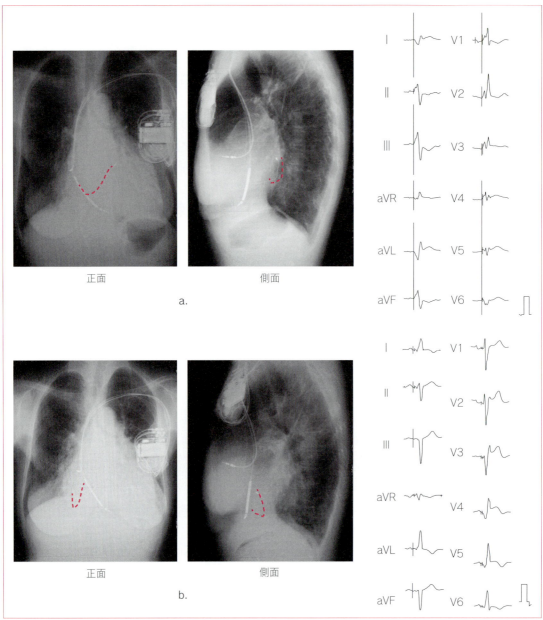

図8　リード位置移動に伴い心不全をきたした1例
a：CRT-D植込み時には左室リードは側壁の枝にある．
b：3ヵ月後のフォローアップ時には左室リード位置が移動している（心不全症状あり）．
本症例では冠静脈側壁枝にリードを留置し（a，CRT-D植込み4/27，X線撮影5/1），著変なく退院した．3ヵ月後の外来（7/30）では歩行での息切れおよびBNPの上昇をきたしており，胸部X線像にて左室リードの移動を認め，肺うっ血も合併していた（b）．

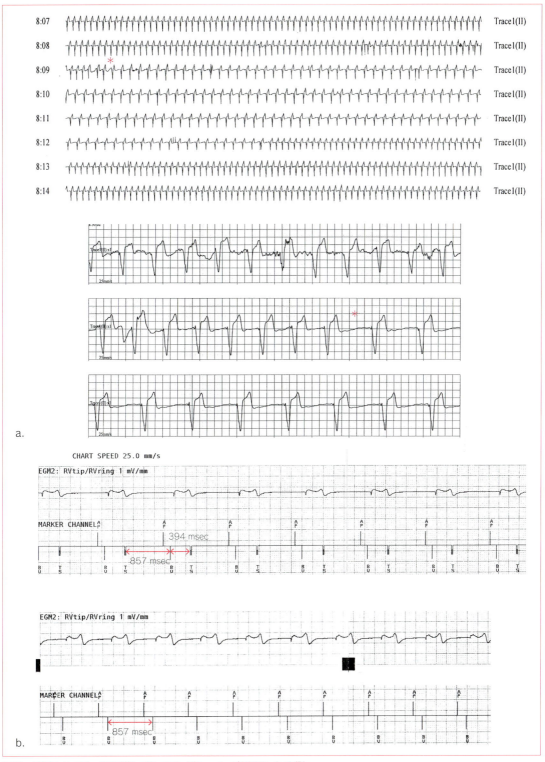

図9 T波センシングに伴いペーシングレートが低下した1例
a：モニター心電図上，一過性に心拍数が低下した（70/min→47/min）．
b：心内心電図ではT波のオーバーセンシングが認められた．
（Kawata H, et al：Pacing Clin Electrophysiol 35：e55-58, 2012 より引用，改変）

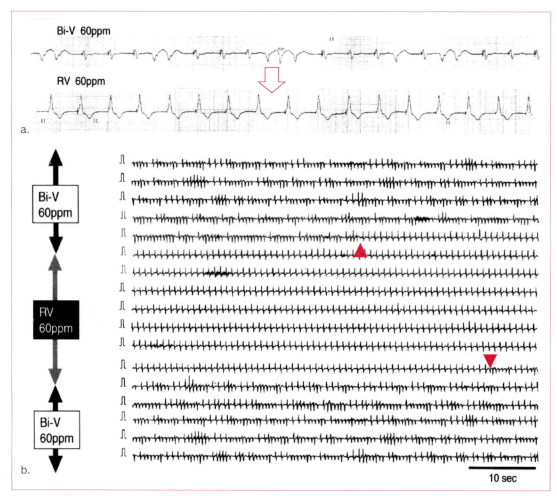

図10 両室ペーシングによる催不整脈作用
両室ペーシングでは非持続性心室頻拍の多発を認めるが，右室単独ペーシングではおさまっている．
(Kurita T, et al：J Electrocardiol **44**：736-741, 2011 より引用)

文献

1) Wilkoff BL, et al：2015 HRS/EHRA/APHRS/SOLAECE expert consensus statement on optimal implantable cardioverter-defibrillator programming and testing. Europace **18**：159-183, 2016
2) Ruwald AC, et al：The association between biventricular pacing and cardiac resynchronization therapy-defibrillator efficacy when compared with implantable cardioverter defibrillator on outcomes and reverse remodelling. Eur Heart J **36**：440-448, 2015
3) Connolly SJ, et al：Comparison of beta-blockers, amiodarone plus beta-blockers, or sotalol for prevention of shocks from implantable cardioverter defibrillators：the OPTIC Study：a randomized trial. JAMA **295**：165-171, 2006
4) León AR, et al：Safety of transvenous cardiac resynchronization system implantation in patients with chronic heart failure：combined results of over 2,000 patients from a multicenter study program. J Am Coll Cardiol **46**：2348-2356, 2005
5) Kawata H, et al：Abrupt heart rate fallings in a patient with biventricular pacing：latent risk for exacerbation of heart failure. Pacing Clin Electrophysiol **35**：e55-58, 2012
6) Behar JM, et al：Cardiac resynchronization therapy delivered via a multipolar left ventricular lead is associated with reduced mortality and elimination of phrenic nerve stimulation：Long-term follow-up from a multicenter registry. J Cardiovasc Electrophysiol **26**：540-546, 2015
7) Turitto G, et al：Cardiac resynchronization therapy：a review of proarrhythmic and antiarrhythmic mechanisms. Pacing Clin Electrophysiol **30**：115-122, 2007
8) Kurita T, et al：Cardiac resynchronization therapy to prevent life-threatening arrhythmias in patients with congestive heart failure. J Electrocardiol **44**：736-741, 2011

6 今後の展開

重症心不全に対するCRTは確立されたものとなっているが，未だなお，①リードの問題，②心不全モニタリングの問題が残存している．一方で，これらの課題も新しいテクノロジーによって克服される可能性がある．

リードの問題

CRTによって，長期生存が可能になる患者も増えており，リードの断線や感染時の経静脈リードの抜去に伴うリスクを考慮すると，経静脈リードではないほうがよいと考えられる．近年，完全皮下植込み型ICDが開発され，除細動機能のみであれば，経静脈リードを使用しなくてよいシステムが使用されるようになった．一方，現在は右室のみのシングルチャンバーのものであるが，リードレスペースメーカの使用も始まっている．将来的にはこれらを組み合わせて，リードレスのCRT-Dが開発される可能性がある（p173～174も参照）[1]．

心不全モニタリング

前項で解説されているように，CRT機器にはさまざまなモニタリング機能が搭載されているが，直接的な血行動態のモニタリング機能はない．一方で，直接的に肺動脈圧や左房圧を測定およびモニタリングする機器が出現しており，心不全入院の減少や心不全症状の改善が報告されている[2,3]．

今後は，実際の血行動態をモニタリングしながら，直接的に心不全に介入したり，作動するかどうかを判断するデバイスが登場する可能性がある．

文献
1）Miller MA, et al：Leadless cardiac pacemakers：back to the future. J Am Coll Cardiol **66**：1179-1189, 2015
2）Abraham WT, et al：Wireless pulmonary artery haemodynamic monitoring in chronic heart failure：a randomised controlled trial. Lancet **377**：658-666, 2011
3）Ritzema J, et al：Physician-directed patient self-management of left atrial pressure in advanced chronic heart failure. Circulation **121**：1086-1095, 2010

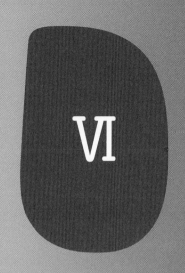

遠隔管理

1 遠隔管理の基本概念を知る

遠隔管理とは

遠隔モニタリングシステムとは，ペースメーカやICD，CRT-P，CRT-D等の心臓植込み型デバイスの情報を，固定電話回線，携帯電話回線を通じて自宅や旅先などの離れた場所から中継機器よりサーバーに送り，医療機関でインターネットを使用して確認することのできる医療サービスである．

その歴史は意外に古く，1990年代にドイツ，ベルリン工科大学教授　MaxSchaldach教授によって考案され，2000年からBIOTRONIK社よりHomeMonitoring®として海外にて運用が開始されている．本邦では2008年の薬事承認の後，2010年4月より保険償還が開始となり，各施設での運用が開始され，その数は増加の一途をたどっている．

遠隔モニタリングの有用性や安全性が重要視されてきているが，心臓植込みデバイスの発展やそれに伴う患者数の増加が大きく関係している．

遠隔モニタリングは広義にはRMと表されるが，狭義にはRI（remote interrogation）とRM（remote monitoring）の2つに分けられる．

> **RI**：外来時のチェックに類似したデバイスデータを，スケジュールを組んで送信すること
> **RM**：イベント（デバイス機能異常や不整脈）が発生した際に，アラートとしてデバイスデータを送信すること（これにより早期発見対応が可能となる）

遠隔管理の有用性と安全性

臨床試験の概要と日本の医療環境

さまざまな臨床試験で有用性と安全性が報告

表1　遠隔モニタリングに関する臨床試験

臨床試験	試験デザイン	結果
COMPAS　STUDY	遠隔モニタリングシステムグループと外来診療の2つのグループに分け結果を観察	ホームモニタリング群が心房不整脈や脳卒中に関連する入院を66％低減していたことを証明，また両群間の安全性イベント割合が同程度であることも示す結果であった
ECOST	ICD植込み患者を，遠隔モニタリンググループと通常の外来診療の2つに分け結果を観察	安全性は両群間で同等であり，ホームモニタリング群ではショック治療回数，不適切作動を52％，それに関連する入院を72％と大幅に減少させた．
ALTITUDE Survival　Study	ICDまたはCRT植込み患者を遠隔モニタリング群と通常の外来診療の2つに分けて結果を観察	遠隔モニタリング群のほうが優位に生存率が高く，また不適切作動症例で死亡率の上昇は認められなかった

されている（**表1**）．遠隔モニタリングのデバイス監視能は対面診療と同等で，デバイス機能異常・不整脈イベントの早期検出能は対面診療より優れていることが示されている[1-3]．

従来，外来診療は対面診療が常であり，実際に患者の状況を医師らが確認しその場でデバイスのデータをチェックするといった流れで診療が行われてきた．しかし，本邦では今やデバイス植込み患者数は数万人を超えるといわれており，患者数の増加に伴う膨大な業務や医療費が医療現場および経済を圧迫している．また，遠方に通院することの多い受診環境が特に高齢の患者に負担となっており，高齢化社会に対応する診療が望まれつつある．

遠隔モニタリングは現在日本政府の推進事業の1つとなっている．

遠隔管理がもたらす患者・家族および医療側へのメリット

1．患者・家族へのメリット

外来診療回数減少により通院に伴う労力や外来待合時間の減少が期待できる．イベントの早期診断・早期介入により，入院回避・入院期間短縮や生命予後改善が期待でき，安心感につながる．

2．医療側へのメリット

対面診療回数減少・入院回避・入院期間短縮により医療現場・経済の負担軽減が期待できる．

遠隔管理に関する診療報酬

2016（平成28）年度に日本政府から遠隔モニタリング推進の提言がなされ（**表2**），これを受けて2016年4月から診療報酬に「遠隔モニタリング加算」が新設され，さらに2018（平成30）年4月に改定された（**図1～3**）[4]．2016年3月までは外来診療時に「指導管理料」が算定されていたが，以降は遠隔管理を実施すると対面診療時以外の月に1度（最長11ヵ月間）指導管理料が算定できる仕組みとなっている．

遠隔管理に関する新たな提言

2016（平成28年）7月に，日本不整脈心電学会より遠隔モニタリングの運用に関して新たな提言がされた（**表3**）[5]．

2016年
- ・心臓ペースメーカー管理料
- ・イ　着用型自動除細動器による場合　　360点
- ・ロ　イ以外の場合　　360点
- ・注　ロを算定する患者について，前回受診月の翌月から今回受診月までの期間，遠隔モニタリングを用いて療養上必要な指導を行った場合は，遠隔モニタリング加算として，60点に当該期間の月数(当該指導を行った月に限り，11月を限度とする)を乗じて得た点数を，所定点数に加算する

2018年改定後
- ・心臓ペースメーカー管理料
- ・イ　着用型自動除細動器による場合　　360点
- ・ロ　イ以外の場合　　360点
- ・注　ロを算定する患者について，前回受診月の翌月から今回受診月までの期間，遠隔モニタリングを用いて療養上必要な指導を行った場合は，遠隔モニタリング加算として，320点に当該期間の月数(当該指導を行った月に限り，11月を限度とする)を乗じて得た点数を，所定点数に加算する

図1　2018年の診療報酬改定前後の保険点数
（診療報酬改定資料より抜粋）

1. 遠隔管理の基本概念を知る　233

表2　遠隔モニタリングの推進

No.	事項名	規制改革の内容	実施時期	所管象徴
27	有用な遠隔モニタリング技術の評価	在宅酸素療法およびCPAP療法について，安全性，有効性等についてのエビデンスを確認したうえで，患者の利便性向上や医療従事者の負担軽減の観点から対面診療を行うべき間隔を延長することも含めて，遠隔でのモニタリングに係る評価について，中央社会保険医療協議会において検討する．	平成27年度措置	厚生労働省
28		遠隔モニタリングによる心臓ペースメーカー指導管理料について，安全性，有効性等についてのエビデンスを確認した上で，対面診療を行うべき間隔を延長することを中央社会保険医療協議会において検討する．	平成27年度措置	厚生労働省

(「規制改革実施計画（平成27年6月30日 閣議決定）」, p9 より抜粋)

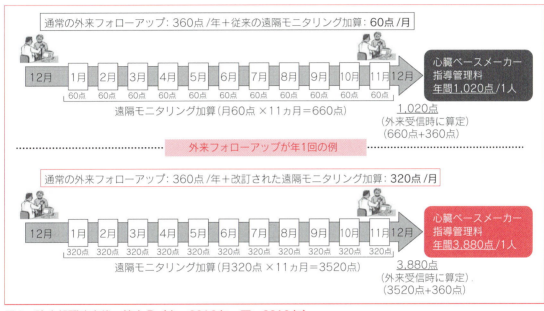

図2　診療報酬改定後の算定①（上：2016年，下：2018年）

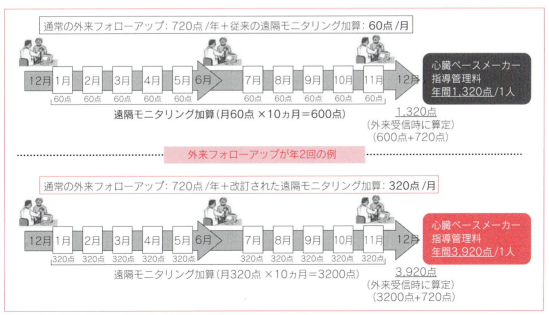

図3　診療報酬改定後の算定②（上：2016年，下：2018年）

234　VI章　遠隔管理

表3　心臓植込み型デバイスにおける遠隔モニタリングステートメント（抜粋）

1. 患者同意取得と患者教育
   ・遠隔モニタリングの導入にあたり，患者には文書で説明を行い，その際には遠隔モニタリングの有益性や限界を示すとともに遠隔モニタリングの方法や個人情報の守秘などについても説明し，診療録に記載する
2. 遠隔モニタリング運用体制の構築と責任
   ・医師，臨床工学技士，看護師など他職種による遠隔モニタリング運用体制を構築し，情報共有と緊密な連携を図ることが望ましく，また遠隔モニタリングの運用における最終責任は医師にある
   ・遠隔モニタリングの運用には施設ごとの施設基準，手順を設けることが望ましく，遠隔モニタリングに携わるスタッフは心臓植込み型デバイスに対して高いスキルと専門知識を有することが望ましい
   ・診療録記載に関し，特段のイベントがなくても遠隔モニタリングを施行していることがわかるように1ヵ月に1度診療録にモニタリング結果を記載することが望ましい
   ・心臓植込みデバイス植込み後2〜12週間経過時に対面診療することを推奨する
   ・遠隔モニタリングに加えて年1回以上の対面診療を行うことを推奨する

（日本不整脈心電学会：心臓植込み型デバイスにおける遠隔モニタリングステートメント（2016.7.28掲載）より抜粋して引用）

表4　各デバイスにおける遠隔管理で得られる情報

	ペースメーカ	ICD	CRT-P	CRT-D
バッテリー 　電池電圧/出力	○	○	○	○
キャパシタ 　充電時間/エネルギー	○	○	○	○
ペーシング設定 　モード/back upレート/最大追従レート 　AVインターバル 　モードスイッチ	○	○	○	○
電極リード 　ペーシングインピーダンス 　ペーシング閾値 　心内波高値	○	○	○	○
不整脈 　上室不整脈 　心室不整脈 　モードスイッチ回数 　頻拍治療設定 　抗頻拍治療	△ ※一部メーカーにあり	○	△ ※抗頻拍治療なし	○
血行動態 　アクティビティ 　体重/血圧 　胸郭内インピーダンス 　心拍変化 　ST変化	－	△	○	○

遠隔管理で得られる情報と今後

　遠隔モニタリングシステムによって得られる情報は多岐にわたり，詳しくは他項に譲るが，概要を**表4**に示す．

　遠隔管理はさまざまな臨床研究や日常臨床で有用性と安全性が認められており，心臓デバイス植込み患者の標準管理となりつつある．ほとんどの機種で遠隔モニタリングが可能であり，今後ますます導入患者数は増加すると考えられるため，安全に導入・管理が行えるよう施設ごとに手順・人員整備を行う必要がある．

文献

1) Philippe Mabo et al：A randomized trial of long-term remote monitoring of pacemaker recipients（The COMPAS trial）. European Heart Journal doi；10. 1093/eurhearti/ehr419

2) Kacet,S et al：Effectiveness and cost of ICD follow-up schedule with telecardiology（ECOST）. Congress, Paris-France 2011

3) Saxon,LA et al：Long-term outcome after ICD and CRT implantation and influence of remote device follow-up：The ALTITUDE survival study. Circulation2010；**122**：2359-2367

4) 厚生労働省：2016年度および2018年度診療報酬改定資料

5) 日本不整脈心電学会：心臓植込み型デバイスにおける遠隔モニタリングステートメント（2016.7.28掲載）

2 遠隔管理に関する各メーカーの特徴を知る

遠隔管理（remote monitoring system：RM）は，その有用性から現在国内で使用されているすべてのデバイスメーカーが導入している．各社それぞれの特徴を知ることにより，従来は主に治療の立場からであった機種選定に，仕事やライフスタイルによる選定（たとえば出張が多い人には携帯型中継器，電池交換の回数を少なくしたい人には寿命への影響を考慮，心不全の管理も行いたいなど）という，患者管理の観点からという選択肢が加わり，quality of life の向上につながるものと期待されている．各社の基本的な仕様を表に示し（**表1，2**），主な特徴を以下で解説する．

すでにデバイスを植込まれている患者にもRMは導入できるが，各社が全機種に対応しているわけではないため，対応可能機種を**表3**に示す．

なお，本項の記載事項は2017年11月時点のものであり，それ以降のシステムのバージョンアップや新機種等については対応していないことに注意されたい．

Home Monitoring® （BIOTRONIK社）

他社との大きな違いは，デバイス本体の情報が毎日設定された時間に送信されWeb上で更新されるため，名前の通り本来の"モニタリング"としての機能を持つことである（他社は定期スケジュール送信［たとえば月に1回程度］でデータが一斉送信され，Web上で閲覧できる）．患者による操作も簡便で，中継機器のコンセントを電源にさす以外，設置から送信までその他の操作は一切不要である（**図1**）．また，他社にない長所として中継機器が日本初の携帯型であり，外出先にも持ち運べることが挙げられる．

デバイス本体と中継機器が常に交信範囲内であれば，アラートはその都度Web上に送られ心内心電図（intracardiac electrocardiogram，以下EGM）の閲覧が可能となる．ただしこれができるデバイスは植込み型除細動器（implantable cardioverter defibrillator：ICD），両心室ペーシング機能付植込み型除細動器（cardiac resynchronization therapy defibrillator：CRT-D）のみである．このように，中継機器を携帯することで，いつでもどこにいても継続したRMが可能となるため，手動送信の対応はない．そのため，仮に患者から症状の訴えの連絡があった際に，アラート送信されていない場合はリアルタイムでのEGMやデバイスの情報は閲覧することができない．一方，中継機器の不携帯時については，患者が交信範囲内に入ることでアラートは即時に送信される．

そのつど送信できなかった不整脈エピソード（ICD，CRT-D）のEGMに関しては注意が必要である．Iperia®/Itrevia®以前の機種は複数のエピソードがあっても1件のEGMしか送信されず，エピソードの優先基準もなかった．このため，治療された ventricular tachycardia（VT）/ven-

2. 遠隔管理に関する各メーカーの特徴を知る　237

表1　中継機器の仕様

	BIOTRONIK	Medtronic	Abbott	Boston Scientific	SORIN
電源	AC電源	AC電源	AC電源	AC電源（血圧計，体重計は単三電池）	AC電源
固定型／携帯型	携帯型（開封時フル充電で48時間使用可能）	固定型	固定型	固定型	固定型
送信回線	3G，800MHz，電話回線	3G	3G，電話回線	3G，電話回線（3Gアダプタ利用）	電話回線，3G（3Gアダプタ利用）
デバイス交信方法	無線自動型	無線自動型（Tachy, Reveal LINQ）有線手動型（Brady）	無線自動型	無線自動型有線手動型S-ICDは無線手動型（血圧計，体重計はBluetoothで交信：1～6m）	無線自動型（Tachy）有線手動型（Brady）
設置作業	患者が設置（フリーダイヤルでのサポートあり）	患者が設置（フリーダイヤルでのサポートあり）	患者が設置（フリーダイヤルでのサポートあり）	患者が設置（フリーダイヤルでのサポートあり）	ヘルプデスクで全面サポート患者宅訪問も可
通信距離（無線）	2m	3m（Reveal LINQは2m）	3m（手動は30cm）	3m（S-ICDは1m）	2m（障害物なければ5m）
デバイスとのペアリング	不要（設置後，自動でペアリング）	初回手動送信でペアリングされる	不要（ペアリングした中継機器が送られてくる）	初回手動送信でペアリングされる	初回手動送信でペアリングされる
デバイスとの交信時間帯	任意設定交信不可時，1時間ごとに3回まで探す	固定（特定時間の通信集中を避けるため独自に設定されている）＊Reveal LINQは設定可	AM 2:00～4:00（変更不可）交信不可時，30分後，60分後，その後は2時間ごとに8時間後まで探し続ける	AM 0:00～5:00（変更不可）交信不可時，10分ごとに探し続ける	AM 0:00～5:00（変更可）
定期送信未受信時のお知らせ機能の有無	21日間（最短3日からに変更可）交信なければアラートあり	5日までは保留（＊Reveal LINQは遅延），それ以降は送信なし表示	WEBサイト上に未受信患者のリストが表示される	WEBサイト上に未受信患者のリストが表示される	14日間交信がなければ，アラートあり
デバイス本体交換時の対応	中継機器も交換	WEB上シリアルNo入力で交換不要	WEB上シリアルNo入力で交換不要	WEB上シリアルNo入力で交換不要	WEB上シリアルNo入力で交換不要

(Tachy：ICD, CRT-D/Brady：ペースメーカ, CRT-P)
無線／有線対応機種については**表3**参照.

tricular fibrillation（VF）エピソードがあっても，交信時にもし新規の上室不整脈があれば，新規優先のため上室不整脈のEGMが送信される．しかし，Iperia®/Itrevia®以降の機種では送信は1件のみだがVT/VF優先機能がつき，Ilivia®/Inlexa®以降の機種では最大4件の送信ができるようになるなど，その機能は向上している．ペースメーカ，両心室ペースメーカ（cardiac resynchronization therapy pacemaker：CRT-P）でのEGMは1日1回の送信時に送られるのみで，

機種によってはエピソード送信機能がないものもある（**表2b**参照）．

📄 memo

治療エピソードについては，すべての機種でWeb上では検出時と治療後の部分しか閲覧できないため，EGMが短すぎることから，治療が有効かどうかの評価や，不適切作動かどうかの判断が難しいことがある．

表2a　データ送信について（ICD，CRT-D）

		BIOTRONIK	Medtronic	Abbott	Boston Scientific	SORIN
データ送信	定期自動送信（スケジュール送信）	毎日データ送信（スケジュール不要）	Webにスケジュール入力（最大6回先の分までは入力可）	Webにスケジュール入力（初回のみ）	無線タイプは自動，Webにスケジュール入力（初回のみ） 有線タイプは手動送信（患者に送信日を説明，Web入力で中継器にお知らせランプ点滅）	Webにスケジュール入力（初回のみ）
	アラート送信（異常時交信）	携帯していれば即時送信，携帯していなければ近づいたときに即時送信	中継機器の交信範囲内で即時送信（発生時に送信不可なら3時間ごと72時間送信を試みる）＊Reveal LINQはデータ読み込み設定時間の5時間後	毎日1回行われるアラート確認後	毎日1回行われるアラート確認後（無線のみ：S-ICD除く）	毎日1回行われるアラート確認後，AM7時（変更可）に一斉送信
	手動送信	不可	可	可	可	可
アラート時のEGM		携帯していれば即時送信のためエピソードすべて確認可能 携帯していなければ，最新機種は4つ，以前の機種1つのみ（詳細は文章に記載）	エピソードはすべて（本体の設定による） 注1：check to check間でショック治療のエピソードは1つのみ 注2：ATP治療はアラート送信なし ＊Reveal LINQは最新1件のイベントのみ送信（優先順位設定可）	エピソードはすべて（本体の設定による）	エピソードはすべて（本体の設定による）	エピソードはすべて（本体の設定による）Web上に送信され，1つのエピソードで2回の治療のみ閲覧できる （優先順位：ショック＞ATP，すべてショック/ATPの場合は最初と最後2つ，ただし，Web⇒プログラマーでは全治療閲覧可）．
アラート送信におけるタイムラグ（本体と中継機が交信内にあるとき）		なし	ほとんどなし（通常10〜15分程度，サーバメンテナンス時は終了後）	あり 最大24時間	あり 最大24時間	あり 最大26時間（初期設定時）
デバイス本体の電池寿命への影響		30Jのショック1回分/寿命	1〜2日程度/1回送信 ＊Reveal LINQは10〜12時間/1回送信	最低1〜2ヵ月/寿命	なし	1J/1回送信

無線/有線対応機種については表3a参照．

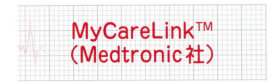

　他社にはない特徴として，国内にRMが導入された2010年4月以前に植え込まれた機種に対してもRMの導入が可能であることが挙げられ

る（図2）．また，植込み型ループレコーダーの1機種であるReveal LINQ®に対してRMが導入できる．中継機器との交信方法に関してはペースメーカ，CRT-Pは手動送信，ICD，CRT-D，Reveal LINQ®は自動送信という違いがある．定期スケジュール送信は6年先まで入力可能だが，最大6回先までの分しか組めない．月に1度の定期送信を組んでいる筆者らの施設

2. 遠隔管理に関する各メーカーの特徴を知る　239

表2b　データ送信について（ペースメーカ，CRT-P）

		BIOTRONIK	Medtronic	Abbott	Boston Scientific	SORIN
データ送信	定期自動送信（スケジュール送信）	毎日データ送信（スケジュール不要）	不可 手動送信のみ（患者に送信日を説明）	Webにスケジュール入力（初回のみ）	無線タイプは自動，Webにスケジュール入力 有線タイプは手動送信（患者に送信日を説明，Web入力で中継器にお知らせランプ点滅）	不可 手動送信のみ（患者に送信日を説明）
	アラート送信（異常時交信）	不可	不可	毎日1回行われるアラート確認後	毎日1回行われるアラート確認後（無線タイプのみ）	不可
	手動送信	不可	可	可	可	可
アラート時のEGM		アラート対応はないが，毎日のデータ送信時，エピソードあればリード不全と心房/心室ハイレートの最新1件のみ.（EviaPro/Eviaはエピソード送信機能なし）注：携帯していてもアラート対応でないため即時送信されない	アラート対応はないが，手動送信時にエピソードがあればすべて（本体の設定による）	エピソードはすべて（本体の設定による）	エピソードはすべて（無線のみ，本体の設定による）	アラート対応はないが，手動送信時にエピソードがあれば，Webからプログラマーに移行することですべてのEGMが確認可能（本体の設定による）
アラート送信におけるタイムラグ（本体と中継機が交信内にあるとき）		なし	アラート送信不可	あり 最大22時間	あり 最大24時間	アラート送信不可
デバイス本体の電池寿命への影響		約3ヵ月/寿命	なし	最低2～3ヵ月/寿命	6～9ヵ月/寿命	なし

無線/有線対応機種については**表3b**参照.

表3a　遠隔管理対応機種（ICD，CRT-D）

システム名	ICD	CRT-D
HomeMonitoring® （BIOTRONIK社）	Lumax340, Lumax540, Lumax740, Ilesto5, Ilesto7, Iforia7, Iperia7, Itrevia5, Ilivia7, Inlexa7	Lumax340, Lumax540, Lumax740, Ilesto5, Ilesto7, Itrevia5, Itrevia7, Intica7, Inlexa7
MyCareLink™ （Medtronic社）	Marquis*, Maximo*, Virtuoso, Secura, Protecta, Evera, Visia	InSync III Marquis*, Concerto, Consulta, Protecta, Viva, Compia, Amplia
Merlin. net™ （Abbott社）	Current, Current RF Plus, AnalyST, Ellipse（ニュートリノICD）, Ellipse Limited（ニュートリノICD Limited）, Fortify ST（ハートマインダーST）, Fotify Assura（ハートマインダー＋）	Promote RF, Promote RF PLUS, Unify（エクセリスCRT-D）, Unify Assura（エクセリス＋CRT-D）, Unify Quadra（エクセリスクアドラ）, Quadra Assura（クアドラ＋エクセリス）, Quadra Assura MP（クアドラ＋エクセリスMP）
LATITUDE™ NXT (Boston Scientific社)	TELIGEN*, INCEPTA*, ENERGEN*, DYNAGEN, EMBLEM S-ICD, RESONATE, MOMENTUM, PERCIVA MINI, CHARISMA	COGNIS*, INCEPTA*, ENERGEN*, DYNAGEN, RESONATE, MOMENTUM, CHARISMA
SMARTVIEW （SORIN社）	PARADYM RF, INTENSIA, PLATINiUM	PARADYM RF, INTENSIA, PLATINiUM

＊は有線のみ対応.
（　）は同一機種で日本光電販売名.

表3b 遠隔管理対応機種（ペースメーカ，CRT-P）

システム名	ペースメーカ	CRT-P
HomeMonitoring® （BIOTRONIK社）	Evia*, EviaPro*, Etrinsa8*, Eluna8*, Epyra8*, Edora8*, Enticos8*	Evia*, EviaPro*, Evity8*
MyCareLink™ （Medtronic社）	Kappa900, EnPulse2, EnRhythm, Sensia, Adapta, Versa, Advisa	Consulta, Viva
Merlin.net™ （Abbott社）	Accent RF*（ニュアンスSRF*）， Accent MRI*（ニュアンスMRI RF*） Assurity*（ゼネックス*）， Assurity MRI*（ゼネックスMRI*）	Anthem RF*, Allure RF*（リリーブCRT-P*）， Allure Quadra RF* （リリーブクアドラCRT-P*） Quadra Allure MRI（クアドラリリーブMRI*） Quadra Allure MP（クアドラリリーブMP*）
LATITUDE™ NXT （Boston Scientific社）	INGENIO, ACCOLADE*	INVIVE, VALITUDE*
SMARTVIEW HOTSPOT （SORIN社）	REPLY 200, KORA 100, KORA 250	REPLY CRT-P

＊は無線のみ対応．
（　）は同一機種で日本光電販売名．

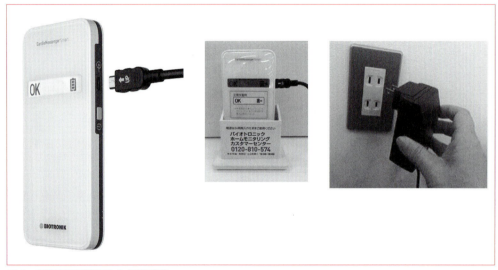

図1　BIOTRONIK社の中継機器

では半年に1度予定を入力しなければならないため，入力忘れに注意をしている．

　アラート送信は，ICD，CRT-Dについてはアラートが起こったときに，交信範囲内であれば即時に送信され，交信範囲外であった場合3時間ごとに72時間は再送信を試みる．アラート時のEGMは，本体の設定に準ずるため外来時と同じものが閲覧できる．しかし，同一種類のアラートが，check to check（check：プログラマーチェック）内に複数回あった場合，アラート送信の対象となるのは1回のみである（Optivol®以外）．VT stormなど複数回のショック治療がある場合，エピソードはcheck to checkで1件のみの送信となるため，すべてのEGMは閲覧できない．何回目のショック治療を送信するかは選択可能であり（1〜6回目），ショック治療がなされた患者への対応は，各施設で決めておく必要がある．（例として1月1日10時，11時，12時，1月2日13時，14時のショック治療があった場合，1回目のショック治療を

2. 遠隔管理に関する各メーカーの特徴を知る

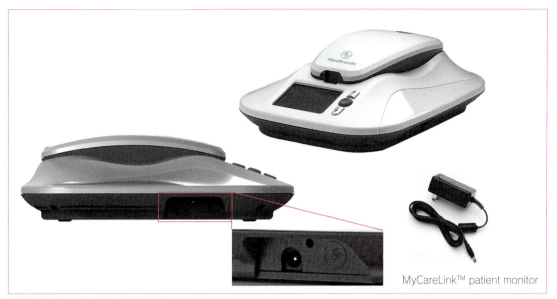

図2　Medtronic社の中継機器

送信することを選択していれば1月1日10時のエピソードがアラート送信され，2回目のショック治療を送信することを選択していれば1月1日11時のエピソードがアラート送信される）．また，抗頻拍ペーシング（anti tachycardia pacing：ATP）治療はアラート送信対応ではなく，定期送信に含まれるため注意が必要である．

💡 ワンポイントアドバイス

　国立循環器病研究センターでは患者に植込み後に実際にアラートを知らせる音を聞いてもらい，音が鳴った際には連絡をしてもらうように説明を行っている．RMの閲覧は当院では基本的に午前中にクラークがレポートを作成し，そのレポートを空いた時間に専属の看護師と臨床検査技師が解析しており，常時行っていない．そのため患者が音に気がつき連絡してくることで，早期対応が可能であったこともしばしば経験される．
　また，手動送信も可能なことから，音が鳴った際や仮に患者から症状の訴えの連絡があった際にアラート送信されていない場合には手動送信してもらうことで，リアルタイムでのEGMやそのときまでに本体に残っていたエピソード，デバイスの情報などを閲覧することができ，緊急で来院が必要かどうかの指導をすることができる．

RMに送信されるアラートとともに本体にも患者に音でアラート出現を知らせる機能（ICD，CRT-Dのみ）があり，プログラマーにてon，offの設定ができる．

Merlin.net™（Abbott社）

　他社との違いは，導入の際シリアル番号等をWeb入力するとペアリング（デバイスと中継機器を結びつけること）された中継機器が患者宅に郵送され，コンセントを電源にさして設置するだけで自動送信が可能となることである（図3）．データ送信に関しては，すべてのデバイスにおいて無線で行える．アラートに関しては，EGMのあるすべてのエピソードについて来院時と同じ波形が閲覧できるが，AM2時〜4時の中継機器との交信時間に送信されるため，最大24時間の遅れが生じる．つまり，1回送信するとそこで当日の送信は終了となるため，たとえば，2時10分に送信が終了して2時20分に新たなエピソードが発生した場合も，交信時間

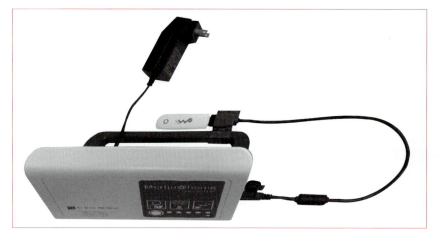

図3 Abbott社の中継機器

外の4時10分に新たなエピソードが発生した場合も，どちらも翌日2時の送信となり，それぞれ約24時間，約22時間の遅れとなる．

一方，RMで送信されたエピソードは，本体設定で「EGMを消去しない」にした場合はプログラマー上のエピソード画面には表示されないものの「古いエピソードを含む」のタブにチェックを入れると閲覧可能だが（見落とさないよう注意が必要），「消去する」にした場合は送信（またはプログラマーで閲覧）することによりEGMは本体から消去される．これは，プログラマーチェックも，RMの閲覧も同じ1件のフォローアップとみなすためである．よってRM送信後の来院時にcheck to checkのエピソードをカウントする際には，RM送信後からのエピソードカウントしか表示されないため，上記の閲覧操作を忘れないよう注意する．RMに送信されるアラートとともに本体にも患者に知らせる機能（ICD，CRT-D：振動，ペースメーカ，CRT-P：音）があり，プログラマーにて設定が選択できる．

💡 ワンポイントアドバイス

筆者らの施設では患者に植込み後1ヵ月程度で実際に振動または音を体験してもらい，このようなことがあれば，連絡をしてもらうように説明を行っている．その他，機種によっては体液モニタリングやEGMのST評価なども行える．

LATITUDE™NXT（Boston Scientific社）

他社にはない特徴として，血圧計と体重計が付属していることが挙げられる（図4）．1日1回の測定値が，自動で（Bluetoothで交信）中継機器に保存される．それらの数値や，設定された睡眠時間中に生じる1時間あたりの呼吸障害イベントの平均回数が表示できるAP Scan™，呼吸数，アクティビティーログなどが1枚のトレンドレポートとなり，心不全管理に必要な情報を多角的に得ることができる．なお，血圧，体重は当日最初の測定から20分間は再測定可能で，それ以降計測しても当日の値として反映しない．たとえば，朝昼晩測っても朝の値が当日の値となる．

アラートに関しては，随時送信ではなく，毎日1回行われるアラート確認後に一斉送信となり最大24時間の遅れが生じる（前述のMerlin. net™と同様）．アラートの際のEGMはデバイス本体の設定に準じるため，来院時と同じように閲覧することができる．電池寿命への影響については，ICD，CRT-Dに関して，他社と違い植込み時の予測寿命にRM分も加味されている

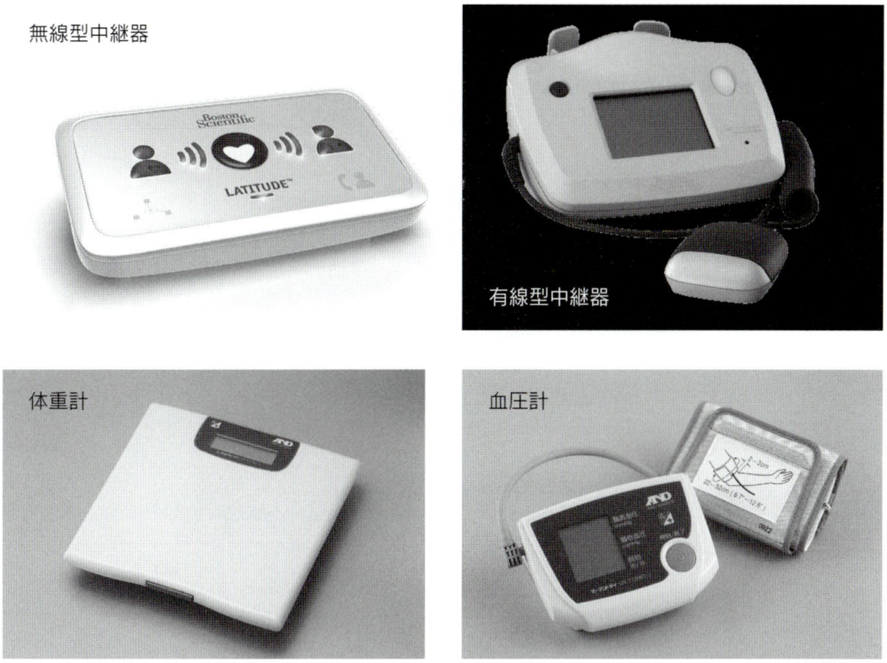

2. 遠隔管理に関する各メーカーの特徴を知る　243

図4　Boston Scientific社の中継機器と血圧計・体重計

ため影響なしと記載している（**表2a**）.

　中継機器について，以前の有線タイプがすべてのデバイスにおいて無線タイプに変わっている．2016年11月時点で有線の中継機器の取り扱いは終了しているため，以前の有線タイプはRMを導入できない.

SMARTVIEW（SORIN社）

　SORIN社のRMはペースメーカ，CRT-Pのシステム名をSMARTVIEW HOTSPOT，ICD，CRT-Dのシステム名をSMARTVIEWと呼び，ペースメーカ，CRT-Pは手動送信，ICD，CRT-Dでは自動送信と，中継機器との交信方法に違いがある（**図5**）．設置については，希望すれば業者が患者宅を訪問し初回送信までを行ってくれるため，高齢で独居の患者など導入がスムーズに行えるという利点がある．当院で

もこの患者宅訪問制度を活用することで，同意書を取得すること以外の詳細な説明が不要となり，業務負担が軽減された．また，訪問設置をすることで中継機器が届いてからコールセンターへ問い合わせるのがわずらわしくて設置が進まないという事案はなくなり，設置場所や送信についての説明も実際の中継機器を自宅で見ながら聞くことができるため，患者にとって理解しやすい.

　ICD，CRT-Dのアラートに関しては，随時送信ではなく，毎日1回AM 0時〜5時（初期設定，5時間枠で変更可能）に行われる交信時間でのアラート確認後，AM 7時（初期設定，変更可能）に一斉送信となるため，初期設定の場合は最大26時間の遅れが生じる．アラートEGMに関してはデバイス本体に保存されているすべてが送信され，Web上では1つのエピソードで2回の治療のみ閲覧できる（優先順位は**表2a**参照）．すべての治療を確認するためにはWeb上にあるソースファイルというタグからUSBメモリ

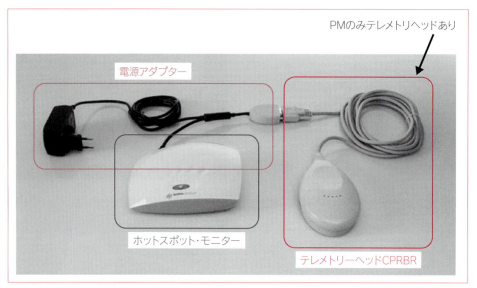

図5　SORIN社の中継機器

に保存しプログラマーにデータを移すことが必要となる．ペースメーカ，CRT-Pの不整脈EGMについてはWeb上での確認ができず，プログラマーに移すことですべて閲覧可能となる（Web上では不整脈の種類とイベント回数のみ確認可）．ペースメーカ，CRT-Pでは手動送信のみでデバイス側から中継機器への交信がないため電池寿命への影響がないことも特徴の1つに挙げられる．

3 遠隔管理の実践方法・円滑に行うコツを知る

遠隔モニタリングシステムは，各臨床試験において証明された安全性と有用性に優れたシステムであることはいうまでもない（**表1**）．このシステムで得られるメリットは臨床上とても大きく，国立循環器病研究センターでも実際に活用する中で幾度となくそれを経験してきた．また，医療費削減が社会的課題となる中，日本政府が推進するこのシステムは，心臓植込み型デバイス患者管理を行ううえで，重要な役割を今後も担っていくと考えられる．

一方，システム導入には新たな業務内容が増えるため，人員確保・導入基準・導入方法・アラート対応法など，克服すべき課題も多くある．本項ではこれまでの当院での経験をもとに，運営方法を含め，遠隔モニタリングの実践方法と円滑に行うポイントをまとめる．100施設あれば100とおりの方法があってよいと思われるため，各施設に合った実践方法が確立できるよう役立てていただければ幸いである．

業務内容の把握と「仲間」集め

遠隔モニタリングを運用するためにどのような業務内容が必要かを**表2**に整理した．遠隔モニタリングに携わる職種は多職種で人数が多いに越したことはないため，人数が少ないから導入できないと断念する施設もよく聞く．しかし，目的によって業務内容は調整することができる．たとえば，現在のシステムでは送信データの内容や心内心電図を見るにはPDF化が必要であり，定期送信を予定すると大幅な業務負担となる．一方，アラート対応のみとすれば，PDF化やプリントアウトの負担も少なく済む．また，遠隔モニタリングが必須の患者にのみ導入するという考え方もある．

このように，目的によって導入患者や運営方法を工夫することで，少ない人数でも十分導入できると考える．継続したシステム構築を行うには，まずは仲間を増やすこと，そして1人に負担を集中させないことである．

表1　遠隔モニタリングシステムの優れた点

【もとになった臨床試験】
・TRUST試験，COMPAS試験，J-Home ICD試験，ECOST試験，IN-TIME試験
【証明された利点（赤字部分）】
・ICDの定期外来を3ヵ月ごと→12ヵ月ごとに延長しても同等
・ペースメーカの定期外来を6ヵ月ごと→18ヵ月ごとに延長しても同等
・無症状のイベント発生から医療機関の対応まで：34〜122日短縮
・入院回数：66〜72%減少
・死亡率：61%減少

表2　遠隔管理を運用するための業務内容

導入するために
・患者・家族へシステムの説明と同意書取得
同意書が取得できたら
・送信機の設方法説明と連絡先の確認
・Webに患者登録と送信機準備
・アラート設定を確認
・定期送信日入力（Medtronic社のシステムは定期的に必要）
送信データ確認
・PDF化（内容確認のためすべての送信データで必要）
・プリントアウト（必要に応じて）
・データ所見解析
　定期・アラート送信：カルテへの取り込みと送信内容の記載
　アラート送信・異常所見：医師への報告と対応，患者への連絡
患者からの問い合わせに対応
未設置や送信不良患者へ電話介入
患者データベース作成

表3　遠隔管理使用目的と送信方法（国立循環器病研究センターの遠隔モニタリング）

1. 患者の命を守る	→ アラート送信
2. 外来をスムーズに行う	→ スケジュール送信
3. 外来受診回数を減らす	→ スケジュール送信
4. 患者の予後を改善する	→ スケジュール・アラート送信

目的をしっかりと定めて導入を開始する

　最初に各施設で何を目的に遠隔モニタリングを導入するかを考える必要がある．「とりあえず導入してみる」という考えでは，後で収拾がつかなくなり，増加する患者数に耐え切れなくなることが危惧される．

　遠隔モニタリングの使用目的は，**表3**に示すように，大きく4つ挙げられる．

　送信種類は3種類あり（**図1**），使用目的に沿って，この送信方法を組み合わせることで，多様な運用が可能になる．

目的にあった具体的な使用方法

患者の命を守る

　不整脈イベントや，バッテリー・リードなどのデバイス異常が，設定した基準値を逸脱するとアラートとして送信される．アラート設定の仕方によっては毎日多くのアラートが送信され，業務が増える可能性もある．業務負担を増やさず患者の命を守るために有効なアラート管理をする必要がある．

　アラート管理のポイント（**表4**）に沿って，各施設で協議し決定していく必要がある．緊急性の高いアラートに対しては，早期対応が必要になる．たとえば，心房細動のアラートがあった場合は，どのように対応するのか，院内で統

●スケジュール（定期）送信
・施設で予定を組んだ日にデータを送信する

●アラート送信
・施設で設定したアラートを認めた際にデータを送信する
・送信のお知らせがメールやFAXで届く

●患者手動送信
・患者自らが送信することができる（一部のメーカーは除く）

図1　送信の種類

3. 遠隔管理の実践方法・円滑に行うコツを知る 247

表4 アラート管理のポイント

- ●アラート対応の時間帯決定
  - ・24時間緊急体制にするのかどうか
- ●院内で統一したアラート内容と基準値の設定
- ●アラートメール，FAX管理の担当者は
- ●アラート受信時の対応はどうするか
  - ・緊急対応の必要なもの
  - ・報告のみ必要なもの
  - ・様子観察のもの
- ●医師への報告経路
- ●アラート発生時の対応方法を患者へ説明
- ●患者への連絡先確認と連絡方法の統一

いつ，誰が行うのか決定することが必要！

表5 スケジュール送信を用いて外来をスムーズに行うポイント

- ●外来日に合わせてスケジュール送信を組む
  - ・月間・週間予定表など作成し，スケジュール化する
  - ・手動送信の場合，患者に送信方法と送信予定日を指導
- ●定期送信されなかった患者への対応方法
  - ・介入するのか，しないのか
- ●データ所見解析について
  - ・データのPDF化とプリントアウトが必要
- ●所見はどのようにまとめるか
  - ・カルテへの取り込み方法

いつ，誰が行うのか決定することが必要！

一した対応が行えるように，SOPやスコア表の活用などで，職種や経年別に関係なく誰でも同じ対応ができるようにする必要がある．また，24時間緊急体制としない場合，患者さんへの説明の際には緊急対応のシステムではないことを強調し，夜間・休日の緊急時は救急要請を行うよう指導し，しっかり同意を得てから導入することが重要である．

また，メーカーごとにアラート分類，緊急アラートメール，FAX通知の時間帯，アラート発生から通知受信までの時間帯はさまざまであり，アラート内容だけでなく通知機能についても適切に理解する必要がある．

外来をスムーズに行う

デバイス植込み患者の管理は，通常の対面診療の場合，約4～6カ月ごとにデバイス外来を受診して診察前にプログラマーデバイスチェックを行い，そのデータをもとに医師が診察を行うのが一般的である．飽和する外来患者数とそれに伴う待ち時間の延長は，どの施設でも問題になっている．ここでは至ってシンプルな考え方で，外来で行うデバイスチェックの代わりに遠隔モニタリングを代用するということである（**表5**）．たとえば，月曜はスケジュール送信を組む日，火曜日はデータPDF化とプリントを

する日など，業務をスケジュール化することがお勧めである．

スケジュール送信されなかった患者への対応方法に関しては，スタッフが多い場合や不良送信患者が少ない場合は介入が可能であるのに加え，患者自身が外来受診するので送信不良が問題になることは基本的にない．送信不良患者には，外来時に設置状況と手順を確認するほうが，負担が少なく済むかもしれない．また，各メーカーのフリーダイアルをうまく活用するのもよいと思われる．

データの所見解析について，いつ，誰が行い，どのようにまとめるか決定する必要がある．外来前に解析し，そのデータをもとに医師が診察や設定変更などを検討することが可能になるため，診察時間の短縮が期待できる．併せて，データをどのようにまとめるかもあらかじめ決定しておくと，事務的業務の煩雑化が防げる．

外来受診回数を減らす

臨床試験により，遠隔モニタリングは外来診療と同等，それ以上の安全性と有用性があると立証されており，外来受診回数を減らすことを目的に使用できる（**表1**）．ここでは安全に外来回数を減らすために，スケジュール送信を活用する．

VI

遠隔管理

まず，外来間隔をどうするのか，それに伴ってスケジュール送信をどのくらいの間隔で行うのか決定する必要がある．外来回数は減らせるが，スケジュール送信の回数分データ所見解析を行う業務が増える．スケジュール送信を活用するポイントに沿って管理していく必要がある．特に，事務的業務の負担が予測される．これに対応するために，診療クラークや事務員，秘書などの協力を呼びかけ，医療者の業務負担軽減に努めることも重要である．また，診療報酬算定の際に診療録の記載を忘れず行う必要があるため，どのように記載するか決めておくことを勧める．

患者の予後を改善する

アラート送信，スケジュール送信，患者手動送信をすべて組み合わせることで，さらに質の高い在宅での患者管理を行うことができる．デバイス情報のみならずあらゆる生体情報から心不全管理，不整脈治療介入やアブレーションや内服効果などの治療の評価が可能になる．これを可能にするためには，チーム運用が必要不可欠であり，各施設でどのように介入していくか決める必要がある．

遠隔モニタリング運用の実践

当院では，年間約3,000名をデバイス外来で診療している．2017年11月の時点で約1,500名（除細動機能付き植込み型デバイスを中心）に対して，①患者の命を守る，②外来をスムーズに行う，③外来受診回数を減らす，④患者の予後を改善する，の4つを目的に遠隔モニタリングを導入している（表3）．

2010年の遠隔モニタリング開始当初は，医師1名と看護師1名で運営していた．しかし，当院の年間新規デバイス植込み患者数は約270

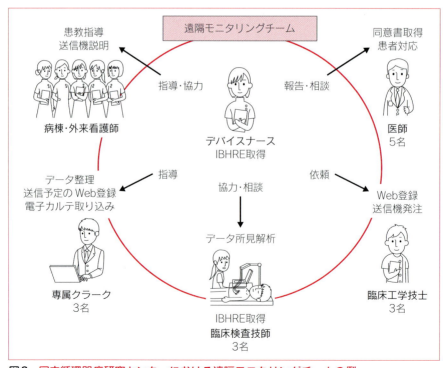

図2　国立循環器病研究センターにおける遠隔モニタリングチームの例
IBHRE : International Board of Heart Rhythm Examiners

名と増加の一途をたどっており，それに伴う遠隔モニタリング業務は破綻寸前だった．そこで，専属のデバイスナースを中心とした多職種による遠隔モニタリングチーム運用を開始し業務分担を行った（図2）．

次に，目的に沿ってアラート整理を行った．結果，1日の平均アラート件数を減らすことができ，患者増加とともにスケジュール送信件数は増えたものの，必要なデータをしっかりと管理できる体制ができた（図3）．

ワンポイントアドバイス

当院での実践のポイントを以下にまとめる．
- デバイスナースが中心となり遠隔モニタリングのマネージメントを行う．
- 専属クラークがデータ整理を担当する．
- 平日の日勤帯にデータ解析を行うことで，異常の早期発見を行う．
- スケジュール送信を1回/月にすることで，外来回数を減らした際の患者の安全を担保し，外来受診前の患者の状態把握が可能となる．
- 患者連絡用の郵送定型文書を作成し，緊急連絡や不良送信時に活用する．
- メーカーごとの多種多様な送信機とシステムに対応する「全社統一の同意書」を作成し，使用する．

以上の特徴を踏まえ，導入から外来までの流れを提示する（図4, 5）．これらの運用に関しては，医師とデバイスナースが中心となり，定期的にすべての職種が集まる遠隔モニタリング会議を開催し，各部署からの問題点を議題に挙げ検討している．各部署が業務全体を把握したうえで問題を捉えることができるため，問題解決が早いだけでなく，各部署の横のつながりができて協力が得られるため，安心して業務につくことができる．また，全職種のモニタリング知識レベルが向上することにより，各職種の積極性が生まれるメリットもある（図6）．

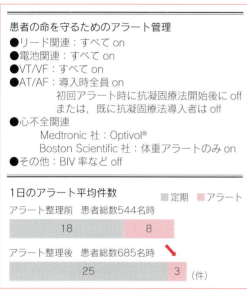

図3　アラート管理とアラート整理の結果

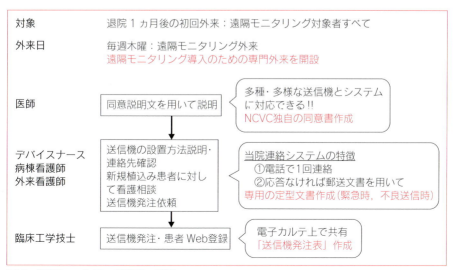

図4　遠隔モニタリング導入の流れ
NCVC：国立循環器病研究センター

250　VI章　遠隔管理

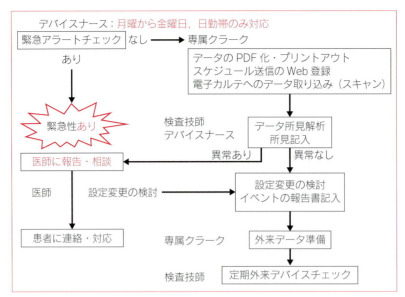

図5　受信データ所見解析→外来まで

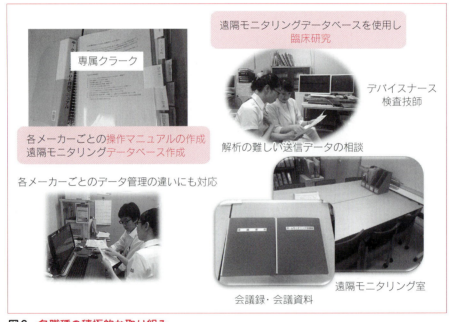

図6　各職種の積極的な取り組み

4 今後の展開

2000年代からさまざまなエビデンスが構築され，デバイス患者に対する遠隔管理の有用性は十分証明された．2016年6月に「遠隔モニタリングの推進」が政府の閣議決定として公表されたことにより，今後デバイスの遠隔管理は本邦において重要な位置づけとなるのは間違いない．

メーカーごとに未だ細かい相違点があるものの，デバイスの遠隔モニタリングは「デバイスで得られた情報を送信する」という非常にシンプルなものなので，システム自体は現時点でほぼ完成形に近い．全国的に浸透しつつあるものの，アラート対応のみ活用する，診察を早く行うために活用する，通院期間を延長するために活用する，など医療者側に負担の少ない活用が多い．

また，現在のエビデンスはすべて海外の報告であり，本邦で公に許容されるデータはなく，大手を振ってシステムを活用できる環境にない．今後は，日本独自のデータを構築するとともに，多くの患者に対応し予後も改善する，患者側に立った管理体制の構築が望まれている．

日本独自の データの構築

長寿大国である日本が今後高齢化社会を迎えるにあたり，膨大な数の外来患者が医療機関の負担になることが予想される．外来負担を軽減しうる遠隔管理を積極的に活用していくためには公に許容される必要があるが，日本独自のデータはない．本邦にて現在1,000人を超える規模のat Home研究が進行中であり，今後もさらなる日本独自のデータ構築に期待したい．

患者の予後を改善する 管理体制の構築

IN-TIME研究[1]やALTITUDE研究[2]で予後改善効果を認めると報告され注目されたが，その後REM-HF研究やMORE-CARE研究[3]により改善しないと報告された．REM-HF研究ではデータ送信が週1回であったのに対し，IN-TIME研究では毎日の送信が3日連続送信不良なら介入したという違いがあり，予後改善にはBIOTRONIK社のdaily monitoringのようなきめ細かい管理が必要なのかもしれない．さらに，高い送信率（75％以上）[4]や早期導入（91日以内）[5]が予後改善に効果があるとされる．

患者の予後を改善するにはこれらの課題をパスする必要があり，少ない保険点数の影響で人員確保が困難な本邦では実現しがたかった（2018年の改定で改善された）．遠隔管理は医療費削減に寄与するとの報告もあるため，人員を確保できるような国のいっそうの後押しや，それに伴う管理体制の構築に期待したい．

より多くの患者に対応する管理体制の構築

本邦では医療機関ごとに患者が遠隔管理されている。この体制では全患者に対応することはできない。今後はより多くの医療機関が連携することにより対応していく必要がある。岡山県で基幹病院同士が連携するなど，一部の地域で試みられているが，今後広がりを見せる管理体制の構築に期待したい。国立循環器病研究センターでも現在，Medtronic社のケアリンクエクスプレスシステム（クリニックでチェックしたデータを，クリニックと基幹病院で共有する遠隔モニタリングシステム）を利用して，病診連携をしている実地医家の先生方と患者対応にあたる「地域全体で患者を管理する」新しい管理体制の構築を行っている。

文献
1）Gerhard H, et al：Implant-based multiparameter telemonitoring of patients with heart failure（IN-TIME）：a randomised controlled trial. Lancet **384**：583-590, 2015
2）Saxon LA, et al：Long-term outcome after ICD and CRT implantation and influence of remote device follow-up：the ALTITUDE survival study. Circulation **122**：2359-2367, 2010
3）Boriani G, et al：Effects of remote monitoring on clinical outcomes and use of healthcare resources in heart failure patients with biventricular defibrillators：results of the MORE-CARE multicentre randomized controlled trial. Eur J Heart Fail **19**：416-425, 2017
4）Varma N, et al：The relationship between level of adherence to automatic wireless remote monitoring and survival in pacemaker and defibrillator patients. J Am Coll Cardiol **65**：2601-2610, 2015
5）Mittal S, et al：Improved survival in patients enrolled promptly into remote monitoring following cardiac implantable electronic device implantation. J Intern Card Electrophysiol **46**：129-136, 2016

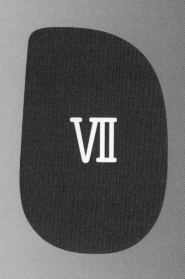

リード抜去

1 リード抜去の適応を知る

Heart Rhythm Society（HRS）の経静脈的リード抜去のExpert Consensusに準じて，リード抜去の適応を決定する[1]．リード抜去は重大なリスクを伴う手技であることから適応については慎重に決める必要がある．特に，Class Ⅱ bのリード抜去適応は慎重に検討すべきである．2017年にリードマネージメントに関する新たなHRS Expert Consensusが発表された[2]．

ポケット感染，リード感染

人工物感染では，細菌によりバイオフィルムが形成され，抗菌薬による治癒が困難となることが知られている．そのため，デバイス感染に対する治療は抗菌薬単独ではなく，リードを含めた人工物の全抜去を行うことが望ましい（Class Ⅰ）．

経静脈的リード抜去が普及する前には，ジェネレータのみ抜去してリードを短く切断し，断端を埋没することが行われていた．デバイス全システム抜去後の死亡率は7.4％から18％，ジェネレータのみ抜去した後の死亡率は8.4％から41％と報告により差がある[3]．デバイス露出のみで感染徴候に乏しい場合であっても細菌汚染は生じていると考えるべきである．局所の感染徴候のみでも高率にリード感染を合併していると報告されている[4]．また，リード感染や感染性心内膜炎を合併している症例では，リードを含めたデバイスシステム全抜去が予後を改善させると報告されている[5]．

ジェネレータやリードにまで至っていない表層感染は，デブリードマン，抗菌薬治療，外用剤などによって治癒が見込めるため，リード抜去の適応とはならない（Class Ⅲ）．

> ### 💡 ワンポイントアドバイス
>
> 縫合糸膿瘍や縫合不全が起こった場合は，デブリードマンを行い，再縫合することを検討する．このときにジェネレータを露出させないように注意する．創の離開がなく，びらんのみの場合は，精製白糖・ポビドンヨード配合剤やスルファジアン銀クリームなど抗菌性外用剤で治療する．術後30日以内の急性期の表層感染では10日間の経口抗菌薬の投与が推奨されている[2]．ジェネレータやリードが細菌汚染されるおそれがあるため，試験穿刺は行ってはいけない．

感染源不明の菌血症

デバイス植込み患者に感染源不明の菌血症が見られた場合は，リード感染を起こしている可能性がある．デバイス感染の起炎菌はブドウ球菌属が多いため[6]，デバイス植込み患者に生じた感染源不明のグラム陽性球菌菌血症はリード抜去のClass Ⅰ適応とされている．一方，デバイス感染の起炎菌に占めるグラム陰性桿菌の割合は小さいことから，感染源不明のグラム陰性桿菌菌血症に対しては，Class Ⅱaのリード抜去適応とされていた．2017年のHRS Expert

Consensusではグラム陰性桿菌については抗菌薬治療を優先させて，感染再発したときや鎮静化しないときにリード抜去が推奨されている．また，デバイス植込み患者に，感染性心内膜炎が発症した場合，リードやジェネレータへの感染が明らかでなくてもデバイスシステム全抜去が推奨されている（Class I）．

慢性菌血症

デバイスに関係しない慢性菌血症で長期抑制的抗菌薬内服をしている症例では，リード抜去の適応はないとされていた．2017年のHRS Expert Consensusでは，他のデバイスや人工物の影響を慎重に検討することが推奨されている．例として左室補助人工心臓装置中の患者が挙げられる．

静脈閉塞，血栓症

リードについた血栓による塞栓症や，有症候性の上大静脈閉塞，上大静脈ステント留置が予定されている症例は，リード抜去のClass I適応である．リード追加が必要な場合に，両側鎖骨下静脈もしくは上大静脈が閉塞している場合はリード抜去によるリード入れ替えの適応がある（Class I）．リードとは反対側の鎖骨下静脈が何らかの理由（静脈閉塞，リンパ節郭清後，透析用シャント造設後，ポケット感染の既往など）により使用できない場合は，既存リードを抜去して新たにリードを留置することを検討する．反対側の鎖骨下静脈が使用可能な場合でも，リード抜去によるリード入れ替えはClass IIaの適応である．上大静脈等にステント留置が予定されている場合は，ステントによりリードがトラップされて抜去不能となることを防ぐため，ステント留置前にリード抜去することが推奨されている（Class I）．

💡 **ワンポイントアドバイス**

リード追加が必要な場合，術前にカテーテル検査室で末梢静脈から造影を行い鎖骨下静脈の閉塞がないか確認する．リード留置側の静脈が閉塞もしくは狭窄していた場合は，反対側の鎖骨下静脈も造影する．リード抜去はリスクを伴う手技であるため，反対側からのリード追加を検討する．両側鎖骨下静脈閉塞の症例では，外科的に心外膜リードを留置するか，リード抜去後にリードを入れ替える．経皮的血管形成術も選択肢の1つとなりうる．

留置したままであると害を及ぼすおそれのあるリードの抜去

心腔内に浮遊していて致死性不整脈を起こす危険性のあるリードは，リード抜去のClass I適応である．Telectronics社のAccufix®リードはワイヤーが飛び出して心穿孔を起こすことが報告されたためリコールされたリードである．これまでAccufix®はリード抜去の適応とされていたが，リード抜去に伴う合併症リスクがリードを放置した場合のリスクを上回ることが報告されたため，2017年のHRS Expert ConsensusではClass IIb適応となった．その他のリコールリードの予防的抜去もClass IIb適応である．既存のリードが，リード追加手技の妨げとなる場合や，悪性腫瘍の治療の妨げになる場合は，Class IIaの抜去適応である．

リード植込み本数が多い場合

片側の鎖骨下静脈を5本以上，または上大静

脈を6本以上リードが通過する場合，静脈閉塞のリスクが懸念され，またリード同士の複雑な癒着を生じることから将来的に抜去が困難となるおそれがある．そのため，リード本数が前記以上の場合のリード抜去はClass Ⅱa適応とされている．

MRI対応デバイスへのアップグレード

MRIでしか診断できない疾患を有する場合にMRI非対応リードから対応リードへの変更を検討することがある．2009年のHRS Expert ConsensusではMRI非対応かつ機能していないリードが植込まれている患者がMRIの施行を要する場合，Class Ⅱaのリード抜去適応とされていた[1]．しかしながら，最近，遺残リードや心外膜リードがなければMRIを安全に施行できるというエビデンスが蓄積されてきたことから，2017年のHRS Expert ConsensusではMRI対応デバイスへのアップグレード目的のリード抜去はClass Ⅱbの推奨となった[2]．

慢性疼痛

デバイス本体やリード植込み部の疼痛を訴える症例に対して，他に治療手段がないと考えられた場合は，リード抜去のClass Ⅱa適応とされる．しかしながら，慢性疼痛の原因の特定は困難であるため，リード抜去の適応決定は慎重にすべきである．リード抜去後も症状が改善しない可能性があることと，ペーシング依存症例の場合はデバイスの再植込みが必要であることを十分説明する必要がある．

> **ワンポイントアドバイス**
>
> 慢性疼痛の症例では，ポケットを再形成してジェネレータの位置を深くしたり，リードをジェネレータの下に収めたりすることをまず検討する．ジェネレータやリードの位置変更が困難な場合や，皮膚の炎症所見があればリード抜去を検討する．

> **memo**
>
> リード不全やデバイスアップグレードで不要となったリードを残す場合は，血管内に引き込まれないよう，将来リード抜去ができるように残すことが推奨されている[2]．

文献

1) Wilkoff BL, et al：Transvenous lead extraction：Heart Rhythm Society expert consensus on facilities, training, indications, and patient management：this document was endorsed by the American Heart Association（AHA）. Heart Rhythm **6**：1085-1104, 2009
2) Kusumoto FM, et al：2017 HRS expert consensus statement on cardiovascular implantable electronic device lead management and extraction. Heart Rhythm **14**：e503-e551, 2017
3) Gandhi T, et al：Cardiovascular implantable electronic device associated infections. Infect Dis Clin North Am **26**：57-76, 2012
4) Klug D, et al：Local symptoms at the site of pacemaker implantation indicate latent systemic infection. Heart **90**：882-886, 2004
5) Athan E, et al：Clinical Characteristics and Outcome of Infective Endocarditis Involving Implantable Cardiac Devices. JAMA **307**：1727-1735, 2012
6) Sohail MR, et al：Management and outcome of permanent pacemaker and implantable cardioverter-defibrillator infections. J Am Coll Cardiol **49**：1851-1859, 2007

2 リード抜去に必要な体制と準備を知る

術者資格と施設基準

レーザシース，メカニカルシースともに術者の要件が定められており，規定のトレーニングを受ける必要がある．施設基準としては，循環器専門医の常勤医2名以上かつ心臓外科専門医の常勤医1名以上が在籍するICD認定施設であることが必要で，さらに前記のトレーニングプログラムを受けた医師が2名以上常勤しなければならない．院内に倫理委員会，リスクマネージメント委員会，感染対策委員会等が設置されていて，症例検討が行える体制が望まれる．

リード抜去に必要な人員

Heart Rhythm Society（HRS）の経静脈的リード抜去に関するExpert Consensus[1]では，以下の体制が推奨されている．術者，助手，心臓外科医，麻酔科医，外回りスタッフ，放射線技師，心エコーを操作するスタッフである．これに準じて，チームを組織する．

リード抜去では術中合併症が起こるとただちに生命に危険が及ぶため，開胸手術に備えて心臓外科医が即座に対応できる体制をとる必要がある．鎮静下にリード抜去を行う際も，麻酔科医が対応できるよう術前にコンサルトする必要がある．植込みデバイス，リード抜去，人工心肺装置に精通した臨床工学技士の外回りスタッフとしての役割は非常に大きい．

リード抜去に必要な設備

リード抜去を行う際には，開胸に備えて人工心肺装置が使用できる手術室を確保する．カテーテル室でリード抜去を行う場合は，経皮的心肺補助装置（PCPS）を必ず準備する．また，大量出血に備えて，自己血回収装置があることが望ましい．リード抜去の際には，スクリューの格納，ロッキングデバイスの位置確認，シースの向き確認，リードが断裂した際の遺残物の確認などを行うために高分解能の透視装置が必要である．カテーテル室やハイブリッド手術室では設置型透視装置を使い，手術室では移動式の外科用透視装置（Cアーム）を用いる．レーザシースを使用する場合は，エキシマレーザ発生装置の設置場所と電源を確保する必要がある．心エコーは経胸壁心エコー以外に，経食道心エコーや心腔内エコーが使用できれば，術中リアルタイムに心膜液貯留についてモニタリングできるため有用である．

> **ワンポイントアドバイス**
>
> 国立循環器病研究センターではリード抜去を手術室で行っており，透視装置はCアームを用いている．Cアームは，発熱の問題から長時間の手技に耐えられないため，パルスレートを可能な限り低めに設定し，ワイヤー等が確認しにくい場合にだけパルスレートを上げるといった工夫をしている．

インフォームドコンセント

リード抜去の適応疾患によって説明内容が異なるため，感染症例と非感染症例に分けて考えることが望ましい．いずれにおいても，リード抜去が必要な理由とリード抜去を行わない場合の代替案について説明する．また，リード抜去には経静脈的抜去と外科的抜去の2とおりの方法があることについても説明する．経静脈的リード抜去では，緊急開胸が必要になる可能性があることと，合併症により死亡する危険性があることを理解いただくことが重要である．輸血の同意取得は必須である．感染症例の場合は，デバイス再植込みまでの期間，一時的ペーシングの必要性，抗菌薬投与期間について説明する．心不全や敗血症など，術後に起こる合併症によって死亡する危険性もあることについて説明する．

術前検査

全身麻酔および開心術に対する耐術能を評価するための術前検査を行う．必要に応じて，心筋血流評価など検査を追加する．感染症例では，血液培養と創部の培養（組織片またはスワブ）を採取する．さらに，経食道心エコーを行い，リードや弁に疣腫が付着していないか確認する．

胸部X線撮影は必須であるが，開胸に備えて

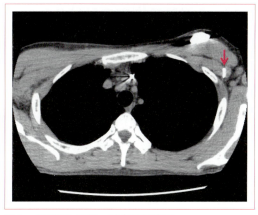

図1　CTによるリード走行の確認
矢印で示すように外側から急峻な角度で左腋窩静脈にリードが挿入されていることがわかる（↓）．

CT検査も行う．CTでは血管刺入部から先端までのリードの走行を追うことができるため，リードが血管に刺入する角度や，リード先端が穿孔していないか確認しておく．必要に応じて造影CTでも評価する．リード周囲の石灰化は，アーチファクトのためにCTでは判別困難なことが多いが，静脈造影を行うと石灰化や癒着の程度を評価しやすくなる．

> **ワンポイントアドバイス**
>
> 術前にCTを施行し，リードが静脈内のどの部分を走行しているか，先端電極が心内のどの部分に留置されているか確認し，十分にシミュレーションする（図1）．CTではアーチファクトのために電極が穿孔しているかどうか判断がつきにくいため穿孔が疑われた際は，経食道心エコーや造影検査など他のモダリティでの評価も検討する．

抜去対象リードの情報

リードの型番を確認し，構造と固定メカニズム，直径，適合シースサイズを調べたうえで，抜去方法について事前に検討する．登録情報のみを参照するのでなく，実際に胸部X線像でリードの外見を観察し，情報に誤りがないか，導線や電極の破損がないか確認する．リード固

定メカニズムは，スクリューインとタインドに大きく分かれる．左室リードにはMedtronic社のStarFix®等，特殊な固定メカニズムを持ったものがあり，これらは冠静脈壁に癒着しやすいため注意が必要である．リード径についても確認する．先端電極がリード本体より太いものや，逆に先端に向かってテーパーしているものがあり，シースサイズを選択する際に重要である．

麻酔，鎮静の方法

リード抜去は全身麻酔もしくは鎮静下に行われるが，方法は施設により異なる．全身麻酔下にリード抜去を行う施設では，麻酔科医による術前診察とリスク評価がなされる．静脈麻酔薬による鎮静下にリード抜去を行う際も，開胸手術になると全身麻酔が必要となるため，麻酔科医にコンサルトしておく．カテーテル室でリード抜去を施行して心穿孔が起こった場合，穿刺ドレナージで止血が得られなければ開胸が必要となる．開胸するとPCPSでは空気を引き込む危険性がある．清潔度の点からも，開胸する際は手術室またはハイブリッド手術室で行うことが望ましく，PCPSは一時的な救命手段として位置づける．開胸に備えて，広範囲を消毒，ドレーピングする．

ワンポイントアドバイス

ペーシング依存症例に対するリード抜去では，手技中は大腿静脈から挿入した一時的ペースメーカを使用する．手技中にペーシングカテーテルが移動した場合に，容易に修正できるためである．リード抜去手技が終了した後に，内頸静脈から，新たに清潔操作にて一時的ペースメーカを挿入する．術者も手洗いをし直す．術後の一時的ペーシングは長期間にわたる可能性があるためである．

文献
1）Wilkoff BL, et al：Transvenous lead extraction：Heart Rhythm Society expert consensus on facilities, training, indications, and patient management：this document was endorsed by the American Heart Association（AHA）. Heart Rhythm **6**：1085-1104, 2009

3 リード抜去の方法を知る

リード抜去の方法

リード抜去の方法は，外科的リード抜去と経静脈的リード抜去に分けられる．さらに経静脈的リード抜去は，lead explantationとlead extractionに分けられる．lead explantationは，リード留置の際に使用するツールを用いて単純牽引にてリードを抜去する方法である．スタイレットを挿入し，スクリューインリードであればスクリューを戻し，タインドリードであればそのまま牽引して鎖骨下静脈よりリードを抜去する．単純牽引でも植込み後1年程度未満のリードであれば抜去可能なことが多い．lead extractionは，リード抜去用の各種ツール（シース，ロッキングスタイレット，スネアカテーテル等）を用いる方法である．lead extractionでは，鎖骨下静脈アプローチ以外にも，大腿静脈アプローチや頸静脈アプローチも行われる．

植込み後1年以上経過したリードは単純牽引では抜去できない可能性があるため，原則としてlead extractionを行う．外科的リード抜去は，リードに巨大な疣腫が付着している症例や，癒着が高度で上大静脈損傷や心筋損傷のリスクが高いと予想される症例，左心系などの通常とは異なる部位や経路でリードが留置されている症例が対象となる．

リード抜去に用いられるツール

リード抜去の際にはさまざまな専用ツールが使われる．代表的なものとしてリード抜去用のシースが挙げられる．シースにはリード周囲の癒着組織を鈍的に剥離するメカニカルシースと，エキシマレーザや高周波といったエネルギー源を利用して癒着組織を切断するパワードシースがある．回転式の刃が付いたシース（Cook社のEvolution® RL）も海外で使用されている．

代表的なツールについて以下に解説する．

レーザシース

エキシマレーザリード除去システムはエキシマレーザ発生装置とレーザシースで構成される．エキシマレーザの組織深達度は0.05mmと非常に浅い．そのため，眼科領域のレーシックと同様，周辺組織への影響が少ないとされている．レーザシース，メカニカルシースともにリード径に適合したサイズを選択する．シースをサイズアップするとリードに干渉せずに周囲の癒着組織を剥離・切断しやすくなるが，血管損傷のリスクも大きくなる．

メカニカルシース

メカニカルシースの素材には、ポリプロピレン、PTFE、ステンレス等があり、それぞれに複数のサイズがある。基本的にはリード径に合わせてサイズを選択するが、あまりにタイトであるとリードをシースに通せなくなる。また、シースが進むにつれ、リードとシースの摩擦が強くなりシースがスタックすることもある。

各素材の特徴としては、PTFEが最も柔らかく血管の屈曲に沿わせやすいが、先端が破損しやすく組織を剥離する能力は高くない。ポリプロピレンはPTFEよりも硬いため剥離しやすい。PTFEほどではないが適度な柔軟性もあり、血管の屈曲にも沿わせやすいとされる。ポリプロピレン製のメカニカルシースが最もサイズが豊富である。ステンレスは柔軟性がないため、血管刺入部を剥離する際にのみ使用される。ポリプロピレンとPTFE製のシースはインナーシースとアウターシースの組み合わせで使用される。

ロッキングスタイレット

リード内の導線を固定して、牽引するためにロッキングスタイレットが用いられる。いくつか製品があり、リードをロックする機構もさまざまである。いずれの製品もリードの先端付近で導線を固定して牽引することを目的としている（図1）。

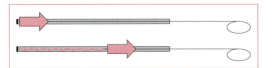

図1　ロッキングスタイレットの位置による牽引部位の違い
上の図のようにロックされた部分が先端付近であれば、牽引してもコイル導線は伸長しにくい。下の図ではロックされた部位が近位側（術者側）のため、遠位側（先端側）のコイル導線が伸長している。

ロッキングスタイレットを使用せずにリードを牽引した場合は、コイル導線が伸長してバネ状になってしまって有効な牽引ができない。また、牽引が強すぎると、導線が完全断裂することもある。抜去対象としているリードの特性（インナーコイルルーメンの通過性、コイル導線の脆弱性、絶縁被膜の経年劣化）を考慮したうえで使用するロッキングスタイレットの種類を選択する。

なお、ロッキングスタイレットは1回ロックすると、解除することが困難である。そのため、鎖骨下静脈アプローチから、大腿静脈アプローチや頸静脈アプローチに変更する場合、切断したロッキングスタイレットの断端が血管内に落ち込んで組織を傷つけないように断端処理をしなければならない。

スネアカテーテル

スネアカテーテルは主に大腿静脈アプローチで使用される。形状はさまざまで、ループ型以外にもリード本体を挟み込めるものがあり、先端が外れていないリードも把持することができる。

Cook社のニードルズアイスネアは、形状の異なる2つのループが組み合わされた構造をしている。大きなループを針穴（ニードルズアイ）に見立て、その中にスレッダ（糸通し）と呼ばれる細長いループを通してリードを取り囲み、それら2つのループをインナーシースの中に引き込むことによってリードを挟み込む。そして、PTFE製のアウターシースを進めることによってリード周囲の癒着組織を剥離する。

大腿静脈アプローチでリードを抜去する際はカテーテルアブレーションで用いられるスティーラブルシースが有効なことがある。大腿静脈アプローチでは、リードを体外に取り出す際にリードが2つ折りになりやすいが、14〜

16FrのシースCook社のCheck-flo®シース）であれば，2つ折りとなったリードをシース内に引き込んで体外に取り出すことができる．

リードの露出とインナーコイルルーメンの通過性確認

抜去対象リードを露出させて，感染の場合はポケット内のデブリードマンを行う．人工物が遺残すると感染が治癒しないおそれがあるため，スリーブ固定の糸を含めてすべての人工物を除去する．スリーブを外さないとシースが進まなくなるため，スリーブは確実に取り除く必要がある．リード周囲の筋肉には，タバコ縫合をかけて，途中，シースの抜き差しする際に止血できるようにすると便利である．

リードを露出した後，インナーコイルルーメンの確認とスクリューの格納を行う．植込み時に使用するスタイレットや，クリアリングスタイレットを用いて，インナーコイルルーメンの通過性を確認する．スクリューリードの場合，リードコネクターを切断する前にスクリューの格納を試みる．コイル導線に回転トルクを与えておくと，遅れてスクリューが格納されることもあるため，コイル導線を回転しすぎないよう注意する．

ロッキングスタイレットの挿入

リードコネクターを切断してロッキングスタイレットを挿入する．このとき，スタイレットは必ず抜いて，リードをスタイレットごと切断しないように注意する．インナーコイルルーメンが潰れているとロッキングスタイレットが挿入できないため，リードを切断し直す．ロッキングスタイレットをリードに挿入するときは，透視を見ながら可能な限り遠位まで挿入を試みる．リードの屈曲や癒着，インナーコイルルーメンの閉塞により先端まで挿入できないことも多い．リード断線の場合など，ロッキングスタイレットがほとんど挿入できない場合はリードエクステンダー（Cook社のBulldog™）を接続するか，縫合糸をリードに結紮して牽引する．

なお，左室リードなどのover the wireタイプのリードの場合は，透視を見ながらロッキングスタイレットを挿入しないと，ロッキングスタイレットがリード先端から飛び出してしまうため注意が必要である．

ICDリードの断端処理

ICDリードを抜去する際には，ケーブル導線がたわんでリードが太くなり，シースが進まなくなることがある（**図2**）．ケーブル導線はロッキングスタイレットで固定されていないため，シースを押し込む際にケーブル導線を牽引しな

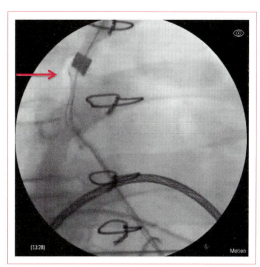

図2　ICDリードのケーブル導線のたわみ
ケーブル導線のたわみは透視で判別できる（矢印）．導線に結紮した糸やリードエクステンダーを牽引してシース内に引き込むようにするとたわみを解消できる．

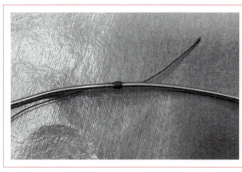

図3 縫合糸による絶縁被膜とケーブル導線の固定

いと，容易にたわんでしまう．ICDリードを抜去する際には，ケーブル導線に糸を結紮して牽引できるようにする（図3）．同様の目的でリードエクステンダーを接続することもある．

> 💡 **ワンポイントアドバイス**
>
> 　国立循環器病研究センターでは手技開始時に，一時的ペースメーカやスネアカテーテルを挿入できるよう大腿静脈に1～2本のシースを挿入する．また，経皮的心肺補助装置（PCPS）を使用できるように，大腿動脈にもシースを挿入する．リード周囲にタバコ縫合をかけて，ターニケットで止血できるようにする．リード絶縁被膜の固定には2-0程度の合成編糸を用いる．糸は長いものを使い，反対側に輪を作ってフィッシュテープで導くことによりシースの中を通す．ノットが大きくなるとシースを通過しにくくなるため，「外掛け結び」や「内掛け結び」等のノットがかさばらない方法で結紮している（図3）．固定を確実にするため，同様の結紮を1～2ヵ所追加することもある．通常の単純結紮を行うこともある．

絶縁被膜の固定

　ロッキングスタイレットをリードに挿入した後，術者側の絶縁被膜（シリコンやポリウレタン）を縫合糸もしくはコンプレッションコイル（Cook社のOne-Tie®）で固定する．固定，圧着することにより絶縁被膜と導線，ロッキングスタイレットを一体として牽引できる（図4）．

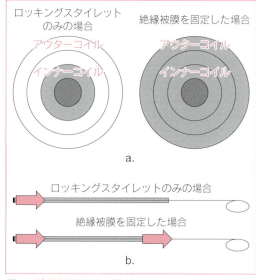

図4 絶縁被膜固定の意義
a：リードの断面を示す．双極リードは外側被膜，アウターコイル，内側被膜，インナーコイルからなる．網掛け部分は牽引力のかかる部位を示している．絶縁被膜を固定することにより，ロッキングスタイレット単独と比べて，絶縁被膜，アウターコイル，インナーコイルに対して，牽引力をより均等にかけることができる．
b：リードの近位側を固定すると，リード全体を牽引できる．

カウンタープレッシャー

　リード周囲の癒着は血管刺入部，上大静脈，三尖弁輪，心尖部に多い[1]．リードを牽引すると同時に，シースに反作用の力（カウンタープレッシャー）をかけるとシースが進む．メカニカルシースの場合，シースをねじ込むようにし

3. リード抜去の方法を知る　265

て進める方法もある．

　シースを進める際の注意点として，シースの先端は斜めのベベルになっているため，上大静脈損傷を避けるためには鋭端が血管の小彎側（足側）に位置するようにしなければならない．シースを進める際，組織が硬いとキンクしやすく，一旦シースがキンクしてしまうと先端に力が伝わらなくなる（図5）．組織が硬い場合はアウターシースと組み合わせることによりキンクを防ぐ．

> **ワンポイントアドバイス**
>
> 複数のリードが交差していて，シースが進みにくいときがある（図6a）．そのような場合は，他のリードと交互にシースを通過させる．他のリードがたわんでいる場合は，牽引によりたわみをとるとシースが進みやすくなる（図6b）．

レーザシースの進め方

　レーザシースは，リード周囲の癒着組織にレーザを照射することによって組織を切断して効果を発揮する．リード周囲の組織に対して効果的にレーザを照射するためにリードとシースを同軸にする必要がある．リードを牽引してシースに引き込むようにすると同軸にしやすいが，牽引力が強すぎるとリード断裂や合併症発生の危険性がある．そのような場合は，シースを回転させたり，リードを牽引する方向を変えたりすると，同軸となることがある．

　右鎖骨下静脈から挿入されたリードを抜去する際は，角度が急峻で同軸性を保つことが左に比べて難しくなる．レーザシースをサイズアップすると，レーザが照射される範囲が広がるた

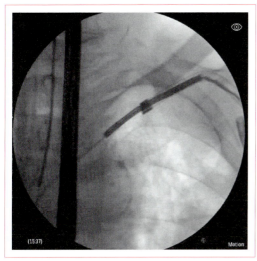

図5　リード挿入部でのレーザシースのキンク

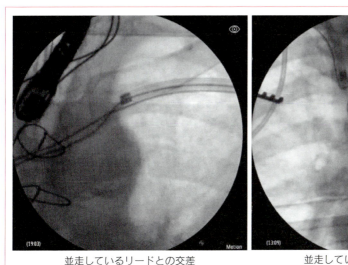
並走しているリードとの交差　　　並走しているリードのたわみ

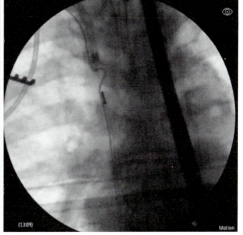

図6　並走しているリードとの交差とたわみ

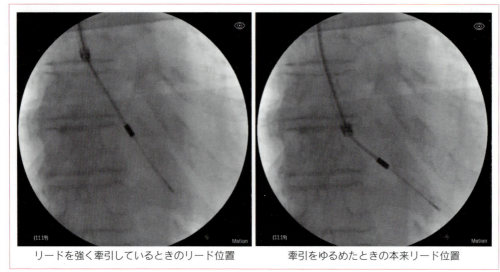

リードを強く牽引しているときのリード位置　　　牽引をゆるめたときの本来リード位置

図7 牽引の強さによるリード先端位置の違い

め効果的ではあるが，合併症の危険性も大きくなることに留意する．

カウンタートラクション

　先端電極を心筋から外す際には，カウンタートラクションテクニックを用いる．これは，シース先端を心筋まで進めて，シースは動かさずにリードのみ牽引する方法である．カウンタートラクションを行う前に牽引をゆるめるとリード先端が本来の位置に戻るため，シースをそこまで進めてから再度牽引する．

　カウンタートラクションを適切に行わないと，リードと一緒に心筋が引っ張られてしまい，血圧低下や心室不整脈が起こる．この状態で牽引を続けるとリードが外れる際に心筋損傷を起こすことがある．

> **ワンポイントアドバイス**
>
> リードを牽引するときは，リード先端の本来の位置を意識する必要がある．1度牽引をゆるめると心筋の牽引を解除することができる（図7）．

大腿静脈アプローチ

　断端が血管内に落ち込んでいる遊離リードを抜去するには，大腿静脈アプローチが必要である．大腿静脈のシースからスネアを挿入するが，リードを把持する際には上大静脈や下大静脈などの狭い空間で行うほうが容易である．遊離していないリードを把持するには，ニードルズアイスネアや鉗子型スネアカテーテルが有用である．別の方法として，ワイヤーや電極カテーテルを別のシースから挿入して，リードをまたぐようにワイヤーまたはカテーテルにスネアをかけてリードを引き込む．先端を曲げられる先端可動式ワイヤー（Cook社のTip deflecting wire）が使用されることがある．

頸静脈アプローチ

　Bongiorniらは，頸静脈アプローチによるリー

ド抜去の有効性と安全性を報告している[2]. 頸静脈アプローチとは，鎖骨下静脈アプローチ，大腿静脈アプローチそれぞれの短所を克服するために，複数のアプローチを組み合わせる方法である．鎖骨下静脈アプローチでは，腕頭静脈から上大静脈の移行部でシースが進みにくくなることが多い．そのような場合でも大腿静脈アプローチを用いると，足側にリードを牽引して血管内に引き込めることがある．しかし，そのまま大腿静脈からリードを抜去しようとすると，シースがリード先端まで届きにくい．そこで，右内頸静脈からスネアカテーテルを挿入してリード断端を把持することによって，右内頸静脈から心尖部方向に直線的にシースを進められるようになる．

　頸静脈アプローチのデメリットとしては，右内頸静脈部を清潔野に含める必要があり，ドレーピングに工夫を要することと，感染症例では右内頸静脈のシースやカテーテルが汚染される危険性があることが挙げられる．

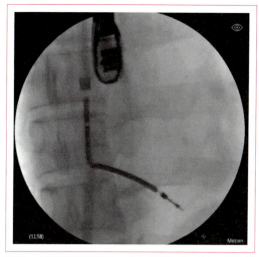

図8 大腿静脈アプローチの併用によるリード先端への過度な牽引の回避

険性があると考えられる場合は回収する必要がある．遺残導線の確認は透視だけでなく，経食道エコーや心腔内エコーも有用である．回収困難であれば開胸による遺残物除去も検討しなければならない．

リードが断裂した際の対処

　癒着が強いリードを抜去する際に，強く牽引しすぎると，リード構造が破壊されてしまう．絶縁被膜が切れて，コイル導線がバネのように伸びると牽引力が伝わらなくなる．最終的にコイル導線が完全に伸び切ると再び牽引力が伝わるようになるが，コイル導線が断裂するおそれがある．断裂した後に体外に導線が残っている場合は，糸やリードエクステンダーを導線に接続して再び牽引できるが，体外に出ている導線がなくなってしまうと大腿静脈アプローチに切り替える必要がある．

　導線が断裂して，先端電極だけでなく導線が遺残した場合，血栓や感染，致死性不整脈の危

シースがスタックした際の対処

　シースがスタックして進めることも戻すこともできなくなることがある．ゆっくりとシースを引いて戻せることもあるが，リード先端への過度な牽引により心筋損傷を起こす危険性がある．アウターシースを押しながらインナーシースを引くとスタックを解除できる．

　どうしてもシースが戻せなくなった場合は，大腿静脈アプローチで足側にリードを牽引するとリード先端にストレスをかけることなく安全にシースを引き戻すことができる（**図8**）．

合併症を予防するために

リードとシースの同軸性を保つことが，血管損傷を避けるうえで重要である．リード径と比較して太いシースを使用すると，血管壁を損傷する危険性があるため，安易にシースをサイズアップしないことも重要である．リードを強く牽引すると心筋が強く引っ張られることがある．リードを牽引する手に拍動を感じる場合は，大腿静脈アプローチへ切り替える．

経静脈的リード抜去は透視下に行われるが，透視で見えるのは，主に金属である導線と電極である．絶縁被膜から血管壁までの距離は実際にはわからないため，同軸性のない状態でシースを進めることは非常に危険である（図9）．

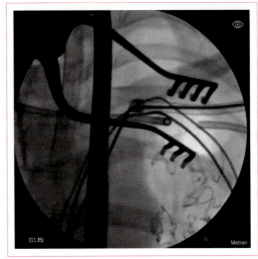

図9 リードとシースの同軸性を保てていない状態
この状態でシースを進めると血管損傷のおそれがある．

文献
1) Segreti L, et al：Major predictors of fibrous adherences in transvenous implantable cardioverter-defibrillator lead extraction. Heart Rhythm **11**：2196-2201, 2014
2) Bongiorni MG, et al：Safety and efficacy of internal transjugular approach for transvenous extraction of implantable cardioverter defibrillator leads. Europace **16**：1356-1362, 2014

4 リード抜去の成績と合併症を知る

リード抜去の成績と合併症の頻度

　経静脈的リード抜去の成功率は95〜99％，重篤な合併症の頻度は2〜4％，手術に関連した死亡率は1％未満であったとの報告が多い．すべての人工物が抜去できればcomplete successとされ，先端電極や合併症を引き起こさない程度の遺残物がある場合はclinical successとされる[1]．レーザシースの有効性を評価したLExICon試験では，留置されて10年以上経過したリードと症例数の少ない施設では成功率が低下したと報告されている[2]．Mayo Clinicからは，ペーシングリードで10年以上，ICDリードで5年以上が重篤な合併症の予測因子と報告されている[3]．

💡 ワンポイントアドバイス

　10年未満のリードは癒着が少ないことが多いが，10年以上では癒着によりシースが進みにくい症例が増えてくる．20年以上では石灰化を伴う硬い癒着組織のために抜去に難渋することが多い．ICDリードの場合は，年数が経っていなくても，コイル部分の癒着が強くなりやすい．また，VDDリードも同様に心房電極部分で強く癒着していることがある．
　癒着が非常に高度で合併症リスクが高いと予想される症例では，外科的リード抜去も検討する．

術中合併症

　血管損傷，心穿孔が最も重大な合併症である．上大静脈と右房の接合部で血管壁が裂けるように損傷した場合，急激に循環が破綻するため，超緊急で開胸する必要がある．心膜翻転部より上の右腕頭静脈付近を損傷すると右血胸が起こる．動静脈瘻も報告されており，内胸動脈や大動脈を損傷することによって生じる．心穿孔は，出血部位が判別できないほどの小さなものから，心筋が大きく裂ける場合までさまざまである．

　特殊な合併症として，リードに付着した疣腫による肺塞栓症（敗血症性肺塞栓）がある．術前に経食道心エコーを施行して大きな疣腫がないことを確認することが望ましい．直径15〜20mmまでの疣腫の場合は経静脈的リード抜去が行われることが多いが，明確な基準は存在しない．疣腫の径だけでなく体積にも留意する．また，右左シャントがある場合，疣腫による左心系への塞栓を起こす危険性もある．

💡 ワンポイントアドバイス

　血胸が発生した場合，緩徐に血液が貯留することがある．透視にて肺野透過性の低下や縦隔の偏位がないか，こまめに確認することが重要である（**図1**）．

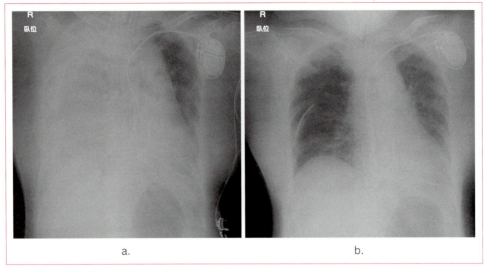

図1 リード抜去中に右血胸をきたした症例
a：両側鎖骨下静脈のリード抜去後に，左鎖骨下静脈から新たにリードを挿入して，ペースメーカを留置した．術中，酸素化不良，低血圧，ヘモグロビン低下を認め，右血胸が判明した．
b：右側開胸を行い，洗浄後にドレーンを留置して止血が得られた．

術後合併症

Cliveland Clinicの2,999症例，5,521本のリード抜去の報告によると，30日間の死亡率は2.2%であり，最大の原因は敗血症であった[4]．感染症例で術前の炎症が強い場合は，術後に敗血症に移行するリスクが大きいと報告されている[5]．リード抜去後も適切な抗菌薬治療を継続することが重要である．

また，術後の一時的ペーシングにより，心不全を発症することもある．一時的ペーシングを行う際は，VVIペースメーカだけでなく，VDDペースメーカや心房ペースメーカの使用も考慮する．両室ペースメーカ抜去後に起こるdyssynchronyからの心不全に対して，早期のデバイス再植込みを要することがある．経静脈リードの早期再植込みは感染再発の危険性があるため，外科的に心外膜ペースメーカを植込むこともある．

合併症の予測因子

リード植込み年数がリード抜去の合併症の最も強力な予測因子であり，オッズ比は1.2との報告がある[3]．レーザシースによるリード抜去に関しては，LExICon試験の結果からは，BMIが25以下であることが合併症の予測因子であったと報告されている[2]．リード抜去の対象となる患者には体格の小さな高齢者も多いため注意が必要である．高齢者に対するリード抜去の成績の報告は少ないものの，急性期に限れば合併症発生率には有意な差はなかったと報告されている[6]．

リード抜去の死亡率に関するリスクカリキュレーターも提唱されている．これはCleveland Clinicのデータ[4]に基づいており，リード抜去に関する死亡予測因子として，年齢，BMI，ヘモグロビン値，末期腎不全，左室駆出率，デバイス感染，術者の経験数，デュアルコイルのICDリードの抜去が挙げられている．

合併症の発見と対応

　術中は心膜液貯留や血胸（特に右）が起こっていないか，エコー，透視で頻繁に確認する．経食道エコーと心腔内エコーはリアルタイムに心膜液を観察できるため有用であり，リスクの高い症例では積極的に利用する．

　合併症が発生した場合は，心臓外科医に対応を依頼する．心穿孔ではなく心筋裂傷を起こした場合は，ドレナージのみでは対応できない可能性が高い．開胸まで時間がかかる場合は，経皮的心肺補助装置（PCPS）を使用する．術開始時に大腿動静脈にシースを挿入してルートを確保しておくことが望ましい．

　術後の血行動態のモニタリングも重要である．術中に見られなかった心膜液貯留や血胸が術後に顕在化する可能性もあるため，術後に心エコー，胸部X線をフォローする．

ピットフォール

　手技開始時に心膜液貯留がないか確認しておく．心不全の状態や輸液により，これまで認めていなかった心膜液がリード抜去時には見られることもある．心膜液の量を記録しておかないと，リードが抜けた後にその量が増えたかどうかの判断に迷うことがある．

文献

1 ）Wilkoff BL, et al：Transvenous lead extraction：Heart Rhythm Society expert consensus on facilities, training, indications, and patient management：this document was endorsed by the American Heart Association（AHA）. Heart Rhythm **6**：1085-1104, 2009
2 ）Wazni O, et al：Lead extraction in the contemporary setting：the LExICon study：an observational retrospective study of consecutive laser lead extractions. J Am Coll Cardiol **55**：579-586, 2010
3 ）Fu HX, et al：Outcomes and Complications of Lead Removal：Can We Establish a Risk Stratification Schema for a Collaborative and Effective Approach? Pacing Clin Electrophysiol **38**：1439-1447, 2015
4 ）Brunner MP, et al：Nomogram for predicting 30-day all-cause mortality after transvenous pacemaker and defibrillator lead extraction. Heart Rhythm **12**：2381-2386, 2015
5 ）Hamid S, et al：Pacemaker and Defibrillator Lead Extraction：Predictors of Mortality during Follow-Up. Pacing Clin Electrophysiol **33**：209-216, 2010
6 ）Kutarski A, et al：Safety and effectiveness of transvenous lead extraction in elderly patients. Cardiol J **21**：47-52, 2014

5 デバイス感染の管理を知る

デバイス感染の種類

デバイス感染は大きく，ポケット感染とリード感染に分けられる[1]．

ポケット感染は，創離開，びらん，膿瘍，瘻孔など複数の病態を含む概念である．ポケットから周囲の組織に炎症が波及して，蜂窩織炎や筋膜炎を呈するものもあり，発赤，腫脹，疼痛，熱感などの明らかな炎症所見を呈する場合には診断は容易であるが，炎症所見が乏しい場合は診断が難しいことがある（図1）．

リード感染には，リードに疣腫の付着を認めるもの以外にも，菌血症や発熱といった全身性感染の徴候を呈するものも含まれる．リード感染は，感染性心内膜炎に準じてDuke criteriaを用いて診断する．ポケット感染と同様に，リード感染においても，非特異的な症状を呈するのみで診断が難しい症例が存在する．また，デバイス植込み患者における感染源不明の菌血症では，リード感染を鑑別する必要がある．また，リード感染の場合，リードに付着した疣腫による肺塞栓症（敗血症性肺塞栓）を起こすことがある（図2）．デバイス植込み患者に発熱を伴う多発性肺結節影が見られた場合，積極的にリード感染を疑う必要がある．

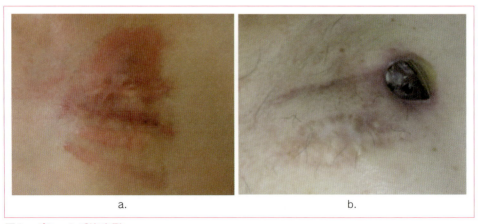

図1　ポケット感染症例
a：植込み部位の発赤と水疱形性を認めた．本症例では，血液培養は陰性で経食道エコー検査でも疣腫は認められなかったが，ガリウムシンチグラフィではポケットに異常集積を認めた．リード抜去の際に施行されたポケット内の組織培養とリード先端培養で，コアグラーゼ陰性ブドウ球菌が検出された．
b：ポケットからジェネレーターの露出を認めている．炎症所見には乏しいがペースメーカ本体の汚染は明らかであるため，デバイス全抜去が望ましい．

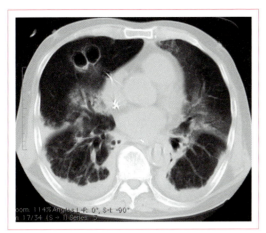

図2 敗血症性肺塞栓症症例の胸部CT画像
胸部CTにて多発性の浸潤影と，空洞形成を認める．血液培養にて黄色ブドウ球菌が検出されたことから，リード感染からの敗血症性肺塞栓症と診断した．

有用であることが知られているが，日本では感染症や不明熱に対する保険適用がない．

ピットフォール

ポケット感染が疑われた場合であっても，経皮的な穿刺吸引培養を行ってはいけない．穿刺によって新たに細菌をポケット内に侵入させる危険性があるためである．また，リード抜去を行うのであれば術中に検体が採取できる．穿刺を行ったがリード抜去の適応とならなかった場合，穿刺により新たな感染を起こすおそれがある．

デバイス感染の診断方法

デバイス感染を疑った際，抗菌薬投与前に最低2セットの血液培養の採取が推奨されるが，血液培養の陽性率は20～67％とあまり高くはない[1]．経食道心エコーはリード感染の鑑別のために必須の検査であり，リードや弁に付着した疣腫の有無を確認する．ポケットにびらんや瘻孔ができて滲出液を認める場合や，ジェネレータが体外に露出している場合は培養検体を採取する．スワブよりも組織培養のほうが，陽性率が高いことが報告されており，できるだけ組織を採取して培養することが望ましい．また，抜去したリード先端培養も推奨されているが，リードを体外に取り出す際に汚染させないよう注意する必要がある．

デバイス感染の診断が難しい場合には，ガリウムシンチグラフィや白血球シンチグラフィによるポケットやリードへの異常集積の有無が，診断の補助となることがある．^{18}F-FDG-PET/CTがデバイス感染や感染性心内膜炎の診断に

抗菌薬治療の方法

デバイス感染の起炎菌として，ブドウ球菌属が最も多い[2]．コアグラーゼ陰性ブドウ球菌（coagulase-negative *Staphylococcus*：CNS）は皮膚常在菌であり，起炎菌かどうか判断が難しいことがある．アクネ菌などのブドウ球菌以外のグラム陽性菌や，緑膿菌などのグラム陰性桿菌，カンジダもデバイス感染の原因となる．カンジダ以外の真菌や非結核性抗酸菌はデバイス感染の原因としてはまれである[1]．

抗菌薬の選択は，感染性心内膜炎に準じて行われる．感染の大部分はブドウ球菌属が原因であり，empiricalな治療を行う際はメチシリン耐性ブドウ球菌をカバーする必要がある．培養結果が判明するまでは抗MRSA薬の投与を考慮する．術後早期の感染ではメチシリン感受性黄色ブドウ球菌（MSSA）が，慢性期の感染ではメチシリン耐性ブドウ球菌属（MRSAおよびMRCNS）が起炎菌になることが多いとされる．英国化学療法学会のガイドラインは，術後30日以内の感染ではMSSAに対して薬剤を選択し，それ以降の感染では抗MRSA薬の投与が推奨されている[1]．ポケットに至らない表層感染の場合は，10日間の抗菌薬投与（経口抗菌薬を

考慮）が推奨されている[2].

リード抜去後の抗菌薬治療

リード抜去後の抗菌薬投与期間に関する明確なエビデンスは存在しないが，抜去後10〜14日間の抗菌薬投与が行われる[1]．感染性心内膜炎が合併している場合や，リード抜去後も感染が改善しない場合は，長期間の抗菌薬治療を要する．

Heart Rhythm Societyの2017年のExpert Consensusでは，経食道エコーで弁に疣腫が認められた場合はリード抜去後4〜6週間（自己弁では4週間，人工弁またはブドウ球菌が検出された場合は6週間），リードに疣腫が認められた場合は2〜4週間（黄色ブドウ球菌では4週間，他の菌では2週間），血液培養陰性の場合は2週間の抗菌薬投与が推奨されている[2]．抗菌薬投与期間はリード抜去時または血液培養陰性確認のいずれか遅いほうから数える．

創処置の方法

創の閉鎖方法および治癒形式には，①一次閉鎖（一次治癒），②遷延性一次閉鎖，③二次治癒がある．

一次閉鎖（一次治癒）

一次閉鎖とは清潔手術と同様に創を一期的に縫合閉鎖する方法である．リード感染のみと考えられる症例や，ポケット感染であっても一次治癒が見込まれる症例においては，洗浄とデブリードマンを十分行った後に一次閉鎖（必要に応じてドレーンを挿入）を行うことがある．通常の手術と同様の創閉鎖法であることから，患者の受容も良好で術後の創処置の負担も少ない．

しかしながら，汚染創の場合は開放創とするのが原則であり，一次閉鎖では治癒が得られない症例も少なからず存在する．そのため，ポケット感染症例の場合は遷延性一次閉鎖もしくは二次治癒が選択されることも多い．

遷延性一次閉鎖と二次治癒

急性期は開放創として，術後に炎症が改善して，良好な肉芽形成が得られた時期に創を閉鎖する（遷延性一次閉鎖）ことがある．もしくはそのまま，組織欠損部に肉芽組織が成長するのを待つ（二次治癒）．いずれも術後に洗浄，デブリードマンを継続する必要がある．術後の創処置に関しては，ガーゼを用いたwet to dry dressing法がゴールドスタンダードとされる[3]．これは生食洗浄とガーゼの充填を毎日（症例によっては1日2回以上）繰り返して，創部を清浄化する方法である．必要に応じて，精製白糖・ポピドンヨード配合剤や線維芽細胞増殖因子製剤（トラフェルミン®）など肉芽形成を促進する外用剤の使用や，閉塞性ドレッシング材の使用も考慮する．

陰圧閉鎖療法

陰圧閉鎖療法（vacuum-assisted closure：VAC）がデバイス感染後の創傷治癒に効果的であると報告されている[3]．VACとは創部を被覆し一定の陰圧をかけることによって，血流の増加や肉芽組織の形成を促す方法である．48時間を目安にフィラーを交換していく．交換の際に洗浄とメンテナンスデブリードマンを繰り返して創の洗浄化を図り，フィラーのサイズを

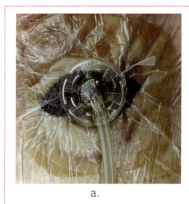
a.
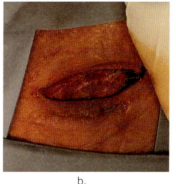
b.
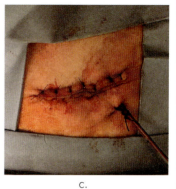
c.

図3 ペースメーカ感染の術後の創部（VAC療法）
ペースメーカ抜去後，VAC療法を施行した（a）．感染はコントロールされ，良好な肉芽の形成が見られたため（b），術後18日目に創部を縫合した（c）．

徐々に小さくして創を収縮させる．VACを継続していくと，ポケットが自然閉鎖することもある．感染徴候がなく，良好な肉芽が認められた時点で閉創（遷延性一次閉鎖）するか，二次治癒を目標に創処置を継続する（図3）．

二次治癒に至るまでには数ヵ月間かかることもあるため，多くは外来治療に移行することとなる．退院後のセルフケアが必要となるため，創処置の方法について入院中に患者や家族へ十分な説明と指導を行わなければならない．皮膚欠損が大きい場合には，植皮術や皮弁術の適応となることがある．

> 💡 **ワンポイントアドバイス**
>
> リード抜去の際には，ポケットのデブリードマンを行った後に，一次閉鎖が可能か検討する．壊死組織が多量に存在しているなど，一次閉鎖が望ましくないと考えられる場合は開放創にする．その場合，VAC療法を施行するか，ガーゼをポケットに詰めて毎日生理食塩水で洗浄するwet to dry dressing法を行う．ある程度，肉芽形成が進んでくると，精製白糖・ポビドンヨード配合剤やトラフェルミンスプレーを併用する．
>
> 皮膚欠損が大きい場合は，VAC療法を継続して良好な肉芽形成と創の縮小傾向が見られてから遷延性一次閉鎖を行う．もしくは，ポケットが自然閉鎖した場合は二次治癒に移行させる．筆者は原則として，スワブで培養陰性が連続して確認されてから閉鎖するようにしている．皮膚欠損創の治療は長期にわたることが多いため，できるだけ早期に形成外科に紹介するようにしている．

デバイス再留置の方法

リード抜去後の患者の1/3から1/2では，デバイス再留置が必要なかったと報告されている[1]．例を挙げると，洞不全症候群に対してペースメーカを植込まれた後に，持続性心房細動に移行した症例ではデバイス再留置が必要ない可能性が高い．

感染再燃のリスクや静脈アクセス温存の重要性を考慮して，リード抜去後，すべての症例においてデバイス再留置の可否について再評価する必要がある．デバイス再留置が必要と判断された場合，原則として反対側からの植込みを行う．両側感染症例や，鎖骨下静脈閉塞症例などでは，心外膜リードを留置して腹部皮下までトンネラーでリードを導いてジェネレータを植込む方法や，腸骨静脈から経静脈的にリードを留置する方法がとられる．

デバイス再留置のタイミング

デバイス再留置の最適なタイミングは不明であるが，以下のような指針が提唱されている．いずれも血液培養の結果と，疣腫の有無を参考にする点で似通っている．

AHA の推奨

リード抜去前に血液培養が陽性の場合，リード抜去後の血液培養が少なくとも72時間陰性であることを確認してからのデバイス再留置が推奨されている[4]．リード抜去後も疣腫が残存していれば，デバイス再留置まで14日以上間隔を空けることが望ましいとされている．

Mayo Clinic の方法

SohailらはMayo Clinicのデバイス感染管理として，以下の再挿入のタイミングを提唱している[5]．

血液培養陽性かつ経食道心エコーで疣腫を認める場合，弁に疣腫が付着していた症例ではリード抜去後の血液培養の陰性を確認してから14日後にデバイスを再留置する．リードに疣腫が付着していた症例では血液培養が72時間陰性であれば再留置する．血液培養陽性かつ経食道心エコーで疣腫を認めない場合，血液培養が72時間陰性であればデバイス再留置を行う．ポケット感染のみの症例は，リード抜去後の血液培養が72時間陰性であればデバイス再留置を行う．

HRS Expert Consensus

Heart Rhythm Society（HRS）の経静脈的リード抜去に関するExpert Consensus[6]では，弁やリードへの疣腫の付着がない場合，リード抜去後24時間以内に採取された血液培養が72時間陰性で全身性感染を示す徴候がなければデバイス再留置可能とされている．弁やリードに疣腫の付着があった場合，デバイス再留置は少なくともリード抜去後14日間経過してからが望ましいとされている．なお，心外膜リードの留置や外科的に疣腫の除去を行う場合は，デバイス再留置までの期間を短縮できるとされている．

これらの指針を参考に，起炎菌の種類や全身状態，ペーシング依存かどうかなどを考慮して，デバイス再留置のタイミングを決定する．

文献
1）Sandoe JA, et al：Guidelines for the diagnosis, prevention and management of implantable cardiac electronic device infection. Report of a joint Working Party project on behalf of the British Society for Antimicrobial Chemotherapy（BSAC, host organization）, British Heart Rhythm Society（BHRS）, British Cardiovascular Society（BCS）, British Heart Valve Society（BHVS）and British Society for Echocardiography（BSE）. J Antimicrob Chemother **70**：325-359, 2015
2）Kusumoto FM, et al：2017 HRS expert consensus statement on cardiovascular implantable electronic device lead management and extraction. Heart Rhythm **14**：e503-e551, 2017
3）McGarry TJ, et al：Pocket infections of cardiac implantable electronic devices treated by negative pressure wound therapy. Europace **16**：372-377, 2014
4）Baddour LM, et al：Update on cardiovascular implantable electronic device infections and their management：a scientific statement from the American Heart Association. Circulation **121**：458-477, 2010
5）Sohail MR, et al：Management and outcome of permanent pacemaker and implantable cardioverter-defibrillator infections. J Am Coll Cardiol **49**：1851-1859, 2007
6）Wilkoff BL, et al：Transvenous lead extraction：Heart Rhythm Society expert consensus on facilities, training, indications, and patient management：this document was endorsed by the American Heart Association（AHA）. Heart Rhythm **6**：1085-1104, 2009

6 今後の展開

デバイス感染の増加

デバイス感染は増加傾向である[1]. 患者の高齢化が感染増加の一因と考えられている. 高齢患者は併存疾患を有することが多く, 糖尿病, 腎不全, COPD, ステロイド使用等がデバイス感染のリスクファクターとして知られている[2]. 心不全患者に対するICD, CRT-D植込み件数の増加も, デバイス感染の増加に関与していると考えられる. これらhigh-energyデバイスの対象患者は, 全身状態が不良であることや, 併存疾患を有することが多いためである.

デバイス治療の普及に伴い, 症例数の少ない施設や経験の乏しい術者による手術が増加したこともデバイス感染増加の原因となりうる. 現在, 日本では年間約7万件のデバイス手術が行われており, 米国と同様にデバイス感染患者も増加している可能性がある.

一方, リード抜去に関しては, 欧米に比べて普及が遅れており, デバイス感染に対して, ジェネレータ除去とリード切断のみ行われた症例も少なからず存在する. リードの切断により経静脈的リード抜去が困難となることや, 両側の鎖骨下ポケットの感染により経静脈的リード再留置が不可能となることもあるため, 姑息的手術はできる限り避けなければならない. リード抜去のさらなる普及と, 安全性の確立が今後の課題である.

リード不全への対応

high-energyデバイスではショック送出機能のためにリード, ジェネレータともに構造が複雑化して, 不具合が起きやすくなる. リコールされたICDリード (Medtronic社のFidelis®, St. Jude Medical社〔Abbott社〕のRiata®) に対して, リード抜去を行うかリード追加のみを行うかは結論が得られていない. リード抜去は安全であるとの報告も見られるが, 一方で有害事象が多かったという報告もあり, 今後も検討が必要である[3,4]. リード不全が起こる前に予防的に抜去することについてのコンセンサスはない. リコールされていないリードであっても, 長期経過するとリード不全を起こす危険性が高くなることから, リード不全に対するリード抜去を検討する機会も今後増えてくると予想される.

抜去用ツールと合併症対策デバイスの進歩

リード抜去で起こる最も重篤な合併症は上大静脈損傷と心筋損傷である. 心穿孔のみでなく心筋が裂傷を起こした状態になれば自然止血は期待できない. 上大静脈損傷では, 胸腔への出

血だけでなく，右房との接合部から心膜腔に出血するおそれがあり，致命的な大出血が起こりうる．米国において上大静脈損傷に対する閉鎖用バルーンデバイスが実用化されている[5]．

　ペースメーカが実用化されてから40年以上が経ち，植込みから長期間経過した癒着の強いリードを抜去する機会が，今後さらに増えてくると考えられる．エキシマレーザのパルス周波数増加や，回転式の刃がついたシース（Cook社のEvolution® RL）などリード抜去用ツールの進歩により，癒着が高度なリードも経静脈的に抜去可能となってきた．しかしながら，より高難度な手技が可能となる一方で，経静脈的リード抜去のみにこだわらない柔軟な姿勢も要求されてきているといえよう．ハイリスク症例においては，外科的リード抜去の適応や切替も積極的に検討すべきである．

📄 memo

　本邦におけるリード抜去の実態調査（内容，合併症，予後等）を目的として，2018年7月から日本不整脈心電学会によりリード抜去全例登録事業（Japan Lead Extraction Registry：J-LEX）が開始される．

文献

1）Greenspon AJ, et al：16-year trends in the infection burden for pacemakers and implantable cardioverter-defibrillators in the United States 1993 to 2008. J Am Coll Cardiol **58**：1001-1006, 2011
2）Polyzos KA, et al：Risk factors for cardiac implantable electronic device infection：a systematic review and meta-analysis. Europace **17**：767-777, 2015
3）Brunner MP, et al：Transvenous extraction of implantable cardioverter-defibrillator leads under advisory — A comparison of Riata, Sprint Fidelis, and non-recalled implantable cardioverter-defibrillator leads. Heart Rhythm **10**：1444-1450, 2013
4）Parkash R, et al：Complications associated with revision of Sprint Fidelis leads：report from the Canadian Heart Rhythm Society Device Advisory Committee. Circulation **121**：2384-2387, 2010
5）Azarrafiy R, et al：Compliant endovascular balloon reduces the lethality of superior vena cava tears during transvenous lead extractions. Heart Rhythm **14**：1400-1404, 2017

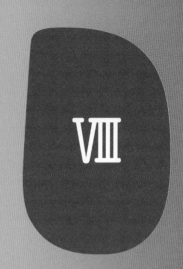

着用型自動除細動器（WCD），植込み型ループレコーダー（ILR）

A 着用型自動除細動器（WCD）

1 WCDの原理・構造を知る

2014年に本邦において，手術をして体内に植込む従来の植込み型除細動器ではなく，着用するタイプの除細動器（wearable cardioverter defibrillator：WCD）であるLifeVest®（旭化成ゾールメディカル社）が保険適用となった．米国では，2001年に米食品医薬品局（FDA）の承認を受けてZOLL社から発売されており，突発性心停止のリスクが高い患者の心臓突然死を防ぐ策として約6万人に使用されている．

また血行再建後のWCD着用の有無による生存率を検討した報告でも，WCD着用群のほうが非着用群より高かったと報告されており，注目を浴びている[1]．

LifeVest®の構造

LifeVest®は，伸縮素材のベストに3つの除細動電極と4つの心電図電極が付いたベルト，コントローラで構成される（**図1**）．ベストのサイズは5つに分かれており胸囲によってサイズを決定し，サイズ範囲外の患者は，使用禁忌となっている（**表1**）．

原理

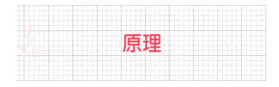

心室頻拍（VT）や心室細動（VF）など，除細動が必要な致死性不整脈の心電波形を検出すると，着用者に対して警告音とバイブレーショ

表1 ベルトサイズ

ベルトサイズ	胸囲測定値（cm）
B01	66〜80
B02	81〜95
B03	96〜112
B04	113〜130
B05	131〜142

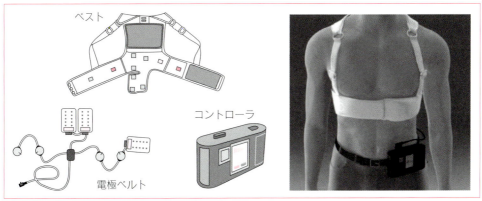

図1 構成品・装着時イメージ

ンで知らせる．このとき，着用者に意識があれば，レスポンスボタンを押すことで除細動を回避できる仕組みになっている．警告音が一定時間鳴ってもレスポンスボタンが押されない場合は，電極内の導電性ジェルが自動で放出され，電気ショックによる除細動が行われる（**図2**）．1回の不整脈の検出で，最大5回連続の電気ショックを行うことができ，出力は75 Jから25 Jごとに最大150 Jまで設定することができる．米国における3,569人のLifeVest®使用成績の報告では，1回目のショックでの成功率は99%（79／80イベント）と報告されている[2]．

不整脈の検出は，TruVector™ 不整脈検出アルゴリズムというLifeVest®専用に設計されたアルゴリズムを採用している．TruVector™ は，心拍数とモフォロジー解析を原理としている．また，電気ショック前後の患者心電図情報や1日のWCD着用時間等の患者情報を自動で保存し，医師は保存された患者情報をWeb上で閲覧することができる（LifeVest Network）．

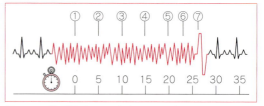

図2 不整脈検出から治療までの流れ
① 不整脈検出が始まりバイブレーションによるアラーム開始．除細動モード全体を通じて鳴り続ける．
② サイレンアラームが開始される（睡眠間隔中の場合は，バイブレーションとサイレンアラームが同時に開始する）．
③ サイレンアラームの音量上昇．
④ 患者に対する音声警告：「治療を中断させるために，患者は自分でレスポンスボタンを押してください．周囲の人は患者に触れないでください」．睡眠中は，応答時間を最大30秒に延長して，患者に応答時間の余裕を与えることが可能．
⑤ ジェルの放出．
⑥ 周囲の人に対する音声警告：「除細動治療中です．周囲の人は，患者に触れないでください」．
⑦ 電気ショック．

文献
1）Edwin T, et al：Early risk of mortality after coronary artery revascularization in patients with left ventricular dysfunction and potential role of the wearable cardioverter defibrillator. Circ Arrhythm Electrophysiol 6：117-128, 2013
2）Chung MK, et al：Aggregate national experience with the wearable cardioverter-defibrillator. J Am Coll Cardiol 56：194-203, 2010

A 着用型自動除細動器（WCD）

2 WCD の機能を知る

WCD に搭載されている機能は，TruVector™ 不整脈検出アルゴリズムやCIEDs（cardiovascular implantable electronic devices）などで行われている遠隔モニタリングのようなLifeVest Network による遠隔管理が挙げられる．WCD の設定項目は，ICDやCRT-Dよりも非常に簡便でありシンプルな設計となっている．

心室不整脈の発生から不整脈の判定までに約5 〜6 秒を要し，除細動モードのアラーム開始前には，さらに10 秒間バリデーションの期間を設けることによって不整脈確認の時間をとり，誤検出アラームの発生を低減している．ICDなどで問題となっている不適切作動に関しても，米国における3,569 人の LifeVest® 使用成績の報告では1.9 %[1]，また AMI患者8,453 人を対象としたEpsteinらの報告においても1.3%[2] と報告されており，精度の高いアルゴリズムとなっている．

不整脈の判定

LifeVest® で採用しているTruVector™ 不整脈検出アルゴリズムは，主に心拍数とモフォロジー解析を用いて治療可能な不整脈を検出している．電極ベルトに装着している電極からのECG 信号を連続的に監視するよう設計されており，電極4個（2誘導）が用いられ，心拍数を評価している．モフォロジー解析は，ベースラインのテンプレートECGと現在の患者ベクトル心電図と比較して解析する．心拍数とモフォロジー解析を組み合わせることによって致死性不整脈検出時には高い感度と特異度を得ることが可能となっている．

心拍数解析

TruVector™ 不整脈検出アルゴリズムは，複数の心拍信号を同時に評価し，心拍数を解析するようになっており，2個のQRS ディテクター（各誘導に1個）によって心拍数を独立して評価するようになっている．ECG 信号の周波数は，高速フーリエ変換（FFT）アルゴリズムを用いて解析され，特に心室頻拍（VT）または心室細動（VF）での心拍数をよく解析できるように，心拍数を示す最も強い周波数成分が特定される．

また，電極に対する干渉の特定と除去，ノイズ低減，電極信号品質評価も行い，各誘導，信号品質，過去の心拍数との比較を行って論理的な解析を実施し，最も良好な入力信号を決定する．心拍数を評価する要素の最もよい組み合わせが決まると，検出した心拍数を装置のセットアップ時に設定したVTゾーン未満，VTゾーン，VFゾーンに分類し，心拍数がVTゾーンまたはVFゾーンに分類された場合，アルゴリズムはモフォロジー解析に進む．

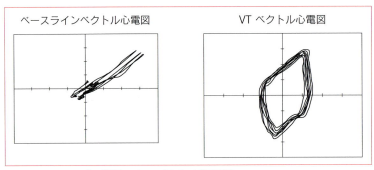

図1 モフォロジー解析によるベクトル心電図
(Zoll Medical社提供)

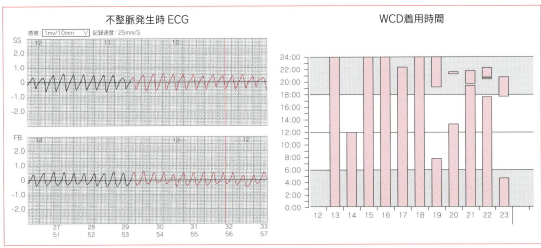

図2 LifeVest Network 閲覧データ
(Zoll Medical社提供)

モフォロジー解析

前後と左右に直交する2軸誘導から得たベクトル心電図を，患者の通常時リズムのベースライン・テンプレートとリアルタイムで比較(**図1**)して不整脈の発生を監視している．リアルタイムのベクトル心電図とベースラインのモフォロジー・テンプレートが一致しない場合，不整脈と決定し，リアルタイムのベクトル心電図とベースライン・テンプレートが一致すれば，アルゴリズムは患者の状態を監視し続ける仕組みとなっている．もし，2軸誘導の片方から得られる信号の品質が疑わしい場合は，モフォロジー解析は行わず心拍数，スタビリティ，オンセットに依存するように切り替わる．スタビリティ基準はRR間隔より計算され，オンセットは心拍数の急激な変化により判断される．

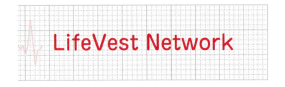

LifeVest Network

LifeVest Network は，CIEDs などで行われている遠隔モニタリングのように，外来に通院しなくても遠隔で患者情報を確認することが可能なシステムである．1日に1回コントローラーから充電器に無線(Bluetooth)でデータが送

られ充電器から携帯回線を介しLifeVest Network へデータが転送される仕組みとなっている.

閲覧可能なデータとしては，不整脈発生前後のECGやWCD着用時間，患者活動度などを確認することが可能である（**図2**）.

文献

1）Chung MK, et al：Aggregate national experience with the wearable cardioverter-defibrillator. J Am Coll Cardiol **56**：194-203, 2010
2）Epstein AE, et al：Wearable cardioverter-defibrillator use in patients perceived to be at high risk early post-myocardial infarction. J Am Coll Cardiol **62**：2000-2007, 2013

| A | 着用型自動除細動器（WCD） |

3 WCDの適応を知る

WCDの使用を考慮する病態

2004年にWEARIT/BIROAD study[1] によりWCDの有用性，安全性が報告されて以降，急性期心筋梗塞，血行再建後の虚血性心疾患，非虚血性心筋症などにおけるWCD使用に関する数多くの報告がなされている．WCDの使用を考慮する各病態について解説する．

急性心筋梗塞後の低左心機能例

突然死の予防に植込み型除細動器（ICD）の有用性は広く認められている．心機能が低下した冠動脈疾患患者を対象にICDの一次予防効果を検討したMADIT-Ⅰ試験，MADIT-Ⅱ試験では，いずれもICDによる死亡率減少が確認され，SCD-HeFT試験における虚血性心不全例においても同様の結果が報告されたことから，左室駆出率（LVEF）低下を伴う冠動脈疾患患者においては積極的なICD適用が支持されている．一方，心機能が低下した心筋梗塞患者では発症後30日以内に突然死率が高いことが報告されているが，心筋梗塞発症後早期（6～40日）のICDの有用性を検討したDINAMIT試験ならびにIRIS試験では，いずれもICD群で不整脈死の減少を認めたものの総死亡率では差を認めなかった．

リバースリモデリングにより急性期後に心機能が改善する例があることや，再梗塞や心破裂が早期の突然死の原因として多いことが，このデータ解離の原因と考えられており，これらのデータにより，本邦でもICD植込みの適応は発症後1ヵ月以降に検討すべきとされている．実際に，PREDICTS studyでは急性心筋梗塞後のLVEF 35%以下の患者のうち，3ヵ月後のフォローで57%が35%以上に回復したと報告されている．

WCDはICDの治療を確定するまでの一時的な使用により，ICDでは介入できない多くの症例の救命に寄与するとともに，不要なICD植込みを回避できるものと考えられる．

急性の原因による心室頻拍/心室細動

心室頻拍（VT）/心室細動（VF）の二次予防症例であっても，急性の原因（急性虚血，電解質異常，薬剤など）によることが明らかな症例ではICDの適応とならないが，十分な治療によっても再度同様なリスクに曝露される可能性が高いと考えられる場合は日本循環器学会のガイドラインでもClass Ⅱ bの適応（有用性がそれほど確立されていない）とされている．

臨床症例において，このようなリスクを評価するために経過観察を含めた付加的評価を必要とする場合，WCDの使用によってより安全な評価を行うことができる可能性がある．

血行再建後の低左心機能例

　低心機能の虚血性心疾患において，血行再建術後の予後改善効果は高いと考えられる．しかし，術後30日以内の致死性不整脈による死亡が決して少なくなく，術後急性期の致死性不整脈の予防が重要である．

　血行再建後に心機能の改善が望まれることから，術後急性期のWCD使用により不整脈死の回避および，不要なICD植込みを回避できる可能性が期待される．

非虚血性心筋症

　非虚血性心筋症は，誘因がはっきりしているものから，原因不明のいわゆる拡張型心筋症までその種類は多岐にわたる．急性心不全として発症し，初めて基礎心疾患の存在が明らかになる例は臨床でもしばしば経験されるが，IMAC-2試験では標準的薬物治療によって，LVEF 40％以下の症例の25％がLVEF 50％以上に回復すると報告されている．またTeeterらの報告では，急性心不全で発症しLVEFが30％以下であった症例でも，43％の症例が6ヵ月の間に心機能がほぼ正常化したという．SCD-HeFT試験の結果から，LVEF 35％以下でNYHA Class ⅡまたはⅢの非虚血性心筋症で，診断後3ヵ月経過している症例にはICDが推奨されるが，ICD治療に対するHRS/ACC/AHA Expert Consensus Statement（2014）では新規に診断された非虚血性心筋症の3ヵ月以内のICD植込みは推奨されていない．

　非虚血性心筋症において，急性期の経過からは心機能の経過の予測はしばしば困難であり，経過観察期間中のリスクを回避する目的でWCDの利用を考慮するのは妥当と考えられる．

心移植待機例

　心移植待機症例では，重度の不可逆的な心不全があるため，致死性不整脈によって突然死をきたすことはまれではない．Da Rosaらによるメタアナリシスによると心移植待機症例の死亡率は27％であり，うち突然死は32％であった．ICD植込み例では，約6ヵ月（中央値）の心移植待機期間内に87％の症例でICDが適切作動したという．

　心移植待機例は一般に多臓器不全などにより全身状態が悪化している例が多いため，ICD植込み術も必ずしも低リスクではなく，低侵襲に適用できるWCDの有用性は高いと考えられる．

感染などによるICD抜去例

　固定した突然死のリスクがあり，ICD植込みの適応症例でも，感染やその他の全身疾患の影響でICD植込みが延期されなければならない症例がある．このような患者群は元来突然死のリスクに曝されている症例であり，待機の期間は積極的な突然死予防処置が必要である．たとえば，感染に伴うICD抜去症例では，再手術前に十分な感染コントロールが必要であるが，その期間患者は致死性不整脈から保護されなくなるため注意深いモニターが必要である．

　米国心臓病学会のステートメントによれば，ポケット感染のみであった場合でも再手術前に血液培養が最低72時間以上陰性であることが求められ，弁に疣贅を伴うような場合には血液培養が陰性になってから最低14日間をおいて再植込みを行うことが推奨されている．このような期間，安全に経過観察するためにWCDはよい適応であると考えられる．

遺伝性不整脈疾患

遺伝性不整脈のハイリスク症例や原因不明の失神および心肺蘇生例でICDの適応診断確定がされていない場合や，妊娠を契機に出現した非持続性心室頻拍など，ただちにICD植込みあるいはICD適応決定のための検査が実施できない症例でもWCDは適用できる．

WCD使用に関するガイドライン

本邦におけるWCDは，現時点では保険償還額がWCDを提供するメーカーの提示する諸費用に及ばないため，実臨床における使用に困難を有する施設が少なくないことを鑑み，日本不整脈心電学会のステートメントでは通常のガイドラインにおける推奨（ClassⅠ・Ⅱ・Ⅲ）の形をとらず，単にWCDの使用を考慮する病態として記載されていた（**表1**）．

2018年3月改訂の日本循環器学会「急性・慢性心不全診療ガイドライン（2017年版）」[2]にはWCDの使用方法に関する記載が追記され，急性心筋梗塞発症後や冠血行再建術後，非虚血性心筋症による急性心不全に対する薬物治療導入直後の高リスク例に対し，いまだICDの適応とはならない期間（①急性心筋梗塞発症後40日未満，②冠血行再建術後3ヵ月未満，③薬物治療導入後3ヵ月未満）における突然死の一次予防として，WCD使用がClassⅡaとして記載された．

欧米の学会のガイドラインには日本不整脈心

表1　WCDの使用を考慮する病態

- ・左室駆出率35%以下で，NYHA ClassⅡもしくはClassⅢの心不全症状を有する急性心筋梗塞発症後40日以内の症例
- ・左室駆出率35%以下で，NYHA ClassⅡもしくはClassⅢの心不全症状を有する冠動脈バイパス後または経皮的冠動脈インターベンション（PCI）後90日以内の症例
- ・左室駆出率35%以下で，非虚血性急性心不全発症後90日以内の症例
- ・心移植待機条件を満たす非可逆性重症心不全症例
- ・ICDの適応があるが，他の身体的状況によりただちに手術を行えない症例
- ・ICDによる心臓突然死二次予防を考慮するが，臨床経過観察や予防治療の効果判定が優先される症例
- ・感染等の理由で一時的にICDを抜去する症例

（着用型自動除細動器（WCD）の臨床使用に関するステートメント，日本不整脈心電学会，2018年2月改訂より引用）

表2　WCDの使用勧告（AHA）

適応	Class	エビデンスレベル
植込み型／永続的なデバイスの明確な適応があるが，感染のようにICDの使用が一時的に禁忌または妨げられる場合，WCDの使用は妥当である．	Ⅱa	C
心臓移植のような，より根治的な治療までのブリッジとしてWCDを使用することは妥当である．	Ⅱa	C
高いSCDリスクが，時間経過，または，左室機能不全の治療によって解決する可能性がある場合，たとえば，虚血性心疾患で最近，血行再建術を施した患者，新たに診断された拡張型心筋症でガイドラインに従って薬物治療を開始した患者，根本の原因が治療可能かもしれない二次性心筋症（頻脈性心筋症，甲状腺機能亢進など），WCDの使用は妥当としてよい．	Ⅱb	C
心筋梗塞発症後40日以内の患者など，ICDによるSCDリスクの減少は示されているものの総死亡の減少が示されていないような高い死亡リスクに関連した状況で，ブリッジ治療としてのWCDの使用は妥当としてよい．	Ⅱb	C
特に，6ヵ月以上の余命が期待できない患者など，非不整脈性のリスクが顕著に不整脈性のリスクより高いと考えられた場合，WCDは使用すべきでない．	Ⅲ	C

（Piccini JP Sr, et al：Circulation **133**：1715-1727, 2016より引用，改変）

電学会ステートメントとほぼ同様の適応で，WCD使用に関して推奨レベルが記載されている．米国心臓病学会から発表されているWCDの使用勧告を表2に示す[3]．欧州心臓病学会の急性，慢性心不全の診断と治療に関するガイドラインにおいても，「突然死リスクの高い左室低心機能患者（ICD植込みまでのブリッジ使用，急性心筋梗塞急性期の致死性不整脈，周産期心筋症，心移植待機患者においてICD植込みまでのブリッジ使用）」におけるWCD使用がClass Ⅱbとして記載されている．

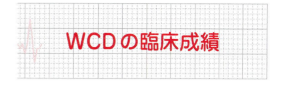

WCDの臨床成績

これまでに報告されているWCDの臨床成績について表3に示す．WCDが使用された患者背景としては，Chungらによる米国でのWCD使用後調査では，ICD抜去後が23％，非虚血性心筋症が20％，急性心筋梗塞後が17％，ICD植込みが遅れて待機中の使用が16％，冠動脈バイパス術後が9％，診断未確定の心筋症が8％を占めた[4]．また，米国で行われたWEARIT Ⅱ

表3 WCDの臨床成績の報告

文献	患者背景	患者数（人）	アドヒアランス時間/日	治療期間（日）	治療成功率（％）	適切作動率（％）	不適切作動率（％）
Feldman et al, 2004	WEARIT/BIO-ROAD	289	N/A	93	75	1.0	2.1
Klein et al, 2010	nationwide experience in Germany	354	21	106	95	3.1	0.8
Collins et al, 2010	年齢≦18歳 年齢19〜21歳	81 103	20 19	29 35	N/A	0 1.9	1.2 0.9
Chung et al, 2010	aggregate US experience	3,569	20	53	99	1.7	1.9
Rao et al, 2011	先天性心疾患 遺伝性心疾患	43 119	19 19	27 29	N/A 100	0 2.5	0 5.9
Saltzberg et al, 2011	周産期心筋症 非虚血性心筋症	107 159	18 17	75 56	N/A 100	0 0.6	0 0
Kao et al, 2012	心不全（移植待機，新規診断）	82	20	80	N/A	0	0
Zishiri et al, 2013	左室駆出率の低下した血行再建例	809	N/A	79（CABG）81（PCI）	N/A	1.3	1.6
Mitrani et al, 2013	新規診断された心筋症血行再建例	134	14	72	N/A	0	0
Epstein et al, 2013	心筋梗塞後3ヵ月以内	8,453	21.8	69	91	1.6	1.3
Singh et al, 2015	虚血性心筋症 非虚血性心筋症	271 254	22	61	N/A	2.2 0	0.7 1.2
Wäßnig et al, 2016	nationwide experience in Germany	6,043	23.1	59	94	1.6	0.4
Kutyifa et al, 2016	WEARIT Ⅱ	2,000	22.5	90	N/A	1.1	0.5

N/A：記載なし，CABG：冠動脈バイパス術，PCI：経皮的冠動脈形成術

Registryでは，虚血性心筋症が40％，非虚血性心筋症が46％，先天性・遺伝性心疾患患者が13％であった[5]．欧州でも同様の使用状況であり，ドイツの16施設の計6,043例でWCDの有効性を検討した研究においても，患者内訳は拡張型心筋症が37％，虚血性心筋症が27％，非虚血性心筋症が12％，ICD抜去後が12％，心筋炎が10％，遺伝性心疾患が2.5％，心移植待機例が1.4％，心不全が0.4％であった[6]．本邦からはSasakiらが，50例のWCDの使用成績を報告している．

急性心筋梗塞後の低左心機能例

急性期心筋梗塞患者の心機能低下例においてWCDを使用したChungらの報告では，LVEF35％以上の104名ではWCD適切作動イベントが見られなかったのに対し，LVEF35％以下の341名では3％（10例，12イベント）のWCD適切作動イベントが認められ，突然死予防に有効であった[4]．

低心機能の虚血性心疾患においては，Zishiriらの報告では，冠動脈バイパス術後症例（n＝1,951）の90日死亡率はWCDの使用により6.1％から3.1％に低下しており，術後急性期の予防的WCD使用の意義が示されている．また，WEARIT Ⅱ Registryでは，40％程度の患者がWCD使用中に心機能が改善し，ICD植込みを回避できたと報告されている．

非虚血性心筋症

非虚血性心筋症においては，WEARIT Ⅱ Registryやドイツの多施設研究においても多くの症例にWCDが使用され，有用性が報告されている．このようにWCDの有用性を報告する研究も存在する一方で，ルーチンでのWCD使用を疑問視する研究もある．Singhらは，新た

に診断された254例の非虚血性心筋症に対してWCDを使用したところ，VT/VFの発生頻度が低い（0％）ことを報告している．これまで非虚血性心疾患の一次予防におけるICDの有用性については十分なエビデンスがなかったが，2016年に発表されたDANISH trialでは，ガイドラインに従った適切な治療がなされたLVEF35％以下の非虚血性心筋症の一次予防におけるICDの有用性が証明されなかった．

非虚血性心筋症の一次予防におけるICD/WCDの使用についてはさらなる検討が必要と思われる．

周産期心筋症はまれな心筋症ではあるが，重症例では突然死が38％にものぼると報告され，WCDを同心筋症に適用したDuckerらの報告では平均観察期間81日の間に，7例中4例でVT/VFが確認され，3例ではWCDによる適切作動で救命されたという．その他にも急性心筋炎やたこつぼ型心筋症など，一過性の心筋障害においてWCDの有用性は高いと考えられるが，その回復には3ヵ月以上かかる例も報告されている．

現在本邦のWCD使用は90日を上限とされており，病態によってこの期間を延長すべきか否かについては今後の検討が必要である．

心移植待機例

心移植待機症例では，Kleinらの報告では22人の心移植待機症例にWCDを使用し，平均心移植待機期間5.4ヵ月の間に2人の患者でVT/VFによるWCDの適切作動を認めた．心移植待機中のWCD使用は有用と考えられるが，本邦における移植待機期間は，Status 1において平均2.3年と欧米に比較して長期である．

現在本邦のWCD使用は90日を上限としており，心移植待機例においてはこの期間を延長すべきか否かについては今後の検討が必要である．

感染などによるICD抜去例

固定した突然死のリスクがあり，ICD植込みの適応症例でも，感染やその他の全身疾患の影響でICD植込みが延期されなければならない症例に対してもWCDは有用であることが報告されている．

米国のWCD症例の使用実態についてのChungらの調査研究によると，最も多い適応は急性疾患急性期のLVEF 35％未満の症例であり（49.5％），次いで感染でのICD抜去後症例（23.4％），その次がICD植込みを延期された症例であった（16.1％）[4]．同様にKleinらの報告による，ドイツの43施設，354人のWCD装着の経験では心肺蘇生例のリスク評価中の症例が5％，またICD植込みが遅延または拒否された症例が2％に存在していた．米国の報告では，平均使用日数52.6日の中で，ICD抜去例では638例中33例（5％），植込み待機症例では439例中6例（1％）でWCDの適切作動が認められている．本邦のWCD使用に関する複数例報告では，実際にWCDの作動があった症例は心筋梗塞亜急性期の一次予防症例であり，感染性疾患のためにICD植込みを待機している患者であった．

遺伝性不整脈疾患

遺伝性不整脈のハイリスク症例や原因不明の失神および心肺蘇生例でICDの適応診断確定がされていない場合もWCDの適応と考えられるが，これらの疾患群は長期の経過観察を必要とする場合もあるため，90日を上限としたWCDの運用では不十分な可能性がある．長期に及ぶWCDの運用については今後の検討課題である．

WCDの使用 にあたっての注意

WCDを使用する患者の条件

これまで解説した条件を満たす患者にWCDは適応となるが，重度の認知症などの適切にレスポンスボタンを使用できない患者や，どの種類のベストもフィットしない患者（胸囲66cm未満または142cm超）は使用できない．入浴・シャワー時以外はWCDを着用し続けるよう患者・家族指導を行うことも重要である．

WCDの使用は原則的に3ヵ月を上限とし，その間にICD導入の是非を検討する．3ヵ月を超えてWCDを使用する場合は，保険適用外となることに留意が必要である．WCD使用者の就労ならびに運転の可否は，ICDに準じて判断する．しかし，WCD使用者の本邦における社会的活動実態が把握できていない状況を鑑み，一次予防症例であってもWCD使用者は原則的に運転が許可されない．

WCDを処方する施設・医師の条件

WCDの保険償還には，ICD移植術の施設基準に準じた資格が求められる．WCDを保険償還する施設は，ICD施設基準を満たさなければならない．また，WCDを処方する医師は，ICD/CRT研修修了証の取得者である必要がある．学会が主催するWCDに関する内容を含んだセミナーないし教育講演を受講したうえでWCDを使用しなければならない．

文献

1) Feldman AM, et al：Use of a wearable defibrillator in terminating tachyarrhythmias in patients at high risk for sudden death：results of the WEARIT/BIROAD. Pacing Clin Electrophysiol **27**：4-9, 2004

2) 日本循環器学会：急性・慢性心不全診療ガイドライン（2017年版），http://www.j-circ.or.jp/guideline/pdf/JCS2017_tsutsui_h.pdf（2018年4月閲覧）

3) Piccini JP Sr, et al：Wearable cardioverter-defibrillator therapy for the prevention of sudden cardiac death：A science advisory from the American Heart Association. Circulation **133**：1715-1727, 2016

4) Chung MK, et al：Aggregate national experience with the wearable cardioverter-defibrillator：event rates, compliance, and survival. J Am Coll Cardiol **56**：194-203, 2010

5) Kutyifa V, et al：Use of the wearable cardioverter defibrillator in high-risk cardiac patients：data from the Prospective Registry of Patients Using the Wearable Cardioverter Defibrillator（WEARIT-II Registry）. Circulation **132**：1613-1619, 2015

6) Wäßnig NK, et al：Experience With the Wearable Cardioverter-Defibrillator in Patients at High Risk for Sudden Cardiac Death. Circulation **134**：635-643, 2016

| A | 着用型自動除細動器（WCD） |

4 WCDの使用法・管理を知る

WCDは患者自身が取り扱う機会が多い機器であり，入浴の時間以外は着用し続ける必要がある．このため，治療設定はもちろんであるが，患者への教育が非常に重要である．

WCDの概要

ベストのサイズ

WCDの適応となり，医師から患者の同意が得られた場合，看護師がベストのサイズを測定し，発注を依頼している．ベストはB01サイズ（胸囲測定値66〜80cm）〜B05サイズ（131〜142cm）までの5サイズあり，剣上突起上を測定する（p281，**表1**参照）．

表1 WCDの構成物

1. 本体
   ・ベスト（×3枚）
   ・電極ベルト
   ・コントローラ
   ・バッテリー（×2個）
   ・ホルスター
   ・充電器
2. 付属品
   ・患者用取扱説明書
   ・医療関係者取扱説明書
   ・バッグ
   ・WCD手帳
   ・除細動ジェル

WCDの部品

WCDの部品は**表1**および**図1**に示すものからなる（p281，**図1**も参照）．

WCDの設定

患者設定

使用開始前に患者のプログラム設定を処方医師が行う．**表2**にWCDのプログラム設定の概要を示す．

ベースラインの設定

コントローラの不整脈検出アルゴリズムは患者自身の心電図をテンプレートとして使用するため，患者設定が終了するとコントローラは自動的にベースラインの設定に切り替わる．

患者に電極ベルトを設置したベストを装着し，電極ベルトのコネクターをコントローラへ接続する．患者に安静を促し，坐位または臥床して心電図を読み取り，「OK」の表示が出れば完了である．

製造販売業者にて清掃・メンテナンス（故障の場合は修理）後，新たにレンタルされる

除細動後は除細動電極を交換

1人の患者使用終了ごとに廃棄

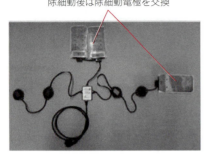
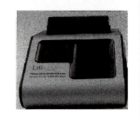
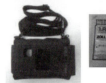

図1　WCD部品の取り換え

表2　WCDの設定例

設定項目	範囲	初期設定
患者名		空白
VT閾値	120〜250 BPM	150 BPM
VF閾値	120〜250 BPM	200 BPM
除細動エネルギー	75〜150J	150J×5回
VT応答時間	60〜180秒	60秒
VF応答時間	25〜55秒	25秒
患者の睡眠時間	就寝/起床の2時刻を設定	就寝23：00 起床6：00
応答時間の延長	0〜30秒	0秒
センターコード	英数字表記	設定済み
時間帯	日本時間で固定	日本時間
患者の言語	日本語で固定	日本語
二次言語	オフ	オフ
オペレーター言語	日本語で固定	日本語

患者指導の実際

　欧米ではメーカー担当者が直接患者に指導を行っているが，本邦ではそのシステムはないため，施設独自で患者指導を行う必要がある．メーカー側も患者指導用のパンフレットやDVDを作成し対応しているが，国立循環器病研究センターでは独自に作成した患者教育チェックリストを用いて（**表3**）看護師が患者およびその家族に説明を行い，退院までに必要な手技および知識を習得してもらうように継続した指導を行っている．チェックリストを使用することで，どの看護スタッフも必要な項目を漏れなく指導することができ，短期間での実施が可能である．

> **ワンポイントアドバイス**
>
> ・指導が開始される前より，患者は今までの生活から一転，不整脈が出現するかもしれない恐怖感，不適切作動に対する不安などを感じながらの生活を強いられることとなる．また，ベストを装着する必要性は理解できていても，ベストの窮屈さやスキントラブルなどで長期間装着が困難となる患者も少なくない．
>
> ・当院では導入時は患者と相談しながら，コントローラを装着せず，体にベストと電極を装着する．日中または夜間のみ装着するなど，患者の受け入れ状況を確認しながら指導スピードを調整している．特に男性患者は，夜間就寝中もベストを装着することによる窮屈感が強く，慣れるまでに時間を要するため，短時間装着を繰り返すこともある．
>
> ・スキントラブルについては，ベスト自体が化学繊維でできているため，発汗による湿潤環境やベストそのものによる化学的刺激が原因となり発生していることが多い．多くは清潔の保持や水溶性ローションなどの使用で改善が期待できるが，アトピー性皮膚炎や皮膚の脆弱性が強い場合には，ベストに肌にやさしい別の素材を縫いつけて使用する場合もある．
>
> ・退院までに必ず同居の家族またはキーパーソンに必ずCPR（一時救命処置）を指導している．

4. WCD の使用法・管理を知る　295

表3　患者教育チェックリスト（国立循環器病研究センター）

◆導入編

指導項目	実施日/達成度	実施日/達成度	コメント
ベストの組み立て			
1.ベストを平らな場所に広げる			
2.電極ベルトは金属面を上に向けておく			
3.背中側のパッドをベストの背面ポケットに挿入（番号順①）			
4.バイブレーションボックスをベストに取り付ける（番号②）			
5.電極パッドをベスト前面のポケットに入れる			
6.心電図電極をベストに正しく取り付ける（色が合っているか）			
ベストの着用			
1.ベスト着用前に上半身はすべて衣服を脱ぐ			
2.ベストにねじれがないか確認する			
3.ベスト前面は胸骨下部でフックが正しくかかっているか			
4.鏡を見て自分で正しく装着できているか			
バッテリーの装着/脱着			
1.バッテリーをコントローラに矢印の向きを合わせて挿入する			
2.はずす時は側面をしっかりと同時に押しロックを外してから抜き取る			
電極ベルトの接続と取り外し			
1.コネクターをコントローラにまっすぐロックされるまで差し込む			
2.はずす時はコネクターの側面をしっかり押して引き抜く			
通常の起動動作			
1.起動画面の確認とレスポンスボタンを押す			

◆トレーニングモードの使用

指導項目（スタッフは「ナレーション付きですべて実行」を選択する）	実施日/達成度	実施日/達成度	コメント
1.音声メッセージの後に正しくレスポンスボタンを押す			
2.電極ベルトの接触不良状態のシミュレーション			
「?」マークの解析と対処法			
「×」マークの解析と対処法			
3.除細動電極の「×マーク」と緑マーク			
4.バッテリー残量の確認			
5.スタンバイモードの確認			

◆知識編

指導項目	実施日/達成度	実施日/達成度	コメント
Q1. WCDの着用目的がいえる			
A1：生命を脅かす不整脈が出現した場合，電気ショックを行い，心臓のリズムを元に戻す.			
意識がある場合にサイレンアラームが鳴った場合はレスポンスボタンを押すことでショックを回避できる			
Q2. レスポンスボタンを押すことができるのは誰か			
A2：ベストを着用している自分自身しかボタンを押してはいけない			
Q3. WCDの各部品の名前がいえる			
・コントローラ			
・ベスト			
・電極ベルト			

VIII

A

着用型自動除細動器（WCD）

表3　つづき

・ホルスター				
・コネクター				
・タッチスクリーン				
・レスポンスボタン				
・バッテリー				
Q4．心電図電極が接触不良の場合，どうすればいいか？				
A4：無香料のクリームを少量電極に塗布し皮膚の密着性を高める				
Q5．ベストの洗濯方法がわかる				
A5：すべての電極を取り外し，柔軟剤，漂白剤は使用しないで洗濯する（ベストが劣化しやすくなるのを防ぐ）				
Q6．サイレンアラームの意味がわかる				
A6：サイレンアラームは設定された不整脈が検出された場合，除細動を作動させる前に機械が知らせるアラーム				
Q7．サイレンアラーム鳴動時の対処方法がわかる				
A7：サイレンアラームが鳴った際に，意識があれば，レスポンスボタンを押して除細動を停止させる				
Q8．誤作動しやすい状況がいえる				
A8：電極が体に密着してないときや，電動機器などを使用している場合				
Q9．電磁干渉しやすい場所，物がいえる				
A9：セキュリティゲート/盗難防止用ゲート/IH電気機器など				
Q10．バッテリーの充電のタイミングと充電器の役割がいえる				
A10：バッテリーは必ず24時間に1回交換する．充電器はデータ送信器の役割も担うため，電源は常に入れておく				
Q11．ゴングアラームが鳴ったときの原因と対処方法がいえる				
A11：アラームは機械のさまざまな不具合を知らせるためであり，アラームが鳴った際は必ずタッチパネルの画面で原因を確認する				
Q12．自分の機械の設定内容がわかる				
A12：不整脈の種類と速さ/ショックまでの時間				
Q13．機内モードの設定内容がわかる				
A13：コントローラからメニューボタンを押し，メニュー表示画面で⇒を押すと機内モード設定が可能 機内モード時は飛行機のマークが表示される				
Q14．手動記録の使用方法がわかる				
A14：動悸などを感じたときに，レスポンスボタンを3秒長押しすると前30秒/後15秒記録することができる				

医師と退院までの目安を確認し，おおむね3日程度で手技が獲得できるように指導を継続している．

指導時の特に重要な4つのポイントをWEAR〔W：Wear it（いつでも着用），E：Every 24 hours（1日1回バッテリー交換），A：Act quickly（サイレンアラームはレスポンスボタンを押す），R：Read the display（ゴングアラームは画面の指示に従う）〕として，指導側も患者側にも記憶しやすいようにしている．

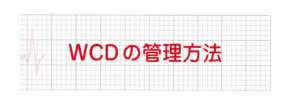

WCDの管理方法

ここでは主に退院後の管理方法について説明する．遠隔モニタリングを通じて，不整脈イベントの有無や装着時間の把握が可能であるが，

WCDを使用継続できるような指導も重要である．当院では定期外来を受診した際に看護師によるWCD装着後の生活について困っている点などを確認している．

WCDの遠隔モニタリング

LifeVest Network（図2）は，患者が着用中のWCDから送信された患者データを表示できるZOLL社のオンライン患者管理システムである．WCDのコントローラから送信された患者データはBluetoothを経てセキュリティで保護されたWCDのウェブサイトに保存されるため，PCとインターネット環境さえあれば，これらの情報へいつでもアクセスすることが可能である．

当院のデバイスチーム外来の医師またはWCDの処方医，そして病棟看護師の一部がこのデータ管理を行っており，アラートの有無や着用時間，自動送信波形などを確認している．

データは毎日24時間ごとに自動送信されるため，患者にはバッテリー充電器（送信器）の電源を切らないように説明している．

遠隔モニタリングでは，治療は最重要アラートとして通知されるが，患者手動送信，着用時間，データ送信については，重要な警報または危険度の低い警報としてデフォルトで設定があり，必要に応じて設定変更を行う．図3は実際

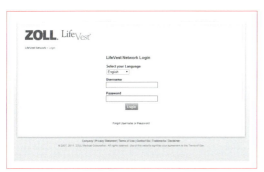

図2 LifeVest Networkの入力画面
（https：//lifevestnetwork.zoll.com/PatientInfoAlerts.aspx）

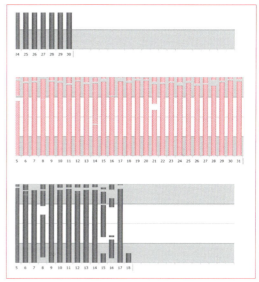

図3 WCDの着用時間
縦軸は24時間，横軸は着用日数を表しており，カーソルを縦軸に合わせるとその日の総着用時間が表示される．

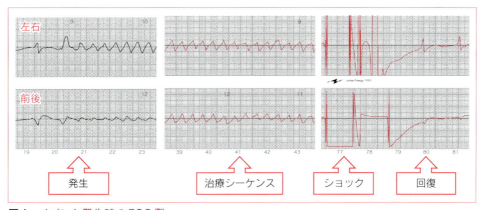

図4 イベント発生時のECG例
（Zoll Medical Corporation；LifeVest Network Simulator）（https：//lifevestnetwork.zoll.com/Login.aspx?demo＝1, 2017年11月閲覧）

の送信されている患者の着用時間を示したものである．総着用時間が減少していることがあれば外来日でなくてもデータを確認し，患者に連絡するなどして対応する必要がある．**図4**にイベント発生時のECG例を示す．

WCD使用開始後の外来受診について

当院では1ヵ月に1回外来に通院してもらい，

医師の診察を受けたのち，病棟看護師が患者または家族と面談を行い，WCD装着後の生活について困っている点などを確認している．必要時は医師に相談するなどして患者が継続してWCDを装着できるように支援を行っている．

| A | 着用型自動除細動器（WCD） |

5 今後の展開

使用上の注意点など

WCD使用において重要なことは，ICD植込みが決定するまでの間に患者が質の高いWCD着用コンプライアンスが保てるよう継続してサポートすることである．WEARIT/BIROAD研究では2人の患者が不適切な電極使用により，適切な除細動がなされなかった．入院中の患者教育に加え，医師，看護師，臨床工学技士がチームとなり，退院後の患者の理解度，着用状況などの情報を共有して把握することが重要である．家族への教育も可能な限り行うことが望ましい．退院後に徐々に着用コンプライアンスが低下してくるケースや，心不全の改善に伴う体格変化やベストの長期使用により，ベストのサイズが合わなくなりノイズの検出が増えるケースもある．定期的な外来通院での問診や遠隔モニタリングを通じて，継続した患者管理をチームで行う必要があるだろう．

遠隔モニタリングを用いた不整脈イベントのフォローの際の注意点として，アラートとして報告されてくるイベントにはノイズが多いことが挙げられる．ノイズによりショック作動まで至ることはまれではあるが，多くのノイズの心電図の中に混じっている真の致死性不整脈イベントを見落とさないように注意する必要がある．膨大なアラートを1つずつ確認するのは大変な作業ではあり，ノイズを減らすためのベストのサイズの見直しや患者の使用状況の確認することが重要である．WCDの不整脈検出機能の改善も望まれる．

現在，WCDの使用期限は3ヵ月とされているが，3ヵ月が適切な期間であるかはさらなる検討が必要であろう．PROLONG研究では，WCDの使用延長の妥当性を報告している[1]．この研究では，新規に診断された左心機能低下例においてWCD使用3ヵ月後に，①左室駆出率（LVEF）が30〜35％，②LVEFの改善が5％以上，③最適な薬物治療が十分にできていない，場合にはWCD使用を継続してさらに薬物療法を強化することで，約30％の症例が3ヵ月以降にLVEFが35％以上に改善し，ICD植込みを回避できた[1]．疾患ごとのWCDの使用期限の検討が必要であるかもしれない．

有効性のエビデンスの課題

これまで解説してきたように，WCDはICD植込みまでの突然死予防において有用であると考えられるが，ランダム化比較研究がないことから，WCDが本当に突然死や死亡率を低下させるかは現時点では不明といわざるをえない．実際に，米国心臓病学会の勧告においてもWCD使用に関してClass I適応（有用であるというエビデンスがある）はない．現在以下の

2つのランダム化比較研究が進行中である．VEST研究（Vest Prevention of Early Sudden Death Trial）は心筋梗塞後90日以内のLVEF 35％以下の患者を対象としてWCDの有用性を検討しており，2017年初旬には患者登録が終了した．これはACC2018で発表され，心臓突然死の有意な低下は認められなかったが心機能が低下した患者の90日後の総死亡が36％低下したことが報告された．現在サブ解析中である．また，透析患者を対象としてWCDの有用性を検討するWED-HED研究は進行中である．

　ハイリスクと考えられる症例に対するルーチンでのWCD使用が本当に有用かどうかについては，今後も検討が必要である．

文献
1）Duncker D, et al：Avoiding Untimely Implantable Cardioverter/Defibrillator Implantation by Intensified Heart Failure Therapy Optimization Supported by the Wearable Cardioverter/Defibrillator-The PROLONG Study. J Am Heart Assoc **6**：pii：e004512, 2017

| B | 植込み型ループレコーダー（ILR）

1 ILR の原理・構造を知る

植込み型ループレコーダー（implantable loop recorder：ILR）は，通常の12誘導心電図やHolter心電図では検出困難な失神などの不整脈発作を自動記録する装置である．ILR 本体には，2個の電極がついており，その2極間の電位から皮下心電図の記録が可能である．ILR 本体を心臓前面の皮下に植込むことで，まれにしか発生しない発作時の心電図記録を取得し，診断に役立てることができるデバイスである．検出できる不整脈としては，心静止（cardiac arrest），徐脈，心室頻拍（VT），心房細動（AF）など多くの種類が検出可能である．

また，心臓植込み型デバイス（cardiovascular implantable electronic devices：CIEDs）のように遠隔モニタリングでの患者管理も行うことができる．患者アシスタントと呼ばれる子機を携帯してもらい，イベント発生後は自身で患者アシスタントの記録ボタンを押してもらうことにより，現在時刻（失神後）から過去にさかのぼって（失神前）データを記録することができるシステムとなっている．

ILR の構造

本邦では，最初にMedtronic社，St. Jude Medical社（Abbott社）の2社から2種類のILRが販売された．ILR 本体には2個の電極が約40 mm 間隔でついており，2極間の電位を皮下から記録することで不整脈を記録する．ILR留置部位としては高いR波（心室波）が得られ，かつ低いノイズレベルのところが理想とされる．また，ILR は条件付きではあるがMRI 撮像も行えるよう設計されている．

さらに，2016年9月よりMedtronic 社から，当初の機種よりさらに小型化され高性能のREVEAL LINQ®が販売された．REVEAL LINQ®は，従来製品よりも挿入時の手技が簡略化され，より低侵襲化が実現できるデバイスとなっている（**表1**，表中写真参照）．

ILR の原理

ILRは，本体を植込んだ部位におけるR波の電位が高くてかつ，T波やP波，ノイズがいかに見えないかというのが重要となってくる．センシングのアルゴリズムでは，R波高値の65％もしくは，0.65mVより高いほうからセンシングレベルを決定し，"decay delay"の時間だけピーク感度を維持してT波のオーバーセンシングを回避する仕組みを採用している（**図1**）．REVEALに関しては，AFも検出可能であるが，CIEDsのようにP波を検出してレートからAFと判断するのではなくRR間隔のばらつきによってAFと判断する仕組みとなっている．

表1 各社ILRスペック

	Medtronic	Medtronic	St.Jude Medical（Abbott）
製品名	REVEAL® XT	REVEAL LINQ®	Confirm™
寸法（縦×幅×厚さ）	62×19×8 mm	44.8×7.2×4 mm	56.3×18.4×7.5 mm
電池	Li/thionyl chloride	Li/CFX	Li/thionyl chloride
容積	9 cc	1.2 cc	6.5 cc
重量	15 g	2.5 g	12 g
電極間隔	40 mm	37.7 mm	40 mm
電池寿命	3年	3年	3年
MRI検査	○ 1.5T	○ 1.5T or 3.0T	○ 1.5T
手動記録装置（縦×幅×厚さ）	患者アシスタント 96×56×22 mm	患者アシスタント 100×40×10 mm	患者アクチベータ 71×58×18 mm
自動記録時間	27分	27分	46分（自動・手動同一メモリ）
手動記録時間	22.5分	30分	
ILR本体			
製品外観 患者アシスタント			

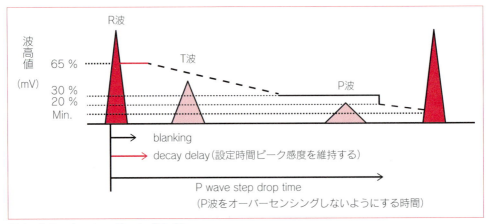

図1　ILRのセンシングアルゴリズム

ILR の有用性

　失神の診断にILR が有用であるという研究は，数多く報告されている．RAST Study[1] では，心電図やhead-up tilt 試験，Holter 心電図などの検査を行っても原因不明であった60名を，通常行う検査を継続するConventional 群とILR 群の2群に分けて12ヵ月観察したところ，Conventional 群で30例中6例（20％）の診断率であるのに対し，ILR群では27例中14例（50％）と高い診断率であることが，報告されている．原因不明の失神例に対しILR 植込みを行った570名の患者の経過を観察したPICTURE registry[2] においても，平均10ヵ月の観察期間中に36％の患者で失神の再発を認め診断することが可能であったと報告されている．

　また，再発性神経調節性失神（NMS）が疑われる患者に対して診断する際のガイドとしてILR が有用であるかを評価したISSUE 2 study[3] も報告されている．全例でILR 植込み後，失神のあった103例をペースメーカ植込みなどの特殊療法群と経過観察群の2群に分けて経過を追っている．結果はILR をベースにした特殊療法群が経過観察群よりも失神などのイベント回避率が有意に高い結果となり，ILR の有効性が示されている．

ILR の注意点

　ILR本体は小型で，記録可能なメモリ容量には限界があり，さらにREVEALに関しては自動記録可能時間と手動記録可能時間が異なり，それぞれ記録できる心電図の時間に制限がある．REVEAL XT® では，自動記録/手動記録時間が27/22.5分，REVEAL LINQ® では，27/30分，Confirm™ では46分となっており，電池寿命3年における心電図データ保存量としては非常に少ない記録時間である．AFやVTなどの不整脈など，記録項目が多岐にわたるため電磁干渉によるノイズを誤認識して記録を残してしまう可能性がある．そのため，優先的に記録する項目を，計画的に設定する必要がある．

文献
1）Krahn AD, et al：Randomized assessment of syncope trial conventional diagnostic testing versus a prolonged monitoring strategy. Circulation **104**：46-51, 2001
2）Edvardsson N, et al：Use of an implantable loop recorder to increase the diagnostic yield in unexplained syncope：results from the PICTURE registry. Europace **13**：262–269, 2011
3）Brignole M, et al：Early application of an implantable loop recorder allows effective specific therapy in patients with recurrent suspected neurally mediated syncope. Eur Heart J **27**：1085–1092, 2006

B　植込み型ループレコーダー（ILR）

2　ILRの機能を知る

機能

植込み型ループレコーダー（ILR）による不整脈検出には，①患者起動による検出と，②自動検出がある．以下に，REVEAL LINQ®，REVEAL XT®の植込み後の管理に関わる機能について解説する．

患者起動による検出は，患者自身が症状を自覚した場合に症状記録ボタンを押して記録する（図1）．REVEAL LINQ®では最大30分の記録が可能で，起動前は最大14分（6.5分，9分，14分の設定あり）まで，起動後は1分までの心電図を記録することができる．ボタン操作を180回行った後や，電池を取り付けてから（単5アルカリマンガン電池×2個）6カ月ごとに新しい電池と交換する必要がある．症状記録ボタンは，1度押すと少なくとも5分以上間隔をあける必要があることを，患者にあらかじめ説明する必要がある．

自動検出に関しては，REVEAL XT®では最大49.5分の記録が可能であり，植込み時にFVT（速い心室頻拍），VT（心室頻拍），Brady（徐脈），Asystole（心静止）の各設定を行い，設定に応じて不整脈が検出される．図2に実例を示す．また上位モデルであるREVEAL LINQ®では59分まで記録可能な時間が延長され，Asystoleが"Pause"へ，VT/FVTが"Tachy"へ，それぞれ名称変更された．なお自動検出時間は，REVEAL XT®およびLINQ®いずれにせよ，検出30秒前およびエピソード終了前27秒の心電図データが記録され，心房性エピソードの場合は，自動検出前2分間が記録される．心房細動の場合は，最長心房細動エピソード2分が27分の自動検出エピソード記録とは別に記録される．REVEAL XT®では心房細動患者を感度95％，特異度85％で，REVEAL LINQ®では心房細動検出アルゴリズムが改良され，感度97％，特異度97％で検出できると報告されている[1]．

またREVEALシリーズでは，Cardiac compassとして，①1日あたりの心房細動総時間数，②その際の心拍数，③日中および夜間の心拍数，④患者アクティビティ，⑤心拍変動が記録され

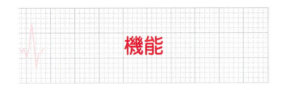

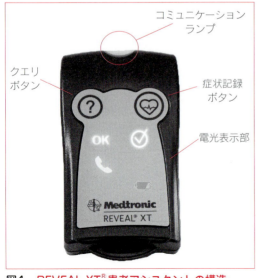

図1　REVEAL XT®患者アシスタントの構造
患者自身が症状記録ボタンを押すことで，自覚症状があるときの心電図を記録することが可能である．

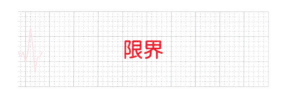

図2 植込み型ループレコーダーの設定例
REVEAL XT®の自動検出ゾーンを実際に設定した1例を示す．これらのゾーン設定は，症例に合わせて調整可能である．

る．それによって心房細動の心拍数コントロールの程度や，1日に占める心房細動である時間の割合など，さまざまな生体モニタリングデータが得られる．なお患者アシスタントの記録は，Cardiac compass上では"S"マークで表示され，不整脈イベント時に症状があったかどうかの判別に役立つ．

限界

植込み後問題となるのは，雑音の混入，体位による電位変化，心房・心室電位の誤認などである[2]．また記録メモリには限界があり，2社ともに記録可能な時間は数十分であることから，ノイズ等により頻拍エピソードとして次々に上書きされた場合，本当に必要であったイベント記録が消去されるおそれがある．特に心房細動はRR間隔の"ばらつき"で検出するため，頻回の期外収縮を誤認識することがあり，また一方では筋電図のノイズ混入がきっかけでてんかんと診断された症例もあることから，ノイズを含め記録された生波形を診断する医師が十分な知識を持って解析する必要がある[3]．

その他の機能

遠隔モニタリングシステム

まれにしか生じない不整脈をターゲットにしたILR植込みでは，ほとんどの定期外来においてイベント情報が得られないことから，患者・医療機関双方の負担となる．それを解決するため，近年ペースメーカで導入されているのと同様に，ILRでも遠隔モニタリングシステムが導入された．これを使用することで，患者自身が自宅にいながら記録されたイベントのチェックを医療機関で受けることができる．

MRI対応について

REVEAL XT®では，各種制約（植込み6週間以上が経過し，かつ胸部皮下に植込まれている患者に限る）はあるものの，基本的にはILR植込み後でもMRI（1.5テスラまたは3テスラに限る）撮像可能である．REVEAL LINQ®では6週間以上の制約はない．撮像前後にプログラマーを用いたデータ読み込み保存，パラメータ確認は必要である．

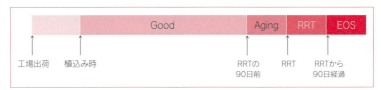

図3 REVEAL XT®の電池表示
Agingが表示された場合，3ヵ月以内のチェックが必要となる．

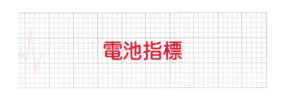

　電池指標はGood（良好），Aging（消耗），RRT（推奨交換時期），EOS（電池寿命終了）の各表示がある（**図3**）．通常電池寿命は3年であるが，Agingに達すると3ヵ月以内にチェックを行い，3ヵ月ほどでRRTに入る．RRTに入った後は3ヵ月ほどでEOSとなるため，その前に交換または摘出を考慮する．

　ILRは手術に要する時間も短く（p314参照），簡便に長期間にわたって心電現象が記録可能な機器であるが，侵襲的かつ治療機器ではないことを忘れてはならない．次項で述べるような適応をよく検討のうえ，必要な症例には積極的に早期に植込むことで，確定診断率の向上や失神に対する患者の不安改善などにつなげる必要がある．

文献
1）Hindricks G, et al：Performance of a new leadless implantable cardiac monitor in detecting and quantifying atrial fibrillation：results of the XPECT Trial. Circ Arrhythm Electrophysiol **3**：141-147, 2010
2）小林洋一：第37回埼玉不整脈ペーシング研究会教育講演．植え込み型心電ループレコーダー．Therapeutic Research **32**：1117-1123, 2011
3）河野律子ほか：植込み型ループレコーダーにより側頭葉てんかんが診断された失神患者の1例．心電図 **32**：5316-5320, 2012

| B | 植込み型ループレコーダー（ILR） |

3 ILRの適応を知る

植込み型ループレコーダー（ILR）は失神の原因検索や潜在性心房細動の検出に有効である．特に高齢社会に突入したわが国では，高齢者の失神が増加することが想定され，高齢者では失神後に逆行性健忘を伴い十分な問診が難しいことが多い[1]．また失神の原因が多岐にわたることもあり，各種検査で陽性所見が得られても，原因と断定することは難しい[2]．

さらに高齢化に伴って無症候性心房細動や脳梗塞も増加することが予想され，ILR植込みは今後増加すると想定される．

失神について

わが国には疾患分類に「失神」という診断名がないため，正確な患者数の把握は困難であるが，東京都内の大学病院における救急車搬送患者の主訴を検討した報告によれば，一過性意識障害を主訴とする患者は13％，そのうち79％が失神であった[3]．このように，失神は救急診療でよく遭遇する病態であり，その原因の鑑別は重要である．

もともと生体には脳循環維持機構が備わっているが，これらが破綻した場合に失神する（図1）．失神に至る病態は脳全体の一過性低灌流であり，脳循環の中断（6〜8秒で完全な意識消失），血圧の低下（収縮期60mmHg以下），酸素供給不足（20％以上減少）が原因として挙げられる．

原因は多岐にわたるが，大別すると，①起立性低血圧による失神，②反射性（神経調節性）失神，③心原性（心血管性）失神の3つが挙げられる．鑑別には病歴聴取が何よりも重要で，それぞれの病態に特徴的な前駆症状，随伴症状の有無，血管拡張作用のある薬の服薬歴，家族歴等を確認すべきである．その後にHolter心電図や運動負荷試験，tilt試験，必要に応じて心臓電気生理検査，心臓カテーテル検査等を考慮する．

失神に対するILRの適応

前述のような検査を行っても，Framingham研究では37％，日本からの報告においても25〜43％と，原因不明の失神が比較的多いことが報告されている[4]．

原因不明の失神を診察する場合，まずはリスク階層化をすべきである[1]．

高リスクの基準としては，以下が挙げられる．

①心不全や左室収縮能低下，心筋梗塞歴といった重度の器質的心疾患または冠動脈疾患がある．
②臨床上の特徴（労作中または仰臥時の失神，失神時の動悸，心臓突然死の家族歴など），心電図の特徴（非持続性心室頻拍，2束ブロック，洞徐脈，早期興奮QRS，QT延長・短縮，Brugada型心電図など）から不整脈が原因と疑われる．
③重度の貧血，電解質異常がある．

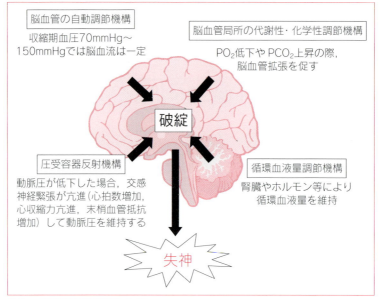

図1 脳循環維持機構と失神
脳循環維持のためには、①脳血管の自動調節機構、②脳血管局所の代謝性・化学性調節機構、③圧受容器反射機構、④循環血液量調節機構の4つの生理機構が備わっており、そのいずれかが破綻した場合、失神に至る。

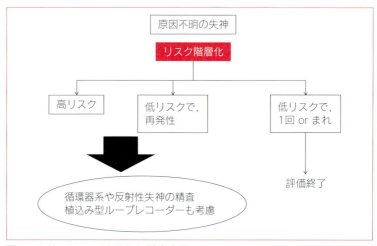

図2 失神のリスク階層化と対応方針
失神症例に出会った場合、原因が未確定の場合はまずリスク階層化を行う。低リスクで失神が1回のみであったり、まれであったりする場合は、一旦評価終了とする。高リスクもしくは低リスクでも再発性失神の場合は、適宜循環器系や反射性失神の検査を行う。それでも診断ができない場合、早めにILRを考慮すべきである。
(日本循環器学会、循環器病の診断と治療に関するガイドライン（2011年度合同研究班報告）：失神の診断・治療ガイドライン（2012年改訂版），http://www.j-circ.or.jp/guideline/pdf/JCS2012_inoue_h.pdf，改変)

　高リスクを有する患者や、低リスクでも失神を繰り返す場合、各種循環器系および反射性失神の検査を行っても原因が不明な場合は、早期からILRを植込むことを考慮する（**図2**）。そ の根拠となったのが、71施設（11ヵ国）を対象に行われた多施設前向き観察研究（PICTURE試験）であり、実に78％の患者でILRにより失神原因の確定診断に至ったと結論づけられた

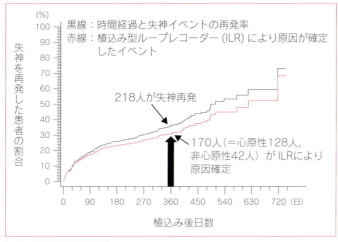

図3　PICTURE試験
570人の原因不明の再発性失神もしくは失神前駆症状を有する患者に対しILRを植込んだ結果，1年後には218人が失神を再発し，うち78％にあたる170人の患者においてILRにより診断確定に至った．
（Edvardsson N, et al：Europace 13：262-269, 2011より引用，改変）

（図3）[5]．また本試験では，ILRが植込まれる前に心電図や心エコー，tilt試験，心臓電気生理検査などの精査を行った群が66％，原因精査の初期段階で植込まれた群が22％であったが，その後の失神の原因診断率に差はなく，各種検査に優先して初期段階からILRを植込むことが医療費削減にも貢献すると報告している．

なおISSUE-1 studyでは，ILRで診断される原因の多くは神経調節性失神であること，ISSUE-2 studyではILRで得られた診断を指標に治療を行うことで失神の再発が減ることが示された[6,7]．失神で特定の原因を疑った場合は，確定診断のために従来から確立された検査の施行を疎かにすべきではないが，十分な問診や診察でも原因の推測がつかない場合は，早期からILRを植込むことを考慮してもよいといえる[5]．

心原性失神を起こした人は，失神を経験しなかった人と比べて死亡ハザード比が2倍，心血管系イベントは2倍以上であり，一方で非心原性失神では死亡，心血管系イベントのハザード比ともに失神を経験しなかった人と同等で予後良好である[4]．よって原因を早期診断が極めて重要であり，特に失神発生頻度が少ない，もし

表1　植込み型ループレコーダーの適応基準

Class I
1. 高リスクではないが，非心原性の原因は否定的で，デバイスの電池寿命内に再発が予想される原因不明の再発性失神の初期段階
2. 高リスクであるが，包括的な評価でも失神原因を特定できず，あるいは特定の治療法を決定できなかった場合

Class II a
1. 頻回に再発あるいは外傷を伴う失神歴がある反射性（神経調節性）失神の疑いを含み，徐脈に対するペースメーカ治療が考慮される場合

（日本循環器学会，循環器病の診断と治療に関するガイドライン（2011年度合同研究班報告）：失神の診断・治療ガイドライン（2012年改訂版），http://www.j-circ.or.jp/guidelin/pdf/JCS2012_inoue_h.pdf，改変）

くは不定期の再発性失神には，積極的にILRで原因を突き止める必要がある．

日本循環器学会ガイドラインで推奨される適応を表1に示す．

症例提示

国立循環器病研究センターで経験した，原因不明の失神でREVEAL XT®植込みを行い，洞不全症候群の診断が確定した1例を提示する．

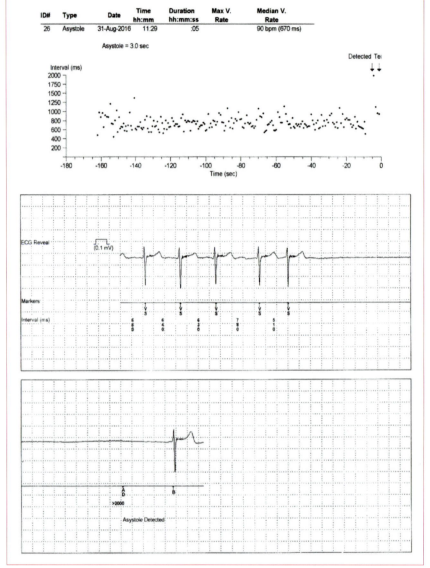

図4 REVEAL XT® により洞不全症候群による失神と診断できた一例
上段のトレンド記録ではR-R間隔がばらついており，イベント直前まで心房細動であったことが伺える．下段の記録波形では，心房細動停止直後に約5秒の心停止が記録されている．

- 症例は69歳女性で，車の運転後に歩き出そうとしたときに失神し当院に紹介された．
- 前駆症状なく外傷を伴う失神を以前にも経験しており，入院中精査を行ったが原因を特定できず，REVEAL XT® が植込まれた．
- 植込み1ヵ月後に意識が遠のく感じを自覚して当院へ来院し，ILRのイベントチェックを受けた．
- その結果，症状に一致して心房細動停止時に約5秒の心停止を認めた（**図4**）．
- ペースメーカ植込みを行い，その後は失神なく経過している．

心房細動の検出における ILRの適応

　ILRは原因不明の脳梗塞における心房細動の検出にも有用である．CRYSTAL AF trialでは，441例の原因不明の脳梗塞患者に対し，ILR（REVEAL XT®）を植込む群（ILR群）と，通常の心電図で観察した群（従来群）に無作為割り付けして比較した結果，1年後にはILR群が従来群に比べて有意に多く心房細動を検出した（ILR群 12.4％ vs 従来群 2％）[8]．また欧米の心房細動アブレーションの研究では，術後の再発の有無を確認するためにILRが植込まれている例もある．

　本邦においては，2016年5月に潜因性（原因不明）の脳梗塞患者に対し，心房細動を検出するためにILRを植込むことが適応となった．早期に心房細動の合併を診断することで抗凝固療法の選択につながり，確実な再発予防が期待される．

失神の原因検索や潜在性の心房細動検出にILRが有効であることを中心に解説した．

文献
1）日本循環器学会，循環器病の診断と治療に関するガイドライン（2011年度合同研究班報告）：失神の診断・治療ガイドライン（2012年改訂版），http://www.j-circ.or.jp/guideline/pdf/JCS2012_inoue_h.pdf，（2017年11月閲覧）
2）Chen LY, et al：Prevalence of syncope in a population aged more than 45 years. Am J Med **119**：1088. e1-7, 2006
3）鈴木　昌ほか：東京都内の救急部における循環器救急疾患の疫学的検討.日救急医会誌 **15**：185-191, 2004
4）Savage DD, et al：Epidemiologic features of isolated syncope. The Framingham Study. Stroke **16**：626-629, 1985
5）Edvardsson N, et al：Use of implantable loop recorder to increase the diagnostic yield in unexplained syncope：results from the PICTURE registry. Europace **13**：262-269, 2011
6）Moya A, et al；International Study on Syncope of Uncertain Etiology（ISSUE）Investigators: Mechanism of syncope in patients with isolated syncope and in patients with tilt-positive syncope. Circulation **104**：1261-7, 2001
7）Brignole M, et al：International Study on Syncope of Uncertain Etiology 2（ISSUE 2）Group. Early application of an implantable loop recorder allows effective specific therapy in patients with recurrent suspected neurally mediated syncope. Eur Heart J **27**：1085-92, 2006
8）Sanna T, et al：Cryptogenic stroke and underlying atrial fibrillation. N Engl J Med **370**：2478-2486, 2014

B 植込み型ループレコーダー（ILR）

4 ILRの植込み手技を知る

　本邦では，Medtronic社（REVEAL XT®），St. Jude Medical社〔Abbott社〕（Confirm™）の2社から植込み型ループレコーダー（Implantable loop recorder：ILR）が販売されていたが，2016年9月からREVEAL LINQ®（Medtronic社）も使用可能となった．これは従来のREVEAL XT®，Confirm™と比較して小型化されており（図1），挿入時の手技も簡略化された．本項では主にREVEAL LINQ®，REVEAL XT®の植込み手技について解説する．

① REVEAL LINQ®はREVEAL LINQ®があらかじめ組み込まれた専用ツールと，REVEAL LINQ®切開用のツールを用いて手術を行う（図2）．
② 植込み推奨位置（図3）を参考に植込み位置を決定し，マーキングする．R波高値は0.2mV以上が取れる部位がよい．
③ 切開部とデバイス挿入部に局所麻酔を行った後に，皮膚を摘み上げ，付属の切開ツール（図4, 5）で切開を行う．切開は1cm未満である．
④ 皮膚を摘み上げ，付属の植込みツールを完全に挿入し，皮下約8mmの位置に平行にトンネルを作製する（図4, 6）．
⑤ REVEAL LINQ®を挿入するため，植込みツールを1回180°回転させ，切開部を開く（図4, 7）．
⑥ 付属のプランジャーを挿入し，植込みツール先端をしっかり押さえながら装填済みのデバイスをポケット内に完全に押し入れる（図4, 7）．
⑦ 切開部（REVEAL本体）を摘んでREVEAL LINQ®を所定の位置（切開部から約10mmの距離）に保ち，プランジャーおよび植込みツールを抜去する（図4, 8）．
⑧ 閉創する．

植込み手技の手順を以下に示す．

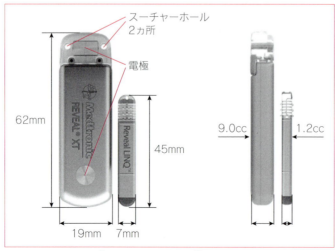

図1　REVEAL XT®とREVEAL LINQ®
（日本メドトロニック社提供）

4. ILR の植込み手技を知る　313

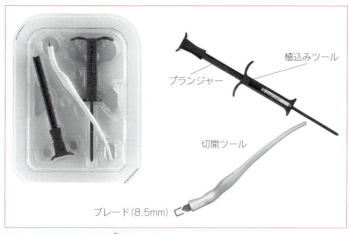

図2　REVEAL LINQ®用ツール
(日本メドトロニック社提供)

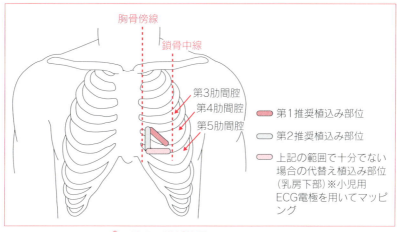

図3　REVEAL LINQ®の植込み推奨位置
(日本メドトロニック社提供)

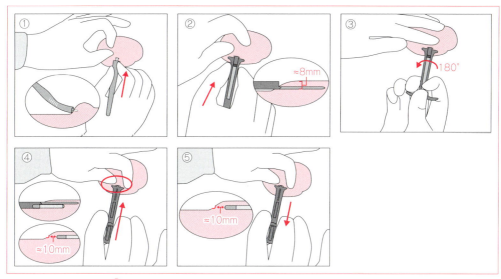

図4　REVEAL LINQ®植込み手順
(日本メドトロニック社提供)

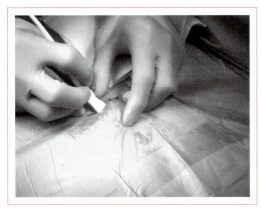
図5　REVEAL LINQ®切開用ツール

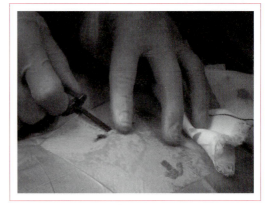
図6　REVEAL LINQ®植込みツール

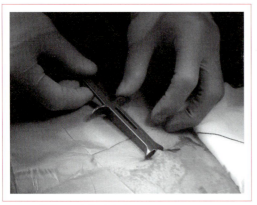
図7　デバイス本体を体内に
REVEAL LINQ®植込みツールを180°回転させて本体を挿入.

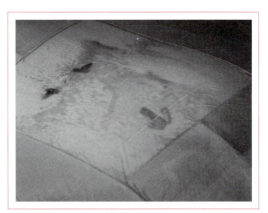
図8　REVEAL LINQ®本体挿入後

　手技時間は10分程度である．植込み第1，2推奨部位に植込まれた場合，90％以上の患者で植込み時と植込み1ヵ月後に適切なR波高値（≧0.2mV）が得られる[1]．周術期の合併症としては，挿入部の疼痛，小出血，感染が報告されているが，頻度はすべて2％未満である．術後の感染は1.6％の症例で起こると報告されている[2]．閉創は縫合のほか，皮膚用ステープラー，皮膚用テープ（ステリストリップ），皮膚表面接着剤を用いてもよい．

REVEAL XT®, Confirm™

　現在は小型のREVEAL LINQ®が使用可能となっているので，従来の大きめのREVEAL XT®やConfirm™のデバイスを植込む機会は減少すると思われる．以下にREVEAL XT®の植込み手技について記すが，Confirm™についてもほぼ同様の手技で対応が可能である．
　REVEAL XT®の植込みは，①体表ECGの測定（ベクトルチェック）による植込み位置の決定，②植込み，の流れとなる．

4. ILRの植込み手技を知る　315

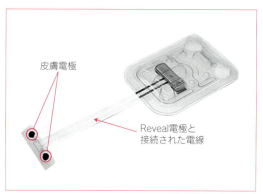

図9　ベクトルチェックツール

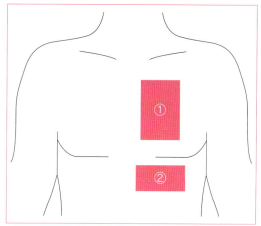

図10　REVEAL XT®の植込み推奨位置
①左右は胸骨左縁〜中腋窩線，上下は第1肋間〜第4肋骨までの範囲．
②V3リードの位置（第4〜5肋間）．

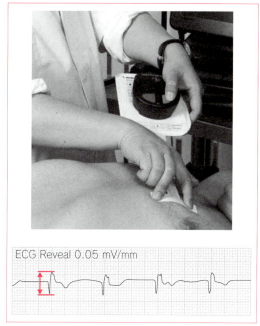

図11　植込み位置の決定

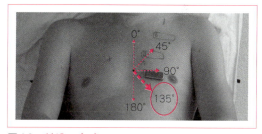

図12　植込み角度

①プログラマーおよび本品の滅菌包装に取り付けられた，ベクトルチェックを用意する．ベクトルチェックは，推奨される本体の植込み場所および位置を決定するための測定ツールであって，本体を滅菌包装内に入れたまま非滅菌野で使用する（図9）．
②ベクトルチェックには，本体の電極間隔と同じ約4cm間隔の電極が2ヵ所にある（図9）．本体植込み推奨位置（図10）である左前胸部を蒸留水などで軽く拭いた後に，電極を患者胸部に貼り付け滅菌包装された本体上にプログラマーを置いた状態で，十分なR波高が得られ，P波・T波が小さくなり，ノイズが少ない部位を探す（図11）．目安としてはpeak to peak R波高値が0.3mV以上で，P波・T波高の2倍以上となる部位が望ましい．

植込み角度が135°が一番高い波高値が取れることが報告されている（図12）．
③適切な位置をマーキング後，消毒を行う．
④切開部やデバイス挿入部に十分局所麻酔を行った後に，本体の幅よりわずかに小さい皮下ポケットを作製する．国立循環器病研究センターでは筋膜上にポケットを作製している（図13）．植込み後のデバイス移動を避けるため，大きなポケットは作ってはいけない．
⑤ポケットが作製できたら，十分に止血を確認する．電極を外側に向けて（電極を脂肪層に向けて）本体をポケットに挿入し（図14），2ヵ所のスーチャーホール（図1参照）でデバイスを筋膜に固定し，閉創する．植込み後の胸部X線像を示す（図15）．

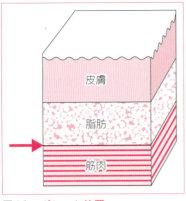

図13　ポケット位置

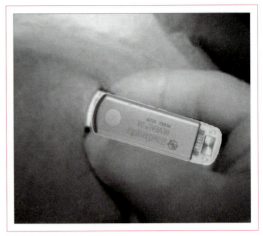

図14　デバイス挿入

左前胸部が植込みの至適位置とされているが，美容的に前胸部の創が気になる場合は，第4肋間レベルの左前腋窩線で肋間腔に沿って筋層内に植込む方法や，若年女性では左乳房下縁に植込む方法も報告されている[3,4]．従来型のILR植込み後の感染率は2〜4％と報告されている．

文献
1) Pürerfellner H, et al：Miniaturized Reveal LINQ insertable cardiac monitoring system：First-in-human experience. Heart Rhythm 12：1113-1119, 2015
2) Mittal S, et al：Safety Profile of a miniaturized insertable cardiac monitor：results from two prospective trials. Pacing Clin Electrophysiol 38：1464-1469, 2015
3) Miracapillo G, et al：Left axillary implantation of loop recorder. Pacing Clin Electrophysiol 33：999-1002, 2010
4) Kannankeril PJ, et al：Feasibility of the inframammary location for insertable loop recorders in young women and girls. Pacing Clin Electrophysiol 27：492-494, 2004

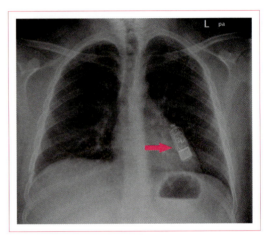

図15　ILR植込み後の胸部X線像

B 植込み型ループレコーダー

5 今後の展開

REVEAL LINQ®の出現により，植込み手技がより一層簡便となったため，今後ILRの使用頻度は増加してくるものと思われる．植込みにあたっては，現時点では入院のうえ，カテーテル室あるいは手術室での植込み手術を行っている施設が多いと思われるが，外来での植込みでも安全であるという報告もあり[1]，今後外来での植込みが主流となるかもしれない．

リスク層別化のツールとして

失神の原因検索や潜在性の心房細動の検出にILRが有効であることは，これまでさまざまな研究において示されているが，器質的心疾患などの致死性不整脈発生リスクの高い患者のリスク層別化においてもILRが有効である可能性がある．CARISMA studyでは，急性期心筋梗塞後の左室駆出率40％以下の312人の患者に対してILRが植込まれ，2年間のフォローアップ期間中に8％の患者において心室頻拍や心室細動が出現したことが報告されている[2]．2017年11月現在，心機能の保たれた心不全患者（HFpEF）においてILRを用いて心室不整脈を検出するVIP-HF研究が行われている．また，Brugada症候群，QT延長症候群，肥大型心筋症，不整脈原性右室心筋症などの致死性不整脈を起こしうる遺伝性不整脈疾患における失神や動悸の原因検索，リスクの層別化においてもILRが有効

である可能性がある．

適応拡大の可能性

ILRは単一誘導のみの心電図記録であり，さまざまな上室頻拍の鑑別や，心室頻拍と変行伝導を伴う上室頻拍の鑑別が困難であることがある．今後さらなる頻拍の診断アルゴリズムの改善が期待される．また，心電図のみではなく血圧や胸腔内インピーダンスなどの血行動態に関する指標を評価できる機能が搭載されるようになれば，高血圧患者，心不全患者の管理にも適応が拡大されるかもしれない[3]．ST変化を検出できる機器の出現により，虚血性心疾患患者のフォローや，ハイリスクの糖尿病患者などにおける無症候性心筋虚血の早期検出にも有用である可能性がある．

今後，より小型化された，さまざまな機能が搭載された機器の出現により，診断機器としてだけではなく，患者管理のためのツールとしてILRが使用されるようになるだろう．

文献
1）Rogers JD, et al：In-office insertion of a miniaturized insertable cardiac monitor：Results from the Reveal LINQ In-Office 2 randomized study. Heart Rhythm **14**：218-224, 2017
2）Bloch Thomsen PE, et al：Long-term recording of cardiac arrhythmias with an implantable cardiac monitor in patients with reduced ejection fraction after acute myocardial infarction：the Cardiac Arrhythmias and

Risk Stratification After Acute Myocardial Infarction（CARISMA）study. Circulation **122**：1258-1264, 2010

3）Brignole M, et al：Indications for the use of diagnos-tic implantable and external ECG loop recorders. Europace **11**：671-687, 2009

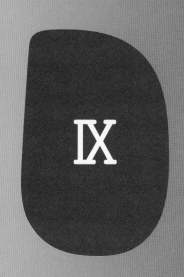

左心耳閉鎖デバイス

1 左心耳の解剖を知る

左心耳について

　左心耳（left atrial appendage：LAA）は古くから心内血栓の発生源として知られており，特に心房細動患者において発見される血栓の約90％が左心耳内で認められるとされる．左心耳は左心房前面より肺動脈基部をとり囲むようにして存在する盲端の袋状の構造である（**図1**）が，その生理的機能は明らかではなく，これまでも心房細動患者の血栓性塞栓予防目的に心臓外科手術（特に僧帽弁手術やMaze手術）の際に，合わせて左心耳切除や左心耳結紮が行われてきた．

　近年非観血的に左心耳を閉鎖し血栓性塞栓を予防するためのデバイスが欧米を中心に使用されており，抗凝固療法が禁忌となる患者を中心に適応が拡大されている．現在わが国では臨床使用は認められていないが，高齢化が進む状況で今後適応となる症例が増加することが予想される．

　以下では，血栓発生源としての左心耳の解剖学的特徴を述べ，左心耳閉鎖デバイス使用にあたって問題となる左心耳の解剖や周囲の構造について解説する．

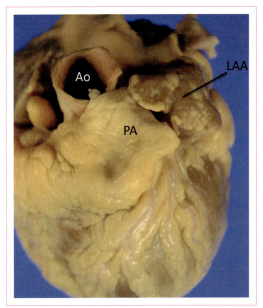

図1　左心耳
LAA：左心耳，PA：肺動脈，Ao：大動脈
（国立循環器病研究センター臨床検査部臨床病理科大郷恵子先生のご厚意による）

心房の発生

　心房は発生初期の静脈洞領域（原始心筒の静脈極側）・原始心房・房室管領域をもとに形成される．静脈洞領域は主に大静脈系との接合を形成し，房室管領域は心室への流入路として両側の房室弁輪を形成する．他に原始心房は心房中隔形成・肺静脈形成に関与するが，これらに関与しなかった原始心房の心筋層は肉柱を形成して複雑な心内膜面を呈する．さらにこれが発生とともに側方へ偏位していき，両心房の側壁部分に位置する両心耳となる[1]．

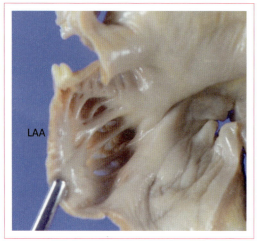

図2 左心耳内の壁が薄い部分
内側から観察した左心耳の壁には非常に薄い部位と発達した櫛状筋とを認める．
(国立循環器病研究センター臨床検査部臨床病理科大郷恵子先生のご厚意による)

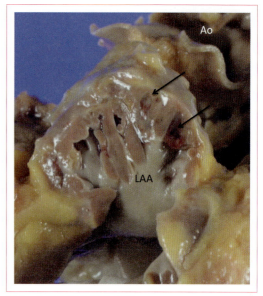

図3 左心耳と割面と血栓
左心耳の割面．黒矢印は左心耳内の血栓を示す．
(国立循環器病研究センター臨床検査部臨床病理科大郷恵子先生のご厚意による)

左心耳内部の筋構造

　心耳内の心筋の構造は心房筋よりも心室筋と類似しており，左心耳内の心筋は多様な厚みを持っている．細かい網目状の肉柱構造が発達することで心内膜面の凹凸が著明であり，"くし"のような構造を形成するため，この肉柱は櫛状筋（pectinate muscle）と呼ばれている（図2）．しかし，心耳内には筋組織が非常に薄くなっており，光をあてると透過性を示すような部分も存在する．

　心耳内の心内膜面は肉柱が発達しているため，心筋間に血流が停滞しやすい構造となっている．さらに心房細動中は左心耳の収縮が欠如することで左心耳内の圧が上昇するため，左心耳は拡張傾向となり，より血栓を形成しやすい状況となる．加えて心房細動中の左心耳血流速度の低下は血栓形成を促進し，左心耳血栓を増加させる．元々左心耳が有する構造的な特徴と，心房細動中の血行力学的な変化によって，心房細動患者の左心耳では非常に血栓が形成されやすい環境となっている．このような機序により，心房細動患者における心内血栓の大半が左心耳内で生じることになる（図3）．

左心耳の肉眼的構造

　左心耳は症例ごとに多様な三次元形状を有し，非常に複雑な形状を示す．分葉構造や心耳から伸展していく形状で分類されることが多く，その形状と左心耳血栓の合併率を考察した報告もある[2]．

　左心耳は左側静脈洞領域が退縮し，心房中隔と肺静脈流入部を隔てた後さらに左側側方へ偏位する．遠位側からサイズが徐々に小さくなりながら左心房へ接続するため，くびれを呈し，左心耳の入口部は狭く，筒状になっている．

　心内膜側から左心耳閉鎖デバイスを留置する手技において，左心耳入口部はデバイスを左心

耳へ到達させる際に障害となりうるため，その形状を把握しておく必要がある．心耳入口部の形状はバリエーションに富んでいるが，臨床的には大まかな分類が可能であるので[3]，術前にCT等画像検査によって入口部形状を把握し，左心耳閉鎖デバイス留置に際してデバイス通過の障害とならないか検討しておくべきと考えられる．

左心耳入口部の大きさは左心耳閉鎖デバイスのサイズ決定に重要な要素の1つであるため，形状と同様に術前に把握しておく必要がある．31例の剖検心を検討したSuらの報告では，入口部の形状は全例で楕円形であり，その長軸径は10～24.1mm（平均17.4mm），短軸径は5.2～19.5mm（平均10.9mm）であった（表1）．デバイス留置手技の際，CT画像を用いた計測により入口部のサイズを評価することが可能だが，左上肺静脈と左心耳を隔てるridgeが明確でない場合，前方と下方の入口部の境界は明確に区分しづらい．このような場合，左心耳入口部の心内膜面は，辺縁は平滑である一方，左心耳の体部に入ると心内膜面に肉柱が明らかになるため，入口部の同定が困難な場合に参考にすべき点である．

左心耳の形態

左心耳の形態についてはfinger-like，stamp-likeといったシンプルな分け方がされる場合もあるが，Di Biaseらによる報告ではCT画像の解析により左心耳を4種類に分類し[2]，形態と脳梗塞リスクの関連を評価しており，臨床的にも血栓形成リスクを判断するうえで有用な可能性がある．報告では左心耳の形態を，①chicken wing型，②cactus（サボテン）型，③wind sock（吹き流し）型，④cauliflower（カ

表1　左心耳と周囲の重要構造物との位置関係

	平均（SD）	（範囲）
左心耳入口部長径	17.4mm（4.0mm）	10～24.1mm
左心耳入口部短径	10.9mm（4.2mm）	5.2～19.5mm
左房横軸径	35mm（9.0mm）	20～56mm
左心耳-左上肺静脈間距離	11.1mm（4.1mm）	5.8～23.7mm
左心耳-僧帽弁間距離	10.7mm（2.4mm）	4.7～14.4mm
左心耳-左前下行枝間距離	11.3mm（5.2mm）	5.0～31.6mm

（Su P, et al：Heart **94**：1166-1170, 2008より引用）

リフラワー）型に分類しており（**図4**），それぞれの割合は48％，30％，19％，3％であった．さらにchicken wing型と他の型では脳梗塞リスクがそれぞれ4％，12％と前者で有意に脳梗塞リスクが低かったと報告されており，左心耳形態と脳梗塞の関係性が示唆された．

また，KishimaらはDi Biaseらと同様の分類を用いて左心耳の形状と左心耳血流速度の関係を報告しており[4]，それによるとchicken wing型とその他の型を比較した場合，後者で左心耳血流速度が低下する傾向があった．その原因としてchicken wing型では他の型と比較して左心耳内の筋肉量が多いため，左心耳血流速度が保たれやすいといった可能性，あるいは逆に左心耳血流速度が低下した症例では心耳内圧の上昇より，形状がchicken wing型から他の型へ移行するのではないかといった可能性が挙げられた．正確な機序は不明であるものの，左心耳の形状と左心耳内血流速度低下が相関し，脳梗塞リスクと関連している可能性がある．

左心耳周囲の構造

左心耳の周囲には複数の重要な組織が存在し

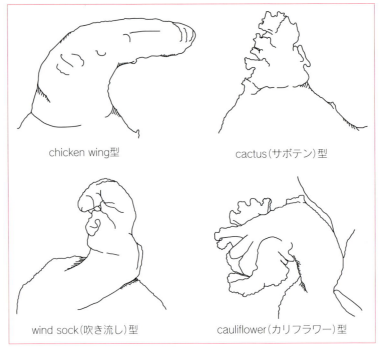

図4 左心耳形状（chicken wing, cactus, wind sock, caulliflower）

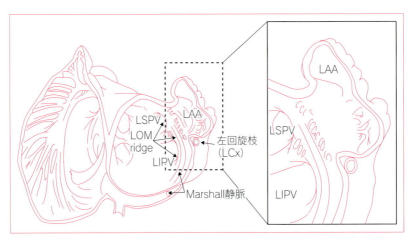

図5 左心耳入口部と周囲の血管（肺静脈・左回旋技・Marshall静脈/靱帯）との関係

LSPV：左上肺静脈，LIPV：左下肺静脈，LOM：Marshall靱帯

（図5），心外膜面からの外科的な左心耳切除の場合にも，心内膜面からの閉鎖デバイス留置の際にも注意が必要である．

左心耳と近接する組織としては，①肺動脈基部，②左室自由壁側壁，③左横隔神経，④Bachmann束，⑤大心静脈，⑥左回旋枝，⑦肺静脈，⑧僧帽弁などが挙げられる．左心耳は前述のように症例ごとに非常に多様な形態を示すため，術前の画像検査によって各構造との位置関係を評価しておくことが重要である．

房室間溝には左心耳が覆いかぶさるように位置し，房室間溝の中には左回旋枝と大心静脈が走行している．また左心耳入口部には僧帽弁が近接しており，デバイス留置手技に際して解剖学的な位置関係が重要となる．

左回旋枝

左心耳に対する手技を行う際，左回旋枝の近位部との位置関係はとりわけ重要である．左回旋枝は左心耳入口部の心外膜面にあたる領域を横切るように走行している．剖検例での検討では，左心耳入口部領域と左回旋枝の距離は非常に近接しており，心内膜面の入口部から心外膜面の左回旋枝が存在する部位までの距離は平均11.3±5.2mmであったと報告されている[5]（**表1**）.

左心耳デバイス留置の際にはデバイスのサイズが入口部より大きすぎる場合，左回旋枝の閉塞を引き起こすリスクや，左心耳の過拡張によって穿孔をきたすリスクがあると考えられる．

僧帽弁

僧帽弁は左心耳入口部の下方に位置し，その間には前庭部が存在する．そのため閉鎖デバイスのサイズが大きすぎる場合にはデバイスによって圧排されるリスクがある．Suらの検討では2つの構造の間の距離は平均10.7±2.4mm

であったとされる[5]（**表1**）.

僧帽弁と左心耳入口部は非常に近接しているため，デバイス留置手技の際には常に位置関係を把握し，デバイスによって僧帽弁機能への影響がないかモニタリングし，術前後の変化がないか確認するべきである．

左心耳閉鎖デバイス留置手技には左心耳解剖の詳細な理解が必要である．左心耳自体の解剖学的特徴はもちろんのこと，左心耳周囲には冠動脈をはじめとした重要な構造が近接しており，その位置関係を把握しておく必要がある．

文献
1）国立循環器病研究センター病理部（編）：循環器診療に活かす心臓血管解剖学，メジカルビュー社，p24-30, 2016
2）Di Biase L, et al：Does the left atrial appendage morphology correlate with the risk of stroke in patients with atrial fibrillation? Results from a multicenter study. J Am Coll Cardiol **60**：531-538, 2012
3）Cabrera JA, et al：Left atrial appendage：anatomy and imaging landmarks pertinent to percutaneous transcatheter occlusion. Heart **100**：1636-1650, 2014
4）Kishima H1, et al：Does Left Atrial Appendage Morphology Influence Left Atrial Appendage Flow Velocity? Circ J **79**：1706 -1711, 2015
5）Su P, et al：Occluding the left atrial appendage：anatomical considerations. Heart **94**：1166-1170, 2008

2 左心耳と脳梗塞の関係を知る

心房細動における心原性脳塞栓症と左心耳の関係

臨床において心房細動患者を診るにあたり、直接作用型経口抗凝固薬（direct oral anticoagulant：DOAC）を中心とした抗凝固療法が普及した現代においても心原性脳塞栓症は注目すべき重大な合併症である．心房細動症例における脳梗塞発症の相対リスクは2.42倍とされ，さらに，高血圧，糖尿病，年齢，左心機能低下などのリスクファクターを有するほど塞栓症発症率は高まる[1]．脳梗塞の内訳からは，心原性脳梗塞は約30％を占めるまでに増加し，さらにその75％は心房細動が原因であるとされている．また，心原性脳梗塞は重篤で転帰不良なことが多く，再発率も高い．

心原性脳塞栓症の原因となる心内血栓の多くが，左心耳由来であることが知られている（図1）．心房細動における心房内血栓の頻度と局在について，経食道心エコー，剖検，または手術所見から検討した過去の報告の概説では，非弁膜症性心房細動（non-valvular atrial fibrillation：NVAF）症例1,288例中，222例（17％）に左心房内血栓を認め，うち201例（91％）で血栓は左心耳に限局していた．報告別にみても，左心耳が血栓局在の大部分からすべてを占めている（図2）．リウマチ性弁疾患を有する心房細動症例では，左心房内血栓の頻度は3,504例中446例（13％）とNVAFと比較して大きく変わらない一方で，そのうち左心耳血栓の割合は254例（57％）と低い結果であった．さらに，これら弁膜症性心房細動の血栓の局在は，左心耳に限局するものではなく，左心耳から左心房腔内に広がって存在する傾向をより強く認めていた．なお，血栓頻度に関して，抗凝固療法の有無は加味されていない．

この結果から，特にNVAF患者において，脳梗塞発症に左心耳が大きく寄与することが示された[2]．また，心房粗動でも同様に，心内血栓の多くが左心耳に形成されることが知られている．こうした事実を受けて，心房細動における左心耳をターゲットとした脳梗塞予防という概念が発展し，左心耳を機械的に除去・閉鎖する治療が進歩してきた．

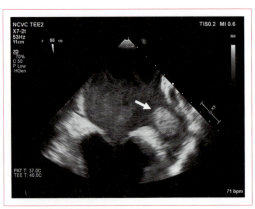

図1　左心耳内に形成された粗大血栓

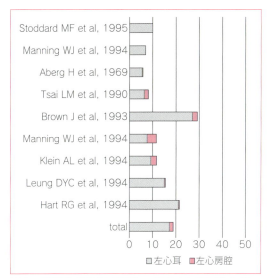

図2 非弁膜症性心房細動における左心房内血栓の頻度
（Odell JA, et al：Ann Thorac Surg **61**：565-569, 1996 より引用）

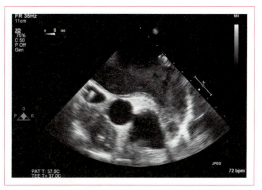

図3 左房内に確認される spontaneous echo contrast（SEC；もやもやエコー）

スケードの活性化，growth factor の変化などさまざまな因子が関与することが知られる[4]．単純に左心耳閉鎖という心房構造の変化（局所治療）により，抗凝固療法（全身治療）に劣らない脳梗塞予防効果が得られることは意義深い．

左心耳閉鎖デバイスの治療成績からみる左心耳の重要性

NVAF患者を対象に，warfarin と左心耳閉鎖デバイス（Watchman®，Boston Scientific 社）の効果を比較した前向き無作為化試験（PROTECT AF試験）の長期成績では，脳梗塞・塞栓症・心臓血管死のイベント発生率において，左心耳閉鎖デバイスが warfarin に劣らない結果であった[3]．左心耳閉鎖デバイス群では，左心耳閉鎖が十分に行われていれば抗凝固療法は中止されており，左心耳を閉鎖するだけで抗凝固療法と同等の脳梗塞予防効果が得られることが示された．この結果からも，やはり NVAF 患者における脳梗塞の原因には，左心耳が大きな役割を担っていることが示唆された．

血栓形成には，古くより Virchow の3原則が知られ，心房細動における血栓形成にも，左心耳の血流低下と停滞のみならず，心房細動による心房壁の炎症やダメージ，それによる凝固力

左心耳機能/形態と脳梗塞リスク

経食道心エコーは左心耳機能評価に広く用いられ，spontaneous echo contrast（SEC；もやもやエコー）と左心耳駆出ピーク血流速度は，塞栓性イベントの予測因子として知られる[5]．SECは，血流のうっ滞による赤血球の凝集であると考えられ，心房細動患者では少なからず，房内および心耳内に認める所見である（**図3**）．洞調律下の左心耳血流の波形パターンは，左室への急速流入に伴う拡張期陽性波（e波），陰性波（e'波），心房収縮に伴う陽性波（a波），陰性波（a'波）の4相性の波形を認める．心房細動では，e波と心耳の収縮・弛緩による細動波が構成要素となる活発な鋸歯状波形を認め，さらに心房機能が低下した心房細動症例では，鋭さの低下した低波高の波形となり，SECや血栓形成の頻度が高率となる（**図4**）．左心耳血流速度は，20cm/sec以下になると，SECの頻度

328　IX章　左心耳閉鎖デバイス

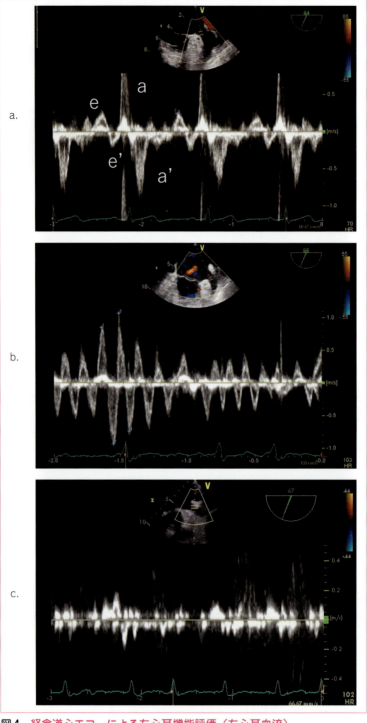

図4　経食道心エコーによる左心耳機能評価（左心耳血流）
a：洞調律．4相性の波形が確認できる．
b：心房細動．鋸歯状波形が確認できる．
c：心房機能が低下した心房細動．鋸歯状波形は消失し，低い波高の波しかとらえることができない．

も高くなり，心耳内血栓，脳梗塞が高率となる.

　前項で解説されたように，左心耳の解剖学的構造と脳梗塞発症との関連性も注目されている[6].しかしながら，形態の差異と脳梗塞との関係は，血栓形成に関わるその他の因子を含めた総合的評価が困難で，形態の分別は客観的指標に欠けることなどから，統一した見解が得られていないのが現状である.

　また，前述したPROTECT AF試験においては，左心耳長やその入口部径で，デバイス使用による脳梗塞予防効果に差を認められなかった.ただし，左心耳の個別の機能や形態と左心耳閉鎖デバイスの有用性については今後さらなる研究が必要であろう[2].

📄 memo

　左心耳閉鎖デバイス血栓に関連する塞栓症のリスク：現在進行中である大規模研究CAP2の報告では，12ヵ月で99%の患者がwarfarinを中断し，デバイス血栓に起因する脳梗塞は0.9/100人・年と報告されている.長期的なデバイス血栓症の頻度も含め，長期予後は今後の課題と考えられる.

文献

1) Odutayo A, et al：Atrial fibrillation and risks of cardiovascular disease, renal disease, and death：systematic review and meta-analysis. Br Med J **354**：i4482, 2016
2) Odell JA, et al：Thoracoscopic obliteration of the left atrial appendage：potential for stroke reduction? Ann Thorac Surg **61**：565-569,1996
3) Reddy VY, et al：Percutaneous left atrial appendage closure vs warfarin for atrial fibrillation：a randomized clinical trial. JAMA **312**：1988-1998, 2014
4) Watson T, et al：Mechanisms of thrombogenesis in atrial fibrillation：Virchow's triad revisited. Lancet **373**（9658）：155-166, 2009
5) Fatkin D, et al：Relations between left atrial appendage blood flow velocity, spontaneous echocardiographic contrast and thromboembolic risk in vivo. J Am Coll Cardiol **23**：961-969, 1994
6) Di Biase L, et al：Does the left atrial appendage morphology correlate with the risk of stroke in patients with atrial fibrillation? Results from a multicenter study. J Am Coll Cardiol **60**：531-538, 2012

3 左心耳閉鎖デバイスの原理・機能を知る

左心耳閉鎖術開発の背景

心房細動に合併する血栓塞栓症予防のための第一選択は経口抗凝固薬の投与，つまり抗血栓療法である．これまで数多くの大規模臨床試験においてその有効性が証明され，臨床において広く使用されている．以前は経口抗凝固薬として唯一warfarinが使用可能であったが，近年では直接作用型経口抗凝固薬（direct oral anticoagulant：DOAC）の有効性と安全性が多くの大規模臨床試験で証明され，広く臨床上使用されている．

しかし，この経口抗凝固薬にもいくつかの問題点が存在する．まずその作用機序の観点から当然ながら出血性合併症の危険性が存在することである．通常，非弁膜症性心房細動患者における経口抗凝固薬開始の適応は，CHADS2スコアそしてCHA2DS2-VAScスコアでのポイントに応じて決定される．また抗凝固療法中の心房細動患者における出血性リスクの評価にはHAS-BLEDスコアが使用される．CHADS2スコアおよびCHA2DS2-VAScスコアにおけるリスクファクターはHAS-BLEDスコアでのリスクファクターと重複する項目が多く，つまり血栓塞栓症の危険性が高い患者は同時に出血性リスクも高いため，経口抗凝固薬の使用時には大変注意が必要である．さらに現在あるいは最近，活動性出血病変を認め臨床上無視することができ

ない問題となっている患者では，経口抗凝固薬の使用が困難な場合もある．また当然ながら一度開始すれば通常は以後長期に内服する必要性が高く，安定した服薬の継続性に関する点や経済的な点についてもやはり問題となる場合が多い．また，経口抗凝固薬内服下でも血栓塞栓症を繰り返す場合，あるいは副作用で内服継続が困難な場合には，経口抗凝固薬以外の血栓塞栓症に対する予防的治療法が必要である．また前項でも述べられたように，心房細動に伴う血栓塞栓症では，その90％以上が左心耳にて塞栓源である血栓が形成されると報告されている[1,2]．これらの点から，左心耳の切除や閉鎖術が注目され治療法の開発が進められてきた．

まず外科的治療としては，弁置換や冠動脈バイパス術などの開心術時に併せて左心耳を切除する場合や，小開胸あるいは胸腔鏡的に左心耳を切除する方法があり，良好な成績が報告されている[3]．本邦から報告されている胸腔鏡的左心耳切除術はその安全性と有効性そして手技時間の短さからも注目されている．この内視鏡的治療法も今後さらに発展することが期待される．そして近年特に注目されているのが経カテーテル的左心耳閉鎖術である．

左心耳閉鎖デバイスの機能

これまで欧米から経皮的経カテーテル的に左

3. 左心耳閉鎖デバイスの原理・機能を知る　331

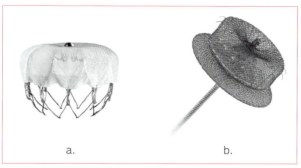

図1　左心耳閉鎖デバイス
a：Watchman，b：Amplatzer Amulet
Watchman（©2017 Boston Scientific Corporation. All right reserved.）
Amplatzer Amulet（アボット社〔セント・ジュード・メディカル社〕提供）

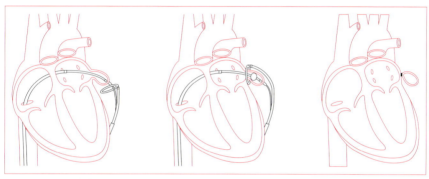

図2　Lariatデバイス
経皮的心外膜側アプローチと心内膜側アプローチを組み合わせて左心耳を結紮する．

心耳を閉鎖することが可能な数種類のデバイスが開発され臨床応用も始まっている（**図1**）[4]．Lariat®（日本未承認，SentreHEART社）は，穿刺による経皮的な心外膜腔へのアプローチと大腿静脈から心房中隔穿刺により左心耳へ到達する心内膜アプローチを組み合わせて左心耳を結紮することにより左心耳閉鎖術を行う（**図2**）．一方，Amplatzer Amulet®（日本未承認，Abbott社）およびWatchman®（日本未承認，Boston Scientific社）は経カテーテル的に大腿静脈から心房中隔穿刺により左心耳へ到達し，心内膜側の手技のみで左心耳閉鎖を試みるデバイスである（**図3**）．これらのデバイスによって機械的に左心耳を閉鎖することにより全身性の血栓塞栓症を予防することを目的としている[5]．

実際に外科的およびカテーテル的左心耳閉鎖

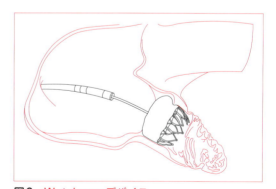

図3　Watchmanデバイス
心内膜側アプローチにてデバイス自体により左心耳を閉鎖する．

術による血栓塞栓症予防効果はwarfarinと比して同等あるいはそれ以上であることが確認されており，つまりこの結果は左心耳がやはり心房細動における主要な塞栓物形成部位であることも示唆しており興味深い．また左心耳閉鎖術

後には経口抗凝固薬を中止し抗血小板薬に変更できるため，経口抗凝固薬による出血性合併症が回避できる可能性も期待される．さらに左心耳閉鎖術後に経口抗凝固薬を継続することでより強固な血栓塞栓症予防効果が得られる可能性も考えられる．このように左心耳閉鎖によりさまざまな効果が期待されている．

文献

1) Beinart R, et al：Left atrial appendage dimensions predict the risk of stroke/TIA in patients with atrial fibrillation. J Cardiovasc Electrophysiol **22**：10-15, 2011

2) Thambidorai SK, et al；ACUTE investigators：Utility of transesophageal echocardiography in identification of thrombogenic milieu in patients with atrial fibrillation (an ACUTE ancillary study). Am J Cardiol **96**：935-941, 2005

3) Ohtsuka T, et al：Thoracoscopic stand-alone left atrial appendectomy for thromboembolism prevention in nonvalvular atrial fibrillation. J Am Coll Cardiol **62**：103-107, 2013

4) John CA, et al：Left atrial appendage closure：a new technique for clinical practice. Heart Rhythm **11**：514-521, 2014

5) Kar S, et al：Impact of Watchman and Amplatzer devices on left atrial appendage adjacent structures and healing response in a canine model. JACC Cardiovasc Interv **7**：801-809, 2014

4 左心耳閉鎖デバイスの有効性と適応を知る

有効性

これまで数種類の左心耳閉鎖デバイスが開発され，各国で臨床応用が徐々に始まり，その有効性も報告されつつある．

Lariat®

経カテーテル的な心内膜側アプローチと剣状突起下穿刺による経皮的心外膜腔アプローチを組み合わせて左心耳を閉鎖するLariat®は，2013年に報告された初期成績としてまず89人中85人（96%）で左心耳結紮に成功し，急性期（術翌日）には既に81人（95%）において左心耳の閉鎖（1mm未満の血流残存を含む）が得られた[1]．また術後90日でも検討を行うことができた81人中77人（95%）で左心耳の閉鎖が得られていた．2016年には多施設研究で712人の患者に手技が試みられたが，手技が成功した682人中669人（98%）で左心耳閉鎖が得られている[2]．また480人において慢性期に経食道心エコーによる評価が行われたが，2〜5mmの残存血流を31人（6.5%）に，5mmを超える残存血流を1人に認めた．また左心耳血栓を12人（2.5%）に認めたが，経口抗凝固薬を6ヵ月以上投与することにより消失している．

Watchman®

各種左心耳閉鎖デバイスの中で唯一，多施設で前向きに非盲検無作為化試験が行われ比較的長期の観察結果も報告されているのがWatchman®である．

1．PROTECT AF試験

最初に報告された試験が2009年にLancetに報告されたPROTECT AF（WATCHMAN Left Atrial Appendage System for Embolic Protection in Patients with Atrial Fibrillation）試験である[3]．この試験では，CHADS2スコア1点以上の非弁膜症性心房細動（発作性，持続性，および永続性）患者707人を，Watchman®で左心耳を閉鎖しwarfarinを中止する463人とwarfarinによる抗凝固療法を行う244人に無作為に割り付け，有効性と安全性に関するWatchman®のwarfarinに対する非劣性について多施設で前向きに評価を行った．有効性の主要評価項目は脳卒中，心血管死，全身性塞栓症の複合で，また安全性の主要評価項目は大出血，心嚢水貯留，デバイスの塞栓の複合である．

Watchman®群では，植込み後45日間warfarinとaspirinを投与し，経食道心エコーで左心耳の閉鎖（完全閉鎖あるいはエコーで幅5mm未満の残存血流）が確認されればwarfarinは中止しclopidogrelとaspirinの内服に変更し，6ヵ月後以降はaspirinのみ投与した．Watchman®は実際に手技が試みられた449人中408人（91%）

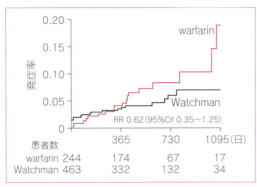

図1 PROTECT AF試験（2009年報告）における有効性の複合一次エンドポイント発生に関するKaplan-Meier曲線
(Holmes DR, et al；PROTECT AF Investigators：Lancet 374（9689）：534-542, 2009 より引用)

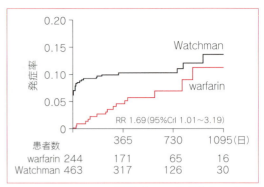

図2 PROTECT AF試験（2009年報告）における安全性の複合一次エンドポイント発生に関するKaplan-Meier曲線
安全性の複合一次エンドポイント発生はWatchman®デバイス群においてwarfarin群に比し多い傾向を認めた．
(Holmes DR, et al；PROTECT AF Investigators：Lancet 374（9689）：534-542, 2009 より引用)

で留置に成功している．観察期間は平均18ヵ月であったが，有効性の複合一次エンドポイント発生はWatchman®群3.0/100患者・年，warfarin群4.9/100患者・年で非劣性が証明された（**図1**）．一方，安全性の複合一次エンドポイント発生はWatchman®群7.4/100患者・年，warfarin群4.4/100患者・年で，Watchman®群で多い傾向にあった（**図2**）．Watchman®群での安全性の一次エンドポイント49事象のうち27事象（55％）は手技当日に出現しており，最も頻度の高かった事象は22人（4.8％）に認められたドレナージを要する心嚢水貯留で，このうち7人において外科的治療を必要とした．またその他の重要な事象としてデバイスの左心耳からの脱落に伴う塞栓を3人（0.6％）で認めている（**表1**）．

　この試験結果で重要なことは，まずWatchman®デバイス留置術のwarfarinと同程度の主要有害事象発生に対する有効性が確認されたことであり，左心耳閉鎖術が非弁膜症性心房細動患者におけるwarfarinの代替治療となりうることを示唆している．また過去の報告でも示されていたが，非弁膜症性心房細動患者における塞栓源の大部分がやはり左心耳であることも間接的に示している．

表1 PROTECT AF試験（2009年報告）で認めた安全性のエンドポイントである有害事象

	Watchman群 ($n=463$)	warfarin群 ($n=244$)
重篤な心嚢水貯留[*1]	22 (4.8%)	0
主要な出血[*2]	16 (3.5%)	10 (4.1%)
手技に関連した虚血性脳卒中	5 (1.1%)	0
デバイス塞栓	3 (0.6%)	0
出血性脳卒中[*3]	1 (0.2%)	6 (2.5%)
その他[*4]	2 (0.4%)	0

[*1] 経皮的あるいは外科的なドレナージを必要とした心嚢水貯留
[*2] 濃厚赤血球2単位以上の輸血あるいは外科的修復を必要とした場合
[*3] 出血性脳卒中を発症した7例中，6例は死亡（1例はWatchman®群，5例はwarfarin群）
[*4] 1例は食道裂傷，1例は手技に関連した不整脈
(Holmes DR, et al；PROTECT AF Investigators：Lancet 374（9689）：534-542, 2009 より引用)

　PROTECT AF試験は，平均観察期間2.3年での報告に続き[4]，2014年に平均観察期間3.8年での解析結果が報告された[5]．この検討では，有効性の一次エンドポイント発生はWatchman®群で463人中39事象，2.3/100患者・年，warfarin群で244人中34事象，3.8/100患者・年となり（**図3，4**），非劣性のみならずWatchman®群の優位性が示された．そしてWatchman®群ではwarfarin群に比し，心臓血管死および全死亡に関する優位性を認めることも同検討で示され

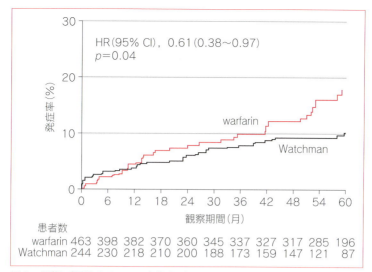

図3 長期（平均3.8±1.7年）観察期間におけるPROTECT AF試験（2014年報告）での有効性の複合一次エンドポイント発生に関するKaplan-Meier曲線

(Reddy VY, et al；PROTECT AF Steering Committee and Investigators：JAMA **312**：1988-1998, 2014より引用)

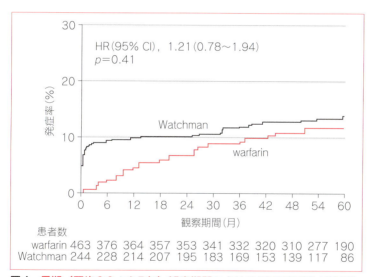

図4 長期（平均3.8±1.7年）観察期間におけるPROTECT AF試験（2014年報告）での安全性の複合一次エンドポイント発生に関するKaplan-Meier曲線

両群間において発症率に有意差を認めない結果となった．
(Reddy VY, et al；PROTECT AF Steering Committee and Investigators：JAMA **312**：1988-1998, 2014より引用)

た（図5，表2）．

2．その後の試験など

PROTECT AF試験に続き，アメリカではFDAからの勧告もあり，Watchman®の有効性と安全性を再度確認する目的で多施設無作為化試験であるPREVAIL試験が行われた[6]．この試験では，脳卒中，全身性塞栓症，心血管死および原因不明の死亡の複合エンドポイントではWatchman®のwarfarinに対する非劣性は示されなかったが，植込み7日目以降の虚血性脳卒中と全身性塞栓症の予防に関してwarfarinに対する非劣性が示された．また問題になってい

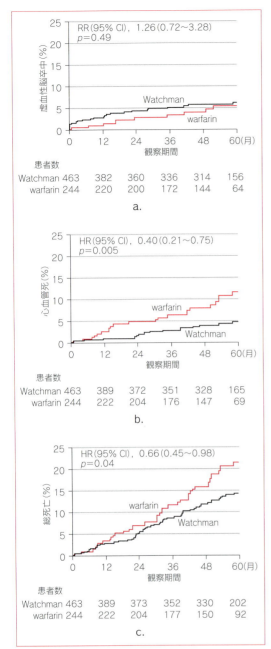

図5 長期（平均3.8±1.7年）観察期間における PROTECT AF試験（2014年報告）での虚血性脳卒中，心血管死，総死亡発生に関する Kaplan-Meier 曲線

虚血性脳卒中発症についてWatchman®群とwarfarin群とで有意差を認めなかった（a）．しかし心血管死（b）および総死亡（c）についてはWatchman®群のほうがwarfarin群に比し優位に低頻度であった．
（Reddy VY, et al；PROTECT AF Steering Committee and Investigators：JAMA 312：1988-1998, 2014より引用）

表2 PROTECT AF試験（2014年報告）におけるWatchman®群およびwarfarin群での心血管死の原因

	Watchman群 ($n=463$)	warfarin群 ($n=244$)	p値
心血管死	17（3.7%）	22（9.0%）	0.005
心不全	3（0.6%）	2（0.8%）	>0.99
出血性脳卒中	2（0.4%）	8（3.3%）	0.004
虚血性脳卒中	1（0.2%）	1（0.4%）	>0.99
心筋梗塞	2（0.4%）	2（0.8%）	0.61
心臓突然死	4（0.9%）	4（1.6%）	0.46
原因不明/その他	5（1.0%）	5（2.0%）	0.33

warfarin群では心血管死の中で出血性脳卒中による死亡が有意に多い．
（Reddy VY, et al；PROTECT AF Steering Committee and Investigators：JAMA 312：1988-1998, 2014より引用）

た左心耳閉鎖手技に関連した合併症の発生に関してもPROTECT AF試験に比し明らかな改善を認めた．

PROTECT AF試験，PREVAIL試験，そしてこれら試験に続き追加登録された患者群を含めた検討によるメタアナリシスでも，Watchman®はwarfarinに比し出血性脳卒中，心血管死および原因不明の死亡，そして留置手技に関与しない出血性合併症に関して有意に少ないことが報告されている（図6）[7]．また5mm未満の残存血流を認めても血栓塞栓症の頻度は増加しないことも報告されている[8]．

2013年に報告されたASAP試験では，CHADS2スコア1点以上（平均2.8±1.2）の非弁膜症性心房細動患者でwarfarin投与が禁忌である150人において，Watchman®留置後にwarfarinを投与せずにclopidogrelを6ヵ月間，aspirinを永続的に投与する術後プロトコールを検討し，その有効性と安全性を評価している[9]．平均観察期間は14.4ヵ月で，虚血性脳卒中を3人（1.7%/年）に認めたが，この発症率は同程度のCHADS2スコアでaspirin単独で治療された場合に予測される発症率を77%減少

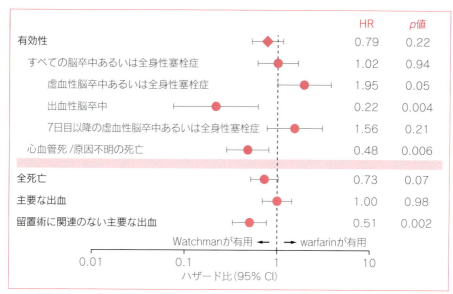

図6 Watchman®による治療とwarfarinとの比較に関するメタアナリシス
（Holmes DR Jr, et al：J Am Coll Cardiol 65：2614-2623, 2015 より引用）

させ，clopidogrelとaspirinで治療された場合に予測される発症率を64％減少させたと報告している．つまりこの研究では，短期間のwarfarin投与も禁忌である患者において，術後薬物療法がclopidogrelとaspirinのみであってもWatchman®は有用である可能性が示されたことになる．

Watchman®では，それ以外にもquality of lifeスコアがwarfarinに比し良好であるとする報告や[10]，warfarinおよびwarfarin以外の抗凝固薬に比し医療経済的にも有利であるとする報告もある[11]．特にデバイス留置時に比較的多く出現するとされる有害事象への対策は今後の重要な課題ではあるが，有用性に関する報告が近年増加しており，大変注目されている治療法である．

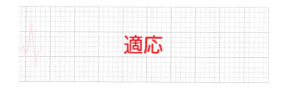

適応

デバイスの適応については未だ複数の大規模無作為化試験でその有用性・安全性が確認されていないためエビデンスレベルは低いが，2016年に欧州心臓病学会が発表したガイドラインでは，長期に抗凝固薬を投与できない心房細動患者の脳卒中予防に対して左心耳閉鎖デバイスによる閉鎖術はClass Ⅱ b（エビデンスレベルB）で推奨されている[12]．また抗凝固薬投与下でも脳卒中や一過性脳虚血発作を繰り返している場合や問題となる出血性疾患の既往を認める場合，薬剤溶出性ステント留置後等で3剤の抗血栓療法が必要な場合，高齢などさまざまな理由で規定に従った服薬の継続が困難な場合，血液疾患を合併している場合，転倒・転落の可能性が高い場合など，種々の臨床的状況において左心耳閉鎖術は有効である可能性が考えられる．

今後は，さらに大規模臨床試験を積み重ねることでエビデンスレベルがさらに改善し，より適切な左心耳閉鎖術の術式および適応が確立していくことが期待される．

> **memo**
> 2015年に報告されたメタアナリシスでは，warfarin群に比しWatchman®群で虚血性脳卒中の発症が多い傾向であったが，手技に関連した虚血性脳卒中を除外すると両群においてその発症率は同等であった．

文献

1）Bartus K, et al：Percutaneous left atrial appendage suture ligation using the LARIAT device in patients with atrial fibrillation：initial clinical experience. J Am Coll Cardiol **62**：108-118,2013

2）Lakkireddy D, et al：Short and long-term outcomes of percutaneous left atrial appendage suture ligation：Results from a US multicenter evaluation. Heart Rhythm **13**：1030-1036,2016

3）Holmes DR, et al；PROTECT AF Investigators：Percutaneous closure of the left atrial appendage versus warfarin therapy for prevention of stroke in patients with atrial fibrillation：a randomised non-inferiority trial. Lancet **374**（9689）：534-542,2009

4）Reddy VY, et al；PROTECT AF Investigators：Percutaneous left atrial appendage closure for stroke prophylaxis in patients with atrial fibrillation：2.3-Year Follow-up of the PROTECT AF（Watchman Left Atrial Appendage System for Embolic Protection in Patients with Atrial Fibrillation）Trial. Circulation **127**：720-729,2013

5）Reddy VY, et al；PROTECT AF Steering Committee and Investigators：Percutaneous left atrial appendage closure vs warfarin for atrial fibrillation：a randomized clinical trial. JAMA **312**：1988-1998,2014

6）Holmes DR Jr, et al：Prospective randomized evaluation of the Watchman Left Atrial Appendage Closure device in patients with atrial fibrillation versus long-term warfarin therapy：the PREVAIL trial. J Am Coll Cardiol **64**：1-12,2014

7）Holmes DR Jr, et al：Left atrial appendage closure as an alternative to warfarin for stroke prevention in atrial fibrillation：A patient-level meta-analysis. J Am Coll Cardiol **65**：2614-2623,2015

8）Viles-Gonzalez JF, et al：The clinical impact of incomplete left atrial appendage closure with the Watchman Device in patients with atrial fibrillation：a PROTECT AF（Percutaneous Closure of the Left Atrial Appendage Versus Warfarin Therapy for Prevention of Stroke in Patients With Atrial Fibrillation）substudy. J Am Coll Cardiol **59**：923-929,2012

9）Reddy VY, et al：Left atrial appendage closure with the Watchman device in patients with a contraindication for oral anticoagulation：the ASAP study（ASA Plavix Feasibility Study With Watchman Left Atrial Appendage Closure Technology）. J Am Coll Cardiol **61**：2551-2556,2013

10）Alli O, et al：Quality of life assessment in the randomized PROTECT AF（Percutaneous Closure of the Left Atrial Appendage Versus Warfarin Therapy for Prevention of Stroke in Patients With Atrial Fibrillation）trial of patients at risk for stroke with nonvalvular atrial fibrillation. J Am Coll Cardiol **61**：1790-1798,2013

11）Reddy VY, et al：Time to Cost-Effectiveness Following Stroke Reduction Strategies in AF：Warfarin Versus NOACs Versus LAA Closure. J Am Coll Cardiol **66**：2728-2739,2015

12）Kirchhof P, et al：2016 ESC Guidelines for the management of atrial fibrillation developed in collaboration with EACTS. Eur Heart J **50**：e1-e88, 2016

5 左心耳閉鎖デバイスの留置手技と合併症を知る

左心耳閉鎖デバイス留置手技の前提

　まず左心耳閉鎖手技を遂行するにあたり，左房へのアプローチ，左房内でのカテーテル操作に長けた循環器内科医のみならず，一般循環器内科専門医に加え，脳卒中専門医を含む脳卒中治療の専門グループや看護師，医療スタッフとともに経カテーテル的左心耳閉鎖術を遂行するチームを編成することが重要である．そして左心耳閉鎖術の候補となる非弁膜症性心房細動患者について十分な検討を行い，適応を決定し，術前術後を含め共同して医療を進めていく必要がある．

　安全で有効な閉鎖手技を遂行するためには，術者の手技熟練のみならず，左心耳およびその周囲の構造物を含めた深い解剖学的知見が重要である．つまり高度な画像診断能が必須であるため，心臓超音波専門医や放射線科専門医との良好な連携もデバイスによる左心耳閉鎖術には大変重要となる．左心耳の形態，サイズは閉鎖術の適応と特に密接に関連するため，造影CTによる術前検査も必須である．また当然ながら術前に経胸壁および経食道心エコーを施行し，左心耳の形態・サイズのみならず，心内血栓や弁膜症等の器質的心疾患合併の有無等についても精査が必要である．

　一般に手技は全身麻酔下に通常のカテーテル検査室で経食道心エコーを併用して行う．このため麻酔科専門医の協力も必要であり，また緊急時の対応のため心臓血管外科専門医のバックアップも得ておかねばならない．

各デバイスの留置手技

Lariat®

　Lariat®による左心耳閉鎖術は，経皮的心外膜腔へのアプローチと，経皮経静脈そして経心房中隔による心内膜側アプローチを組み合わせ，左心耳を心外膜側から結紮し閉鎖する手技で，通常透視と経食道心エコー使用下で行う（**図1**）[1,2]．まず剣状突起下からの穿刺で心外膜腔へアプローチしシースを挿入する．次に経大腿静脈的に心房中隔穿刺により左心房へシースを挿入する．左心房に配置したシースから適時左心耳を造影した後に尖端がマグネット（磁石）となったガイドワイヤーを挿入して左心耳尖端にマグネット部を留置し，心外膜側シースから挿入したやはり尖端がマグネットとなっているガイドワイヤーとをその引力によって左心耳尖端を挟み込んで接合させる．次に心内膜側のガイドワイヤーからover the wireでバルーンを左心耳に挿入し左心耳内で拡張させる．続いて心外膜側のガイドワイヤーからスネアを挿入し

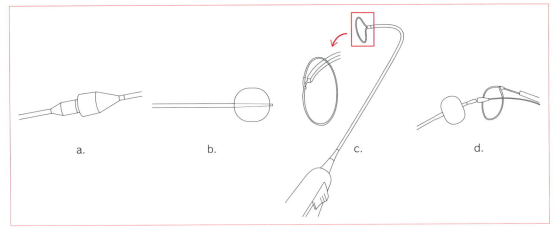

図1 Lariat® で使用する器具
a：尖端が，ともにマグネットとなっており，接合しているガイドワイヤー．
b：左心耳内に挿入し結紮部位を評価するバルーン．
c：心外膜側から左心耳を結紮する器具．
d：左心耳を結紮する際に使用する様式．

左心耳を結紮する．術後は心外膜腔にドレーンを留置し終了とする．

　術後の投薬については，warfarinが禁忌の患者ではaspirinの投与が推奨され，CHADS2スコア2点以上ではwarfarinを投与，CHADS2スコア1点では担当医の判断に委ねられている．

　術後の適切な抗凝固療法に関するデータが未だ十分ではなく，また初期に比し症例経験の増加に伴い安全性は上昇しているが，施術に心外膜穿刺が必須で，これに関連した合併症の予防法を今後さらに改善していく必要がある．

Watchman®

　Watchman®による左心耳閉鎖術は，経皮経静脈そして経心房中隔による心内膜側アプローチで左心耳を自己拡張型のデバイス自体で閉鎖する手技で，通常透視と経食道心エコー使用下で行う[3,4]（図2）．一般にWatchman®が使用可能な左心耳入口部の径は17〜31mmとされ，経食道心エコーにて使用するデバイスのサイズを決定する．手技は通常，大腿静脈からアプローチし，心房中隔穿刺にて左心房へ到達後，シース先端から左心耳を造影し，Watchman®を経食道心エコーと造影所見を参考に留置に適当と考えられる部位でいったん拡張させる．続いてその状態で造影を行い，配置されているデバイスの留置部位を確認する．そして左心耳の形態等から留置部位および選択したデバイスのサイズ等が適当であることを確認する．具体的には，左心耳入口部と留置予定部との関係性や，デバイスの動揺性など固定に関し問題がないか，左心耳内でデバイスが適切な程度に圧排されている状態か，左心耳全体がデバイスによって閉鎖されているか，等を検討する．問題がないことが確認されればデバイスをシステムから外し留置する．留置後に再度造影を行い，経食道心エコー所見と合わせて手技の完了を確認し終了する．人工構造物表面は慢性期に内皮化する．

　植込み後45日間はwarfarinとaspirinを投与し，経食道心エコーで左心耳の閉鎖（完全閉鎖あるいはエコーで幅5mm未満の残存血流）が確認されればwarfarinは中止してclopidogrelとaspirinの内服に変更し，そして植込み6ヵ月後以降はaspirinのみを投与する（図3）．

5. 左心耳閉鎖デバイスの留置手技と合併症を知る   341

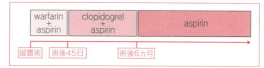

図3　PROTECT AF試験におけるWatchman®留置後の薬物治療

(Holmes DR, et al：Lancet 374（9689）：534-542, 2009 より引用)

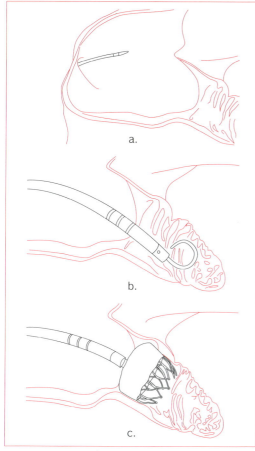

図2　Watchman®留置の手順
a：経大腿静脈でアプローチした後，心房中隔穿刺で左房へアプローチ．
b：専用シースから挿入したピッグテールカテーテルで左心耳を造影．
c：自己拡張型のデバイスを適切な部位に留置．

行われ，14人（2.01％）では穿刺によるドレナージで保存的に加療をされている．また遅発性の心外膜炎や心嚢水貯留，胸水貯留を34人（4.78％）に認めたとしている．

これらの合併症は心外膜穿刺に使用する穿刺針の改良や周術期におけるcolchicineの使用により減少していると同論文にて報告されている．

Watchman®

Watchman®による左心耳閉鎖術での主な合併症は，心嚢水貯留・心タンポナーデ，空気および血栓塞栓，そしてデバイス塞栓である[3,4]．心嚢水貯留・心タンポナーデについては，心房中隔穿刺やガイドカテーテル操作，デバイスの固定性評価の手技等の関与が考えられる．特にデバイス自体に固定を良好とする目的でアンカーが周囲に10本存在しており，亜急性期に心嚢液貯留・心タンポナーデをきたす一因と考えられる．遅発性の場合には主に炎症反応が寄与している可能性もあり，非ステロイド性抗炎症薬やステロイドの投与も検討される．

手技に関連した空気あるいは血栓塞栓症については，PROTECT AF試験の初期の報告では463人中5人（1.1％）で認め，主には空気塞栓であったと報告されている．手技の習熟等に伴いこの合併症については減少傾向とされている．デバイス塞栓については，PROTECT AF試験の初期の報告では463人中3人（0.6％）で認めている．1人は術中に確認され，2人は術後45日目の経食道心エコーで発見されている．そし

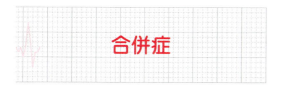

Lariat®

Lariat®による左心耳閉鎖術での主な合併症は，特に心外膜側へのアプローチに伴う心臓穿孔・心タンポナーデそして心外膜炎である[1,2]．2016年の報告では，712人中，心臓穿孔・心タンポナーデにより10人（1.44％）で開胸手術が

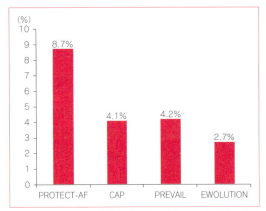

図4 Watchman®留置後7日目までの重篤な手技およびデバイスによる合併症
初期の報告に比べて徐々に合併症の頻度は減少し，EWOLUTION試験では2.7%まで減少している．
（Boersma LV, et al：Eur Heart J **37**：2465-2474, 2016 より引用）

て1人は経カテーテル的に除去可能であったが，残り2人は外科的除去術を必要とし，そのうちの1人は大動脈弁置換術を併せて施行されている．Watchman®デバイスによる左心耳閉鎖術は，初期の報告で合併症がやや多いことが問題となったが，その後の報告では安全な手技法の確立が進み徐々に合併症の頻度も減少している[5]（図4）．

その他，特殊な合併症として，左心耳閉鎖デバイスの一部が左心耳壁を貫通して近接する肺動脈壁を損傷あるいは穿孔し，肺動脈の出血から心タンポナーデを発症して死亡した例が報告されている[6]．頻度はまれとされるが，致死的な合併症であり，術前にCT等で左心耳と肺動脈との位置関係を把握し同合併症の発症するリスクを評価する必要性がある．

左心耳閉鎖デバイスの有効性に対する期待は高いものの，経カテーテル的閉鎖術が始まって未だ歴史は浅く，初期に比し合併症の出現も徐々に減少しているが，これまで経験のない新たな合併症が今後報告される可能性もあり，引き続き注意が必要である．

> **memo**
> Watchman®を最終的に留置する際のポイントとして，①position（適切な留置部位），②anchor（アンカーによる左心耳への固定性），③size（拡張したデバイスの大きさ），④seal（左心耳の閉鎖性）の4つの項目（PASS）が重要であろうとされている[7]．

文献

1) Bartus K, et al：Percutaneous left atrial appendage suture ligation using the LARIAT device in patients with atrial fibrillation：initial clinical experience. J Am Coll Cardiol **62**：108-118, 2013
2) Lakkireddy D, et al：Short and long-term outcomes of percutaneous left atrial appendage suture ligation：Results from a US multicenter evaluation. Heart Rhythm **13**：1030-1036, 2016
3) Holmes DR, et al：PROTECT AF Investigators：Percutaneous closure of the left atrial appendage versus warfarin therapy for prevention of stroke in patients with atrial fibrillation：a randomised non-inferiority trial. Lancet **374**（9689）：534-542, 2009
4) Reddy VY, et al：PROTECT AF Steering Committee and Investigators：Percutaneous left atrial appendage closure vs warfarin for atrial fibrillation：a randomized clinical trial. JAMA **312**：1988-1998, 2014
5) Boersma LV, et al；EWOLUTION investigators：Implant success and safety of left atrial appendage closure with the WATCHMAN device：peri-procedural outcomes from the EWOLUTION registry. Eur Heart J **37**：2465-2474, 2016
6) Sepahpour A, et al：Death from pulmonary artery erosion complicating implantation of percutaneous left atrial appendage occlusion device. Heart Rhythm **10**：1810-1811, 2013
7) Möbius-Winkler S, et al：Percutaneous left atrial appendage closure：Technical aspects and prevention of periprocedural complications with the watchman device. World J Cardiol **7**：65-75, 2015

6 今後の展開

これまで数種類にわたる左心耳閉鎖デバイスが開発されて臨床使用も始まり，その有効性と安全性に関する報告も徐々に増加している．無作為化大規模試験も次々に報告され，特にWatchman®に関しては比較的良好な成績と安全性が確認されつつある[1]．

今後ますます進むであろう高齢化社会に伴い，心房細動患者は増加の一途をたどり，心房細動の最大の問題点の1つである血栓塞栓症への対策は医学的のみならず社会的にも大変重大な課題である．経口抗凝固薬は，これまでに数多くの臨床試験でその高い有効性が確認されているものの，出血性合併症の懸念がほぼ生涯持続し，またコンプライアンスや医療費についても問題視されている．

デバイス治療の課題

現状で認められる左心耳閉鎖デバイスの課題としては，まず留置手技の安全性である．初期の報告に比し徐々にその安全性は改善しているものの，出血，心タンポナーデ，空気および血栓塞栓症，デバイス塞栓等，急性期および亜急性期においてさまざまな合併症が出現しており，より安全な手技法の確立が急務であろう．そのためには専門的な画像診断技術の進歩も重要である．また今後さらに安全性の高いデバイスの開発も期待される．

左心耳閉鎖デバイスの臨床使用が開始されてまだそれほど年数は経過しておらず，さらに長期的な有効性と安全性は未だ明らかではない．そして当然ながら非左心耳由来の血栓に対しては無効であることも忘れてはならない重要な課題である．

左心耳閉鎖デバイス植込み後の適切な薬物治療についても未だ十分には検討されていない．短期の経口抗凝固薬も禁忌である非弁膜症性心房細動患者に対する塞栓症予防法は確立されておらず，大規模試験によって術後の経口抗凝固薬が必須であるか今後確認されるべきであろう．また抗血小板薬にも出血リスクが伴うため，最終的に抗血小板薬も中止可能か検討が必要であろう．あるいは左心耳閉鎖デバイスで左心耳を閉鎖し，以後も抗凝固薬を継続投与することでさらに血栓塞栓症の予防効果が増大するのかという点も興味深いところである．

適応について

warfarinに対する非劣性そして有意性もWatchman®はいくつかの試験で報告されているが，近年の非弁膜症性心房細動患者に使用される主要な抗凝固薬は高度腎機能低下症例以外ではwarfarinではなく直接経口抗凝固薬（DOAC）であり，しかし未だ無作為化大規模臨床試験で左心耳閉鎖デバイスとDOACを直

接比較した報告はない．今後，DOACとの比較試験の実施とその結果報告が期待される．また腎代替療法を必要とする末期腎不全患者においては，warfarinによる抗凝固療法は脳卒中予防に有効ではなくむしろ出血性合併症を増加させるとする報告がある[2,3]．このような患者群における左心耳閉鎖デバイスの有用性に関した研究も期待される．

CHADS2スコアとCHA2DS2-VAScスコアそしてHAS-BLEDスコアから左心耳閉鎖デバイスの適応を決定するスコアの基準値を今後検討する必要もあるだろう．左心耳閉鎖デバイスはwarfarinに比し有意に出血性脳卒中の発症率が低く，特にHAS-BLEDスコアが高い症例において有用性が高いことが予想される．左心耳閉鎖デバイスの適応基準を決定する新たなスコア作成も期待される．

心房細動アブレーションとの組み合わせ

デバイスによる左心耳閉鎖とカテーテルによる心房細動アブレーションを組み合わせることの有効性を検討した試みも現在行われつつある[4,5]．心房細動アブレーションの成績は決して良好とはいえず，経年的にそして無症候性にも再発を認めるため，アブレーション後の抗凝固薬中断とその基準については未だ議論が分かれる．心房細動アブレーションとデバイスによる左心耳閉鎖を同時に行うことにより，塞栓症リスクも低下し術後により安全に抗凝固薬を中止することが可能かもしれない．

また心房細動アブレーション時，施術内容によっては左心耳が電気的に隔離される場合があり，あるいは左心耳の電気的隔離自体が心房細動へのアブレーション治療で必要な場合もあり，ただし電気的に隔離された左心耳は易血栓形成性であるため，このような状況下では左心耳閉鎖デバイスで左心耳を閉鎖することが血栓塞栓症の予防に有用であることも予想される．

💡 ワンポイントアドバイス

心房細動自体が凝固系を亢進させると報告されており，心房細動に伴う虚血性脳卒中は当然ながら非心臓由来の場合もあることを留意する必要がある．

左心耳閉鎖デバイスは，特に無作為化大規模臨床試験によりWatchman®がwarfarinの代替治療法となりうることが示され，現在大変注目される分野となっている．今後解決すべき課題も数多く認めるが，心房細動に伴う心原性塞栓症を予防する新たな医療手段として今後のさらなる研究進展が強く期待される．

文献
1）John CA, et al：Left atrial appendage closure：a new technique for clinical practice. Heart Rhythm 11：514-521, 2014
2）Shah M, et al：Warfarin use and the risk for stroke and bleeding in patients with atrial fibrillation undergoing dialysis. Circulation 129：1196-1203, 2014
3）Dahal K, et al：Stroke, Major Bleeding, and Mortality Outcomes in Warfarin Users With Atrial Fibrillation and Chronic Kidney Disease：A Meta-Analysis of Observational Studies. Chest 149：951-959, 2016
4）Swaans MJ, et al：Ablation for atrial fibrillation in combination with left atrial appendage closure：first results of a feasibility study. J Am Heart Assoc 1：e002212, 2012
5）Panikker S, et al：Left Atrial Appendage Electrical Isolation and Concomitant Device Occlusion to Treat Persistent Atrial Fibrillation：A First-in-Human Safety, Feasibility, and Efficacy Study. Circ Arrhythm Electrophysiol 9：pii：e003710, 2016

索　引

和文索引

ア

圧迫壊死　130,132
アラート設定　246
アラート送信　246,248
アンダーセンシング　88,140

イ

異常自動能　183
一時ペーシング　65
一次予防　19,117,166
陰圧閉鎖療法　274
陰極　33
インナーコイルルーメン　262

ウ

植込み型除細動器　☞ ICD
植込み型心臓モニター　☞ ILR
植込み型ループレコーダー　☞ ILR
右室中隔ペーシング　196
右室陽極ペーシング　200
右室リード　190
右心耳　60
右側ICD留置　140
右側傍胸骨リード留置　169

エ

エキシマレーザシース　261
遠隔モニタリング　174,231,297
　──, 診療報酬　232
　──ステートメント　234

オ

横隔神経刺激　223
おがみ試験　86
オーバーセンシング　83,95,155
オーバーペーシング　95

カ

ガイディングシース　198
カウンタートラクション　266
カウンタープレッシャー　264
拡張型心筋症　☞ DCM
下限レート間隔　☞ LRI
カプセレクトミー　65
患者手動送信　246,248
冠静脈解離　197,204
冠静脈狭窄　205
冠静脈造影　199
冠静脈洞開口部弁　204
冠静脈洞-大心静脈移行部弁　204
感染性心内膜炎　166,273
完全皮下植込み型除細動器　☞ S-ICD

キ

奇異性塞栓症　16
基本レート間隔　☞ LRI
休止期　79
急性心筋梗塞　13,286,290
胸郭インピーダンス　210
胸郭外アプローチ法　133
胸郭外穿刺　56,133
胸肩峰動脈　54
　──穿刺　57
虚血性心筋症　165
菌血症　255
筋電位　86,92

ク

クラーク　248,249
クロストーク　89,155
クロナキシー　35

ケ

頸静脈アプローチ　266
携帯電話　143
頸動脈洞症候群　51

346 索引

撃発活動 183
血管迷走神経性失神 50
血行再建後 287

コ

コアグラーゼ陰性ブドウ球菌 273
抗凝固療法（抗凝固薬） 75,76,127
抗血小板薬 127
抗血栓療法 66,132
合成皮膚表面接着剤 62
高電圧交流磁界 143
抗頻拍ペーシング ☞ ATP
コンプレッションコイル 264

サ

再発性神経調節性失神 303
左脚ブロック 25
鎖骨下静脈アプローチ 261
鎖骨下静脈穿刺 56
鎖骨下静脈造影 126
左室駆出率 ☞ LVEF
左室リード 190
左上大静脈遺残 126
左心耳 321
3枝（束）ブロック 15,49

シ

ジェネレータ 31,62,126,159
刺激閾値曲線 35
自己房室伝導優先機能 88
櫛状筋 322
失神 21,307
自動車運転 144
自動出力機能 43
修正洞結節回復時間 48
術後血種 ☞ 皮下血種
出力不全 81
状況失神 51
静脈造影 54
静脈閉塞 256
除細動閾値 ☞ DFT
ショック治療 118
徐脈性心房細動 13,49,68
徐脈性不整脈 11
徐脈頻脈症候群 11

シリコン 32
心移植待機 287,290
心筋梗塞 19
シングルコイルリード 146
神経調節性失神 15,16,50
　再発性—— 303
心原性脳塞栓症 326
人工知能 174
心室イベント後心房不応期 ☞ PVARP
心室間協調不全 181
心室休止期 ☞ VB
心室細動 17
心室内協調不全 180
心室内伝導障害 25
心室頻拍 17
　——エピソード ☞ VHRE
心室不応期 ☞ VRP
心室不整脈 78
心室ペーシング後心室休止期 ☞ PAVB
心臓再同期療法 ☞ CRT
身体障害者 6
心停止 17
心内血栓 321
心内心電図 ☞ EGM
心拍変動 211
心不全 25
心房細動 28,326
心房頻拍エピソード ☞ AHRE
心房不整脈 92
心房補充間隔 ☞ AEI

ス

スクリューイン 59
　——リード 33,53,60,261
スケジュール送信 246,247,248
スタイレット 58
スネアカテーテル 261,262
スマートキーシステム 143
スリーブ 60

セ・ソ

遷延性一時閉鎖 274
センシング 36,219
　——不全 88
漸増性心室ペーシング法 46

漸増性心房ペーシング法　46
先天性心疾患　167,169

双極ペーシングリード　65

タ

大胸筋膜下　55,132
大腿静脈アプローチ　261,266
体動・加速度センサー　42
タインドリード　33,53,60,261
ターゲット法　134
たわみ（リードの）　☞ リード
単極ペーシングリード　65
単結紮縫合　62

チ

致死性不整脈　117,182,222
着用型除細動器　☞ WCD
直流通電　115
鎮静　63

テ

低位中隔　60
抵抗値　73
デバイス感染　166,272
デバイスナース　249
デュアルコイルリード　146
電気自動車充電　143
電気生理学的検査　☞ EPS
電気風呂　156
電磁干渉　7,86,95,142,156
電池寿命　71
電池消耗　88
伝導電流　142

ト

同期不全　180
洞結節回復時間　48
同軸構造　33
透析　167,169
橈側皮静脈のカットダウン法　133
洞調律　28
洞不全症候群　11,48,67,68
洞房伝導時間　48
特発性心室細動　165

突然死予防　115

ニ

2枝（束）ブロック　15,49
二次予防　117
2度房室ブロック　13
ニードルズアイスネア　262

ノ

ノイズリバージョン　89
脳梗塞　326

ハ

敗血症性肺塞栓　269,272
ハイドロゲル創傷被覆材　62
波高値　71
バンドパスフィルタ　36

ヒ

皮下血種　66,132
非持続性心室頻拍　19
肥大型心筋症　☞ HCM
皮膚切開　54,64
表層感染　255,273
頻拍診断機能　121

フ

不応期　79
フォローアップ　71,142,217
不適切作動　17,21,149,170
ブドウ球菌属　273
分時換気量センサー　42

ヘ

平行巻き構造　33
ペーシング閾値　34,73
ペーシング依存　28,65
ペーシング出力　34
ペーシング不全　81,95,223
ペーシング率　74,220
ペースメーカ　11
　——起因性頻拍　90
　——，機能　38
　——，検査　46
　——，原理　34

——，構造 31
——術後設定 67
——新規植込み 53
——電池交換術 64
runaway—— 92
リードレス—— 101,173
変動磁界 142

ホ

房室間隔 ☞ AV delay
房室ブロック 11,46,68,69
放射線治療 144
ポケット感染 255,272
ポケット作製 55,130
捕捉不全 82
ポリウレタン 32

マ

マグネット 89
マルチポイントペーシング 214
慢性疼痛 257

メ

メカニカルシース 258,261,262
メチシリン感受性黄色ブドウ球菌 273
メチシリン耐性ブドウ球菌属 273

モ

モードスイッチ機能 40,43,88
もやもやエコー 327

ヤ・ヨ

薬物負荷試験 47

陽極 33

リ

リエントリー 183
リード 32
——位置移動 223
——感染 255,272
——極性切り替え機能 45
——選択 53,200
——損傷 156,223
——，たわみ 59,133

——追加 65
——抵抗 220
——留置部位 53,190,201
右室—— 190
左室—— 190
リードエクステンダー 263
リードコネクター 263
リード抜去 32,255
——，合併症 269
経静脈的—— 255,261
外科的—— 261
リードレスペースメーカ 101,173

レ

レーザシース 258,261,265
レニン-アンジオテンシン系 183
連続縫合 62

ロ

肋鎖靱帯 54,56,58,133
ロッキングスタイレット 262

欧文索引

A

AAIモード　39
AAI⇔DDDモード　38,68
Accufix　256
AdaptivCRT　191
AEI（atrial escape interval）　79
AHRE（atrial high rate episode）　75
amiodarone　19,20,140
Amplatzer Amulet　331
anodal capture　200
AP scan　212
ASAP試験　336
ATP（antitachycardia pacing）　17,76,115,119,241
AVマネージメントアルゴリズム　82
AV delay（AV間隔）　40,68,69,79,206
AVID試験　5,117
AV Search＋機能　3

B

β遮断薬　20,22
blanking period　79
BLOCK HF試験　186,187
Brugada症候群　20,165
burst pacing　119,208

C

cactus型　323
cardioversion　115
CARE-HF試験　6,185,186
cauliflower型　323
chicken wing型　323
chronaxy　35
CLSセンサー　42
CNS　273
coaxial　33
COMPANION試験　6,185,186,193
Contak-CD試験　186
CorVue　6
CPA　17
cross-stimulation　93
CRT（CRT-P）　25
──植込み　196
──，原理・構造　179
──，催不整脈作用　223
──，条件設定　206
CRT-D　25,185
──，選択　193
──，不整脈認識　207
CSNRT（corrected sinus node recovery time）　48

D

DCM　165
DDDモード　39,68,69
──-ICD　130,153
DDIモード　68,69
defibrillation　115
DFT（defibrillation threshold）　136
──テスト　137,141
high──　146
Duke criteria　272
dyssynchrony　25

E

EchoCRT試験　186,187
Effective CRT　213
EGM　236,240,242,244
ELT（endless-loop頻拍）　90
EMI　7
EOL（end of life）　71
EPS　19,46,48,50,51,127
ER（evoked response）　44
ERI（elective replacement indicator）　71,218
ERT（elective replacement time）　218
ESUS（embolic stroke of undetermined source）　6
EV-ICD　173

F

FFPW（far-field P波）　85
FFRW（far-field R波）　84,219
Fidelis　277
fragmental QRS　21

H

HCM　22,164
head-up tilt試験　16,51
HFpEF　179

His束　13,15
 ——電位図　46
 ——ペーシングシステム　107
HRA burst pacing　46

I・J

ICD　17,286
 ——植込み　129
 ——，鑑別アルゴリズム　172
 ——，機能　115
 ——，検査　125
 ——抜去症例　287,291
 ——，プログラミング　121
IHD（ischemic cardiomyopathy diseases）　165
ILR　6,11,16,301
 ——，機能　304
 ——，適応　307
IRS Plus機能　3
IVF（idiopathic ventricular fibrillation）　165

J波　21

L

Langer割線　54
Lariat　331,333,339,341
LExICon試験　269
LifeVest　6,17,281,284
 ——Network　282
LQTS　☞ QT延長症候群
LRI（lower rate interval）　79
LVEF　19,26,28,179

M

MADIT-CRT試験　185,186,187
MADIT-Ⅱ試験　5,117
mechanoelectrical feedback　184
MIRACLE試験　6,185,186
MPP（multipoint pacing）　214
MRCNS　273
MRI対応　68,95,143,174,257
MRSA　273
MSSA　273
MVP機能　3,39

N

NBGコード　38
near-field　86
non-functionalリード　7
non-responder　5,189
NS-HBP（non-selective his bundle pacing）　107
NSVT　22
NYHA分類　26,28

O

OptiVol　6,210
OVFI　210

P

PASS　342
PAVB（postatrial ventricular blanking）　81,90
pectinate muscle　322
PICTURE試験　308
PMT（pacemaker-mediated tachycardia）　90
PQ間隔　181
PREVAIL試験　335
PROTECT AF試験　327,333
PVARP（postventricular atrial refractory period）
 81,91,93,222

Q

QRS幅　26,28,179
QT延長症候群　21,165

R

R波同期　115
RAFT試験　186,187
ramp pacing　119,208
rate response機能　42,68,75,103
refractory period　79
REVEAL LINQ　301,312
REVERSE試験　185,186
rheobase　35
RI（remote interrogation）　231
Riata　277
ring　33
RM（remote monitoring）　231
RNRVAS（repetitive nonreentrant ventriculoatrial
 synchrony）　93

RRT（recommended replacement time）　218
runawayペースメーカ　92
RV burst pacing　46
R-wave morphology　152

S

SACT（sinoatrial conduction time）　48
SafeR機能　3,40
SCD-HeFT試験　6,117
*SCN5A*遺伝子変異　21
SEC（spontaneous echo contrast）　327
S-HBP（selective his bundle pacing）　107
S-ICD　5,17,147,159,172
　　──植込み　161
　　──，スクリーニング　160
　　──，適応　164
SIMPLE試験　139
SNRT（sinus node recovery time）　48
SyncAV　192

T

T波　86
　　──，オーバーセンシング　156,225
TARP（total atrial refractory period）　81
TdP（torsade de pointes）　21
Thebesian弁　204
tip　33
TruVector不整脈検出アルゴリズム　282,283
Twiddler's syndrome　130

type 1心電図　21

V

VAC（vacuum-assisted closure）　274
VB（ventricular blanking period）　81
ventricular onset　152
ventricular stability　152
VEST研究　300
VF　17,19,115,121,281,283,286
　　──誘発　130
VHRE（ventricular high rate episode）　78
Vieussens弁　204
VIP機能　3,40
VP suppression機能　3
VRP（ventricular refractory period）　81
VSP（ventricular safety pacing）　90
VT　17,19,115,123,281,283,286
VV delay（VV間隔）　206
VVIモード　39,68,69,103
　　──-ICD　130,152

W

warfarin　334
Watchman　327,331,333,340,341
WCD　6,17,281
　　──，遠隔モニタリング　297
　　──，機能　283
　　──，適応　286
wind sock型　323

不整脈デバイス治療バイブル─適応・治療・管理まですべてマスター

2018 年 7 月 25 日　発行	監修者　草野研吾
	発行者　小立鉦彦
	発行所　株式会社 南 江 堂
	☎113-8410　東京都文京区本郷三丁目42番6号
	☎(出版)03-3811-7236　(営業)03-3811-7239
	ホームページ http://www.nankodo.co.jp/
	印刷・製本 日経印刷
	装丁　近田火日輝(fireworks.vc)

Bible of Cardiac Device Therapy for Arrhythmias
© Nankodo Co., Ltd., 2018

定価はカバーに表示してあります.　　　　　　　　　Printed and Bound in Japan
落丁・乱丁の場合はお取り替えいたします.　　　　　　ISBN978-4-524-25613-6
ご意見・お問い合わせはホームページまでお寄せください.

本書の無断複写を禁じます.

JCOPY 〈(社)出版者著作権管理機構 委託出版物〉

本書の無断複写は,著作権法上での例外を除き,禁じられています.複写される場合は,そのつど事前に,
(社)出版者著作権管理機構(TEL 03-3513-6969,FAX 03-3513-6979,e-mail: info@jcopy.or.jp)の
許諾を得てください.

本書をスキャン,デジタルデータ化するなどの複製を無許諾で行う行為は,著作権法上での限られた例外
(「私的使用のための複製」など)を除き禁じられています.大学,病院,企業などにおいて,内部的に業
務上使用する目的で上記の行為を行うことは私的使用には該当せず違法です.また私的使用のためであっ
ても,代行業者等の第三者に依頼して上記の行為を行うことは違法です.